Die psychiatrische Tagesklinik

Die psychiatrische Tagesklinik

Herausgegeben von

Bernd Eikelmann
Thomas Reker
Matthias Albers

Mit Beiträgen von

Matthias Albers
Thomas Becker
Bernd Eikelmann
Asmus Finzen
Martin Lambert
Dieter Naber
Thomas Reker
Dirk Richter
Fritz-Michael Stark
Thomas Wefelmeyer
Dirk K. Wolter-Henseler

7 Abbildungen
16 Tabellen

1999
Georg Thieme Verlag
Stuttgart · New York

Die Deutsche Bibliothek – CIP-Einheitsaufnahme

Die *psychiatrische Tagesklinik* : 16 Tabellen / hrsg. von Bernd Eikelmann ...
Mit Beitr. von Matthias Albers ... – Stuttgart ; New York : Thieme, 1999

Wichtiger Hinweis:
Wie jede Wissenschaft ist die Medizin ständigen Entwicklungen unterworfen. Forschung und klinische Erfahrung erweitern unsere Erkenntnisse, insbesondere was Behandlung und medikamentöse Therapie anbelangt. Soweit in diesem Werk eine Dosierung oder eine Applikation erwähnt wird, darf der Leser zwar darauf vertrauen, daß Autoren, Herausgeber und Verlag große Sorgfalt darauf verwandt haben, daß diese Angabe **dem Wissensstand bei Fertigstellung des Werkes** entspricht.
Für Angaben über Dosierungsanweisungen und Applikationsformen kann vom Verlag jedoch keine Gewähr übernommen werden. **Jeder Benutzer ist angehalten,** durch sorgfältige Prüfung der Beipackzettel der verwendeten Präparate und gegebenenfalls nach Konsultation eines Spezialisten festzustellen, ob die dort gegebene Empfehlung für Dosierungen oder die Beachtung von Kontraindikationen gegenüber der Angabe in diesem Buch abweicht. Eine solche Prüfung ist besonders wichtig bei selten verwendeten Präparaten oder solchen, die neu auf den Markt gebracht worden sind. **Jede Dosierung oder Applikation erfolgt auf eigene Gefahr des Benutzers.** Autoren und Verlag appellieren an jeden Benutzer, ihm etwa auffallende Ungenauigkeiten dem Verlag mitzuteilen.

Unsere Homepage: http://www.thieme.de
Printed in Germany

Gesamtherstellung: WB-Druck GmbH & Co. Buchproduktions KG,
D-87669 Rieden/Allgäu
(nach Autorenausdrucken)

ISBN 3-13-117481-1 2 3 4 5 6

Geleitwort

Dieses Buch unterrichtet ebenso umfassend wie detailliert über die tagesklinische Behandlung in der Psychiatrie. Der Zeitpunkt hierfür ist sicherlich gut gewählt Denn heute wird im In- und Ausland die Bedeutung dieser Behandlungsform für die psychiatrische Versorgung wieder vermehrt diskutiert. Sollte es insgesamt mehr Tageskliniken und darunter möglichst auch in größerem Ausmaß spezialisierte Einrichtungen etwa für gerontopsychiatrische Patienten. oder Suchtkranke geben? Sollte die teilstationäre Behandlung intensiver gestaltet und dadurch mehr und mehr zu einer echten Alternative für sonst zur Klinikaufnahme anstehende Patienten fortentwickelt werden?

Bei uns in Deutschland neigen die Träger der psychiatrischen Versorgung heute meist dazu, diese Fragen klar zu bejahen. Vor allem aus dem Ausland, etwa Großbritannien oder den USA, sind aber inzwischen auch ganz andere Stimmen zu hören, die den Wert der tagesklinischen Behandlung immer mehr in Zweifel ziehen. Wird hierzulande der Blick wohlmöglich noch von Nachwirkungen alter psychiatriereformerischer Wunschvorstellungen getrübt? Gibt es denn überhaupt wissenschaftlich Belege dafür, dass die Tagesklinik die therapeutisch-rehabilitativen und gesundheitsökonomischen Vorteile, die man sich von ihr als Bestandteil der psychiatrischen Versorgung nach wie vor verspricht, tatsächlich auch besitzt?

Wer sich zu dieser Diskussion ein Urteil bilden will, der sei auf das hier vorliegende Buch verwiesen. Die Herausgeber und Autoren, allesamt ausgewiesene Kenner ihrer Thematik, stellen darin die Ursprünge, den aktuellen Entwicklungsstand und die Zukunftsperspektiven der tagesklinischen Behandlung dar. Aus den Beiträgen spricht durchweg reichhaltige eigene Erfahrung und kritischer Sachverstand, so dass man die Lektüre allen Interessierten nur aufs Wärmste empfehlen kann.

J. Klosterkötter — Köln, im Januar 1999

Vorwort

Was hat Herausgeber und Autoren dieses Bandes bewegt, sich erneut der Thematik tagesklinischer Behandlung in der Psychiatrie zuzuwenden? Ist nicht längst alles gesagt, ist die Diskussion nicht durch die faktische Entwicklung hin zur Tagesklinik als Erfolgsmodell der psychiatrischen Behandlung überholt? Handelt es sich nicht eigentlich um psychiatrische Paläontologie? International gesehen ist dies nicht so: In den USA stehen Tageskliniken in der Kritik und im Niedergang. Sie stehen dort im Ruf, überflüssig zu sein, weil sich Behandlungsaufgaben scheinbar besser ambulant oder, soweit berufliche Reintegration gemeint ist, in Soziotherapie-Programmen erledigen lassen. In Großbritannien wird die Debatte seit langem durch die Frage Tages*klinik* versus Tages*stätte* bestimmt; darüber hinaus werden dort Tageskliniken wegen mangelnder Betten in psychiatrischen Kliniken zunehmend für die Behandlung von Akutkranken in Anspruch genommen. In Deutschland schließlich werden Tageskliniken angesichts ihres überschaubaren Beitrages zur stationären Versorgung nicht mit dem nötigen Ernst wahrgenommen. Sie verschwinden noch zwischen den großen Blöcken der stationären Einheiten und den Psychiatern in freier Praxis.

Doch wer über innovative Versorgung psychisch Kranker, wer über moderne mehrdimensionale Behandlungsformen, wer über fortschrittliche psychiatrische Konzepte reden und schreiben will, der kann das (nur!) anhand dieses Themas leisten! Wie keine andere Institution hat die Tagesklinik den Fortschritt der Psychiatrie in Theorie und Praxis verkörpert. Tagesklinikbehandlung muss auch heute noch als etwas Besonderes angesehen werden, das gleichwohl der Erklärung und Darstellung bedarf.

Dieser Band beginnt mit einem Aufsatz über das bio-psychosoziale Krankheitsmodell der Psychiatrie, aus dem sich viele Folgerungen für die Behandlungspraxis der Psychiatrie und besonders der Tagesklinik ergeben. Diese Gedanken sind in dem Beitrag von Asmus Finzen aufgehoben, der zwar schon einige Jahre alt ist, aber gleichsam eine zeitlose Einführung in die Thematik bedeutet. Es werden sodann in zahlreichen Aufsätzen historische, konzeptuelle und wissenschaftliche Fragen bearbeitet und beantwortet, die es erlauben, sich dem komplexen Thema gründlich, und geleitet durch die Gliederung und das Stichwortverzeichnis, auch sehr speziell zu nähern.

Kein modernes psychiatrisches Krankenhaus will heute auf diese Möglichkeit verzichten, schwer psychisch Kranke jedweder Diagnose und Problemstellung tagsüber und an 5 Wochentagen zu betreuen. Wie kam diese Entwicklung zustande? Wodurch zeichnen sich tagesklinische Behandlungsprogramme (vielleicht sogar gegenüber stationären) aus? Was einst als Improvisation begann und deswegen Flexibilität als Eigenschaft mitbekam, ist bis heute ein Prototyp psychiatrischer Institutionen und Behandlung geblieben. Warum Patienten abends und wochenends im Krankenhaus behalten und bewirten, wenn sie dessen nicht bedürfen oder hierdurch gar behindert werden? Warum Patienten monatelang gemeindefern (z. B. in Suchtkliniken) behandeln, wenn ein komplexes Therapieprogramm vor Ort oder in erreichbarer Nähe die gleichen Zwecke erfüllt? Warum Behandlung nach Belangen großer Institutionen ordnen, wenn es in kleinen Einheiten genauso effektiv und vielleicht sogar kostengünstiger und patientenfreundlicher geht?

Das Buch spürt jedoch auch den Gründen nach, warum es bis heute schwer ist, dieser modernen Institution bzw. Behandlungsform den ihr gebührenden Platz zuzuweisen. Es ist aus mehreren Veranstaltungen der Klinik für Psychiatrie der Universität Münster, der Klinik für Psychiatrie und Psychotherapie der Universität zu Köln bzw. der Westfälischen Klinik für Psychiatrie und Psychotherapie Münster initiiert worden. Die Herausgeber blicken mit einigen der Autoren auf eine große Zahl von Fort- und Weiterbildungsveranstaltungen und den akademischen Unterricht zurück, in denen viele der Gedanken verprobt und diskutiert worden sind. So werden interessante und weiterführende Beiträge von Psychiatern und anderen Wissenschaftlern in einem Band zusammengefasst, die als Experten dieser Behandlungsform und -einrichtung zu verstehen sind. Ihnen sei herzlichst für ihre Mühen gedankt. Das Buch ist aber auch als ein modernes Lehrbuch der Sozialpsychiatrie zu lesen.

Die Herausgeber — Münster und Köln im Januar 1999

Danksagung

Die Herausgeber danken den Autoren für ihre hervorragenden und in enger Zeitrahmung eingebrachten Beiträge. Bücher dieses Zuschnitts werden häufig bei der Hektik des beruflichen Alltags, dem sich alle Beteiligten stellen müssen, in Jahren nicht fertiggestellt.

Der besondere Dank gilt ferner den Patienten und ihren Angehörigen für zahllose Diskussionen und ermutigende Kritik, die zur Entstehung dieses Buches und vieler Konzepte beigetragen haben. Erwähnt sei aus der Sicht des Hauptherausgebers auch Frau Linde Schmitz-Moormann, die gegenwärtige Vorsitzende des Bundesverbandes der Angehörigen psychisch Kranker, der er viele Anregungen verdankt.

Unser persönlicher Dank gilt Frau Heidrun Stopka für Schreibarbeiten, Korrespondenz und Koordination sowie Frau Marlies Fugmann, die alle Aufgaben im Bereich Redaktion und Layout kompetent und zuverlässig übernommen hat.

Autorenverzeichnis

Dr. med. Matthias Albers
Klinik für Psychiatrie und Psychotherapie der Universität zu Köln
Joseph-Stelzmann-Str. 9, 50931 Köln

Priv.-Doz. Dr. med. Thomas Becker
Klinik und Poliklinik für Psychiatrie der Universität Leipzig
Liebigstr. 22, 04103 Leipzig

Prof. Dr. med. Bernd Eikelmann
Westf. Klinik für Psychiatrie und Psychotherapie Münster
Friedrich-Wilhelm-Weber-Str. 30, 48147 Münster

Prof. Dr. med. Asmus Finzen
Psychiatrische Universitätsklinik Basel
Wilhelm-Klein Str. 27, CH-4025 Basel

Dr. med. Martin Lambert
Klinik für Psychiatrie und Psychotherapie der Universität Hamburg
Martinistr. 52, 20246 Hamburg

Prof. Dr. med. Dieter Naber
Klinik für Psychiatrie und Psychotherapie der Universität Hamburg
Martinistr. 52, 20246 Hamburg

Priv.-Doz. Dr. med. Thomas Reker
Westf. Klinik für Psychiatrie und Psychotherapie Münster
Friedrich-Wilhelm-Weber-Str. 30, 48147 Münster

Dr. phil. Dirk Richter
Westf. Klinik für Psychiatrie und Psychotherapie Münster
Friedrich-Wilhelm-Weber-Str. 30, 48147 Münster

Prof. Dr. med. Fritz-Michael Stark
Klinik für Psychiatrie und Psychotherapie der Universität Hamburg
Martinistr. 52, 20246 Hamburg

Dr. med. Thomas Wefelmeyer
Westf. Klinik für Psychiatrie und Psychotherapie Münster
Friedrich-Wilhelm-Weber-Str. 30, 48147 Münster

Dr. med. Dirk K. Wolter-Henseler
Westf. Klinik für Psychiatrie und Psychotherapie Münster
Friedrich-Wilhelm-Weber-Str. 30, 48147 Münster

Inhaltsverzeichnis

Das bio-psychosoziale Modell in der Psychiatrie - seine Auswirkungen auf Theorie und Behandlungspraxis

Dirk Richter und Bernd Eikelmann

Einleitung

Vor mehr als zwanzig Jahren wurde das bio-psychosoziale Modell von George L. Engel in einem vielzitierten Artikel in der Zeitschrift Science als neues Paradigma der Medizin ausgerufen (Engel 1977). Dieses Modell sollte die einseitige und reduktionistische Sichtweise der Medizin des 19. Jahrhunderts ablösen. Statt des Primats einer nahezu ausschließlich an biologischen Fakten orientierten Medizin sollte sowohl in der Ätiologie als auch in der Therapie mehr als bis dato üblich das Augenmerk auf „psychosoziale" Faktoren gelegt werden. Engel, schon seinerzeit ein weithin bekannter und anerkannter Psychosomatiker, zog Schlussfolgerungen aus seinen Erfahrungen in der Psychiatrie. In diesem Fachgebiet schien die Integration der biologischen, psychischen und sozialen Anteile einer Krankheit noch am ehesten geboten zu sein. Engels Schlussfolgerungen zielten jedoch auf die gesamte Medizin.

Der Stellenwert biologischer, psychologischer und sozialer Faktoren für die Psychiatrie war in den vergangenen Jahrzehnten – und ist es bis heute – ein gewichtiger Diskussionspunkt gewesen. Wissenschaftliche Anstrengungen um den Nachweis der psychosozialen Faktoren an Entstehung und Verlauf psychischer Krankheiten haben gravierende Auswirkungen gehabt. Eine Schulbildung zwischen biologischer Psychiatrie und Sozialpsychiatrie beherrschte seit den späten sechziger Jahren, in denen die Sozialpsychiatrie ihren vorläufigen Höhenflug erreichte, die wissenschaftliche Szene. In den vergangenen Jahren ist es um diese Auseinandersetzung an der Oberfläche ruhiger geworden. Gleichzeitig drängt sich der Eindruck auf, dass die Notwendigkeit dieser Diskussion mehr denn je gegeben ist, nicht zuletzt, weil sich die Theorie und Forschungspraxis gerade auch in der Psychiatrie zunehmend einseitiger gestalten. Anstelle des zuweilen unfruchtbaren Zwistes müssten heute innerhalb der internationalen Psychiatrie viele Bemühungen erkennbar werden, wie sich Befunde der naturwissenschaftlichen biologischen Medizin und Erkenntnisse über psychische und soziale Faktoren in gängige Krankheitsmodelle fügen. Sowohl für die Entstehung als auch für den Verlauf psychischer Erkrankungen werden zwar gegenwärtig multidimensionale oder multifaktorielle Bedingungsgefüge postuliert. Die weiterhin beobachtbare Anwendung von einseitigen, monokausalen Erklärungsmustern scheint aber auf der Tatsache zu beruhen, dass der Wissenschaftsbetrieb immer noch in Spezialitäten und „Interpretationswelten" zerfällt. Da einzelne Schulen nicht in der Lage waren, ihren Ausschließlichkeitsanspruch durchzusetzen, finden sich Lippenbekenntnisse zu mehrdimensionalen Betrachtungsweisen. Dieses Faktum betrifft sowohl die wissenschaftliche Forschung und Theoriebildung als auch, und hier besonders gravierend, die Versorgungspraxis.

Auch der biologischen Forschung ist bis dato nicht gelungen, ein hinreichendes ätiologisches Modell psychischer Erkrankungen zu formulieren. Wie man einem kürzlich publizierten Überblick entnehmen kann, ist dies den bis heute höchst im Grunde rätselhaften, extrem komplexen zentralnervösen Abläufen geschuldet (Kendler 1997). Eingedenk der gegenwärtig nicht lösbaren Aufgabe, die Vielschichtigkeit psychologischer, neurochemischer und neurophysiologischer zerebraler Vorgänge zu entschlüsseln, darf das Postulat, die Forschung müsse künftig ihren Blick noch mehr auf die Interaktion zwischen Individuen und ihrer Umgebung fokussieren, keineswegs entmutigen.

Auf der anderen Seite hat es die sozialpsychiatrische Forschung nicht geschafft, die vor allem in den siebziger Jahren genährten Erwartungen hinsichtlich eines linear-kausalen Bedingungsverhältnisses sozialer Faktoren für die Entstehung psychischer Erkrankungen zu erfüllen (Haselbeck 1990). Der sozialepidemiologische Ansatz hat zwar viele Co-Faktoren aufklären können, jedoch ist gerade bei den sog. „schweren" Erkrankungen wie Psychosen die kausale Bedeutung oder nur Mitwirkung sozialer Faktoren bislang nicht hinreichend nachzuweisen. Für den Verlaufsaspekt sind psychosoziale Faktoren jedoch in ihrer Bedeutung gesichert (Ciompi 1982). Bei nicht-psychotischen Erkrankungen können diese Merkmale allerdings auch für die Genese stärker in Rechnung gestellt werden (Eikelmann 1997).

In der Versorgungspraxis hat sich ein Krankheitsmodell durchgesetzt, das Ansätze sozialpsychiatrischer Organisationsformen mit gleichzeitiger psycho- und pharmakotherapeutischer Unterstützung verbindet. Hinsichtlich der derzeitigen Krankenhausorganisation, aber auch hinsichtlich der ambulanten und komplementären Versorgung psychisch Kranker haben sich faktisch Postulate der Sozialpsychiatrie durchgesetzt. Hierzulande jedenfalls sind selbst weitreichende Regierungsverordnungen wie die Psychiatrie-Personalverordnung aus dem Jahre 1991, die die klinischen Verhältnisse zur Zeit bestimmt, im Schwerpunkt sozialpsychiatrisch ausgerichtet, wenn auch vielfältig interpretierbar. Gleichzeitig hat sich für ein weites Indikationsgebiet die medikamentöse Therapie durchgesetzt. Für nahezu jedes Syndrom, für die allermeisten Entitäten existieren Studien, welche belegen, dass der Einsatz von Neuroleptika, Antidepressiva, Tranquilizer und Substanzen zur Substitution unverzichtbar und der Applikation einzelner psycho- oder soziotherapeutischer Verfahren überlegen ist. Ferner ist es in den letzten 10 Jahren zu einem Einzug verhaltenstherapeutischer Behandlungstechniken auf breiter Basis gekommen, die die Psychotherapie nahezu aller psychiatrischer Krankheitsbilder maßgeblich verändert hat, wenngleich ihr Beitrag zur Theoriebildung noch schwer zu fassen ist. So ist etwa die Psychotherapie der schizophrenen Psychosen durch psychoedukative Maßnahmen revolutioniert worden, ohne dass dies auf der Seite der ätiologischen Theorien einen entsprechenden Niederschlag hinterlassen hätte. Auf den ersten Blick, so scheint es also, hat sich das vor nunmehr 20 Jahren von George Engel eingeforderte bio-psychosoziale Modell in der Psychiatrie flächendeckend und gewissermaßen durch die Hintertür der Praxis durchgesetzt.

Das bio-psychosoziale Modell nach Engel

In den letzten zehn bis fünfzehn Jahren hat die Forschung sich intensiv mit der Neurobiologie des Gehirns in theoretischer und praktischer Hinsicht beschäftigt. Die „Dekade des Gehirns" hat neben verbesserten psychopharmakologischen Interventionen auch neue Einsichten in die Verbindung von Körper und Geist gebracht. Angesichts einer insgesamt doch recht veränderten Ausgangslage ist zu fragen, ob Engels bio-psychosoziales Modell heute noch ein geeigneter Rahmen wissenschaftlicher Forschung ist. Der folgende Beitrag verfolgt das Ziel, das ursprüngliche Modell Engels im Lichte der neueren Forschung zu analysieren. Es wird die These vertreten, dass der bio-psychosoziale Ansatz nach wie vor seine grundsätzliche Bedeutung für die Psychiatrie hat. Allerdings müssen die Schnittstellen zwischen Gesellschaft, Psyche und Körper neu überdacht werden. Diese Neukonzeption hat erhebliche Auswirkungen auf die Problemstellungen der Ätiologie und der Therapie psychiatrischer Erkrankungen.

Ausgangspunkt für die Formulierung des bio-psychosozialen Modells war für Engel die Einsicht, dass die gesamte Medizin, vor allem aber auch die Psychiatrie, eine biomedizinische Perspektive verfolge. Diese Perspektive habe die Psychiatrie in eine tiefe Krise gestürzt, da sie weder den wissenschaftlichen Aufgaben noch der sozialen Verantwortung von Medizin und Psychiatrie gerecht werde. Das dominante, auf molekularbiologischen Prämissen basierende biomedizinische Modell lasse keinen Raum für soziale oder psychologische Krankheitsaspekte. Krankheit werde definiert durch die Abweichung messbarer biologischer Normen.

Im Hintergrund des biomedizinischen Paradigmas sieht Engel noch die Anfänge der modernen Naturwissenschaft des 17. Jahrhunderts (Engel 1992). Zentrales Charakteristikum des naturwissenschaftlichen Denkens sei die Trennung zwischen der Natur und dem Beobachter gewesen. Die frühen Naturwissenschaftler hätten sich gewissermaßen als objektive Beobachter einer von ihnen unabhängigen Umgebung gesehen. In einer gängigen Interpretation naturwissenschaftlicher Entwicklungen dieses Jahrhunderts sieht Engel dagegen den Beobachtungsprozess als besonders bedeutsam an. Demnach sind das Beobachtete und der Beobachter untrennbar aneinander gebunden. Engel schließt daraus auf einen besonders großen Stellenwert der Arzt-Patient-Beziehung; erst diese könne die Informationen hervor bringen, die für den therapeutischen Prozess zwingend gebraucht werden. Demgegenüber habe der biomedizinische Ansatz aus wissenschaftlichen Gründen alle Fakten ausgeschlossen, die der Patient auf seiner subjektiven Basis berichten könnte. Das bio-psychosoziale Modell ist dagegen eine Alternative, die Wissenschaftlichkeit und Menschlichkeit miteinander verbinden könnte, so Engel in seiner jüngsten Publikation zum Thema (Engel 1997).

Um die biologischen, psychischen und sozialen Anteile einer Krankheit integrieren zu können, orientiert sich Engel an der Allgemeinen Systemtheorie. Die Allgemeine Systemtheorie ist ein von dem Biologen Ludwig von Bertalanffy stammendes Modell, mit dessen Hilfe versucht wurde, Wissenschaftlichkeit und organismisches Denken der frühen Biologie in Einklang zu bringen (Müller 1996). Demnach existieren organische Systeme nur im Austausch mit ihrer Umwelt. Um Strukturen aufbauen und reproduzieren zu können, nehmen lebende Systeme Energie aus der Umwelt auf. Biologische Systeme sind ohne ihre Umwelt nicht lebensfähig, daher müssen sie als Einheit mit ihrer Umgebung gesehen werden, so von Bertalanffys Credo. Diese System-Umwelt-Relation führt zu einer Perspektive, mit der von Bertalanffy – wie Engel – sich gegen reduktionistische Tendenzen in den Naturwissenschaften wandte. Der semantischen Dreiteilung des biologischen, psychischen und sozialen Systems zum Trotz wendet sich Engel explizit gegen den Körper-Geist-Dualismus und die oben erwähnte Reduktion des Menschen auf ein rein körperliches Objekt in der Medizin. Hier sieht er die Gründe für die prominente Stellung des biomedizinischen Modells (Engel 1977, 1981, 1982). Im Rahmen der Allgemeinen Systemtheorie findet er eine Hierarchie und eine gleichzeitige Integration aller Systeme vorgegeben, die von der molekularen Ebene bis hin zur gesellschaftlichen Ebene und zur Biosphäre reichen. Jede Ebene der Hierarchie repräsentiert nach diesem Modell ein eigenes organisches und dynamisches Ganzes, das wiederum mit seiner Umgebung im Austausch steht. Von der molekularen Ebene bis hin zur Biosphäre nimmt die interne Komplexität der Systeme jeweils zu. Das Kontinuum wird durch die Integration der jeweils niedrigeren Stufe in der höheren Ebene sichergestellt. Da die jeweils niedrigere Systemebene durch die höhere beeinflusst werde, könne die Funktionsweise der niedrigeren Ebene nur im Zusammenhang mit der höheren korrekt verstanden werden.

Engels Ansinnen ist es zu zeigen, wie dieses Modell den Kliniker in seiner Informationssammlung und bei seinen therapeutischen Entscheidungen unterstützen kann. Jede Systemebene verlange eine eigene Informationssammlung, die wiederum in den klinischen Entscheidungsprozess eingehen soll. So müsse den sozialen Rollenanforderungen an den Patienten und der psychologischen Verarbeitung einer Krankheit durch den Patienten genauso viel Aufmerksamkeit gewidmet werden wie den pathophysiologischen Veränderungen. Dies betrifft beispielsweise die Berücksichtigung beruflicher Belastungen, die Partnersituation oder das Engagement des Patienten, mit dem er seine Krankheit bewältigen wird. Auch sollten die Auswirkungen auf die soziale Situation mitbedacht werden, so beispielsweise die Reaktionen der Familienangehörigen auf die Erkrankung und auf das veränderte Rollenverhalten des Patienten.

Kritikern seines Modells, die einwenden, der komplexe Ansatz überfordere den Arzt und andere Heilberufe, da niemand als Experte aller Bereiche auftreten könne, entgegnet Engel, im Prinzip enthalte das Modell nichts neues. Es füge nichts hinzu, das nicht ohnehin für die Patientenversorgung gebraucht werde. Es biete lediglich einen begrifflichen Rahmen, um auch in den Bereichen, die faktisch von der medizinischen Versorgung ausgeschlossen sind, rationale Entscheidungen zu treffen. Vom biopsychosozialen Mediziner werde kein Expertentum auf allen Gebieten erwartet, jedoch müsse er über grundlegende Prinzipien und Tatsachen auch des psychosozialen Bereiches verfügen (Engel 1981). Aus diesem Grund setzt Engel auf die medizinische Ausbildung, der er zutraut, dieses Konzept in die Praxis zu transferieren. Letztlich stützt er sich also auf den einzelnen Arzt, dessen veränderte berufliche Ausbildung und Einstellung der Verbreitung des Ansatzes dienen soll. Bis heute werden neue Ausbildungsinhalte, etwa Techniken der Gesprächsführung oder die Sensibilisierung für psychosoziale Vorgänge als Schlüsselelemente für die Umsetzung des bio-psychosozialen Modells gesehen (Freedman 1995, Zimmermann & Tansella 1996).

Gerade angesichts der Vielfalt eindrucksvoller genetischer, molekular- und neurobiologischer Ergebnisse und Richtungen wissenschaftlicher Forschung wird in der Psychiatrie die Notwendigkeit eines *integrativen Modells* erkannt (Freedman 1995, Beigel 1995). Immer wieder muss vor einem *Rückfall in reduktionistische Modelle* und insbesondere auch dualistische Körper-Geist-Theorien gewarnt werden (Lipowski 1986, Hartmann 1993). Das bio-psychosoziale Modell soll jedoch nicht allein dem multifaktoriellen Bedingungsgefüge psychiatrischer Erkrankungen, sondern auch einer patientenorientierten Behandlungspraxis entgegenkommen. Die Rezeption reicht bis in konzeptionelle Überlegungen für einzelne Krankheitsbilder hinein (Paris 1996, Schmeling-Kludas 1997). Darüber hinaus ist das Modell verschiedentlich für die Medizintheorie rezipiert und modifiziert worden (von Uexküll & Wesiack 1991, Gross & Löffler 1997). Nicht nur in der Psychiatrie, sondern auch in anderen medizinischen Fachgebieten ist es als neues Paradigma proklamiert worden, so etwa in der medizinischen Grundversorgung und in der Rehabilitationsmedizin (Zimmermann & Tansella 1996, Talo et al. 1996).

Trotz der weitverbreiteten positiven Rezeption hat es vor allem im psychiatrischen Bereich auch Kritiker auf den Plan gerufen. Die Kritik setzt dabei sowohl an der Umsetzbarkeit und Praktikabilität als auch auf der theoretischen Ebene an. Der umfassende bio-psychosoziale Ansatz bietet etwa nach Ansicht von Zadler und Hulgus (1990, 1992) keine ausreichende Basis für klinische Entscheidungsprozesse. Sie vermissen Hinweise darauf, welche Systemebene vorrangig und mit besonderer Intensität bearbeitet werden müsse. Aus diesen Mängeln ergeben sich bei Befolgung der Vorstellungen Engels für die Autoren klinische, pragmatische, aber auch ethische Problemstellungen. Eine besonders fundierte theoretische Kritik des Modells hat der Psychosomatiker Herbert Weiner (1994) vorgelegt. Weiner sieht in Engels Modell erhebliche konzeptionelle Hürden und Vereinfachungen, die der Komplexität der Integration von sozialer, psychischer und körperlicher Sphäre nicht gerecht würden. Insbesondere wird die Konzeption des hierarchischen Kontinuums in Zweifel gezogen. Angesichts neuerer neurobiologischer Forschungsbefunde könnten Engels Ideen der Hierarchieebenen nicht mehr aufrechterhalten werden. Das Zusammenspiel verschiedener und verschiedenartiger Bereiche im Gehirn lasse sich nicht vertikal erklären, vielmehr müsse bei solchen Vorgängen von nicht-linearen Zusammenhängen ausgegangen werden, die oft nur schwer vorhergesagt werden könnten. Die komplexen netzwerkartigen Interaktionen im Gehirn würden durch vielfältige Feedbackschleifen beeinflusst, die nicht einfach zwischen zwei über- bzw. untergeordneten Hierarchieebenen stattfinden würden. Anstelle der theoretischen Basis der Allgemeinen Systemtheorie böten neuere Konzepte wie Selbstorganisation weitaus vielversprechendere Ansätze, um der Komplexität der Anforderungen gerecht zu werden.

Weiners Kritik am bio-psychosozialen Modell weist die Richtung, die auch die Autoren dieses Beitrages vertreten. Der gegenwärtige Forschungsstand der neurobiologischen und psychiatrischen Forschung erfordert u.E. eine grundlegende theoretische Modifikation des Modells. Um diese Modifikation skizzieren zu können, werden wir zunächst auf den Zusammenhang von psychosozialen Stressoren und psychiatrischen Erkrankungen verweisen. Daran schließt sich eine kurze Übersicht der neurobiologischen Stressforschung an, mit deren Hilfe die Wirkmechanismen biologischer und psychosozialer Einflussfaktoren verdeutlicht werden sollen. Abschließend werden wir theoretische und therapeutische Konsequenzen der Modifikation des Modells erläutern.

Psychosoziale Stressoren und der Verlauf psychischer Erkrankungen

Im Gegensatz zu vielen chronischen körperlichen Erkrankungen zeichnet sich die Verlaufskurve chronisch psychischer Krankheiten durch einen relativ frühen Krankheitsausbruch, oftmals in der Adoleszenz bzw. in den frühen zwanziger Lebensjahren aus. Dem Krankheitsausbruch vorausgegangen ist ein Zustand hoher Vulnerabilität, der zum einen Teil in biologischen Faktoren (siehe unten), zum anderen Teil in den familiären und weiteren Sozialisationsbedingungen begründet liegt (Zubin & Spring 1977). Charakteristischerweise fällt die erste akute Erkrankung in eine Phase, in der der Jugendliche noch in einer Ausbildungssituation steckt, manchmal, etwa bei Suchterkrankungen sogar während des Schulbesuches.

Die weitere Verlaufskurve etwa bei schizophrenen Psychosen ist uneinheitlich. Nur ca. ein Fünftel der von einer ersten psychotischen Episode Betroffenen wird keine weitere akute Erkrankung erleben. Zwei Drittel der Patienten werden mehrfach ein Rezidiv erleiden, das in der Regel zu einem Klinikaufenthalt führt. Ähnlich hohe oder gar noch höhere Rückfallraten gibt es bei Abhängigkeitskranken. Die Verlaufskurve chronisch psychisch Erkrankungen ist in jedem Fall durch einen längeren, oft lebenslangen Zustand erhöhter Vulnerabilität bzw. fixierter Gegenregulation (Müller, zitiert nach Eikelmann 1998) gekennzeichnet. Bedeutet jede chronische Erkrankung einen tiefen biographischen Einschnitt (Bury 1991), so gilt dies für psychisch Kranke um so mehr und um so weitreichender in den Konsequenzen. Chronisch psychische Erkrankungen sind prägend für die Lebensgeschichte .

Die Koinzidenz von Erkrankung und Ausbildungssituation hat, wie leicht vorstellbar ist, dramatische Auswirkungen auf den weiteren Lebensweg der Patienten. Eine abgeschlossene Berufsausbildung ist bei dieser Patientengruppe erheblich seltener anzutreffen als bei Gesunden. Diese Situation mindert natürlich die beruflichen Chancen im weiteren Lebensverlauf, was sich wiederum als Stressor auf den weiteren Krankheits- und Behandlungsverlauf auswirken kann. Eine gelungene Rehabilitation und Reintegration psychisch Kranker wird trotz des Auslaufmodells der Arbeitsgesellschaft nach wie vor über Beschäftigung definiert. Dies gilt nicht nur für die sozialrechtlichen Bestimmungen (etwa der für die Rehabilitation zuständigen Rentenversicherungsträger in Deutschland), dies gilt natürlich auch in der Selbstbewertung vieler Patienten.

Die Lebens- und Betreuungssituation psychisch Kranker in den vergangenen Jahrzehnten hat sich dramatisch gewandelt. Lebten noch vor 20 Jahren die meisten dieser chronisch und schwer kranken Patienten innerhalb der Mauern großer psychiatrischer Kliniken, so sind sie heute in der Gemeinde anzutreffen. Die Lebens- und Wohnformen sind dabei recht heterogen. Auf der institutionellen Seite findet man Betreutes Wohnen in Einzel- oder Gruppenform sowie Übergangs- und andere Wohnheime. Die weitaus größere Anzahl schwer und chronisch psychisch Kranker befindet sich jedoch nicht in betreuten Wohnformen. Sie leben wie andere nicht betroffene Bürger in regulären Wohnverhältnissen.

Charakteristisch ist die im Vergleich zur gesunden Bevölkerung sehr hohe Rate Alleinlebender unter diesen Kranken. Ebenso wie der Aufbau einer stabilen beruflichen Existenz bei vielen chronisch psychisch Kranken nicht gelingt, ist der Aufbau einer intimen Beziehung und die Gründung einer Familie oftmals nicht gegeben. Die Langzeiteffekte einer solchen sozialen Situation im Sinne des psychosozialen Stresses kann bedeutungsvoll sein. Zweifellos ist aber das Vorhandensein einer Familie nicht gleichbedeutend mit Gesundheitsförderung. Ein überfürsorgliches oder -kritisches Familienklima ist als wichtiger Co-Faktor für ungünstige Verläufe psychischer Störungen identifiziert worden („expressed emotions"). Allerdings lässt eine fehlende adäquate soziale Unterstützung erneute Krankheitsausbrüche ebenfalls wahrscheinlicher werden. Empirische Studien zum Beziehungsnetz chronisch psychisch Kranker haben gezeigt, dass das selbst hergestellte soziale Netzwerk dieser Menschen meist nur lose geknüpft ist und nur wenige oder gar keine emotional tragfähigen Beziehungen enthalten (Eikelmann 1998).

Zunehmende Bedeutung erhält das Faktum der Wohnungslosigkeit chronisch psychisch Kranker (Eikelmann et al. 1992). Obwohl die Obdachlosigkeit dieses Personenkreises in Europa bei weitem noch nicht so gravierend ist wie in den Vereinigten Staaten, muss auch hierzulande die nicht vorhandene Wohnung mehr und mehr in Rechnung gestellt werden. Selbst in einer psychiatrischen Klinik mit Regelversorgung, die nicht eine Region mit Metropolencharakter zu versorgen hat, machen Wohnungslose 10-15% der Patienten mit einer Alkoholabhängigkeit aus (Psychiatr. Basisdokumentation Westf. Klinik Münster 1997). Armut, Beziehungslosigkeit und das nicht gerade gesundheitsförderliche Milieu der Szene sind als konstituierende Faktoren für erhebliche psychische und körperliche Probleme zu nennen.

In der Konsequenz haben die aufgeführten biographischen, Lebens- und Wohnbedingungen für diesen Personenkreis kurzfristige und langzeitige Auswirkungen als psychosoziale Stressoren. Die kurzfristigen Effekte des Verlustes von familiären Partnern und Bindungen bzw. eines Arbeitsplatzes sind im Rahmen der Life-Event-Forschung untersucht worden. Solche Ereignisse sind dazu angetan, Krankheitsrezidive auszulösen. Langzeitige Effekte sind in der Beeinträchtigung der sozialen Funktionsfähigkeit zu sehen. Wenn man es soziologisch ausdrücken wollte, könnte man von einer mangelnden Inklusion in das Wirtschaftssystem (mit den Begleitumständen wie Armut, Arbeits- oder Wohnungslosigkeit), in das System intimer Beziehungen (mit der entsprechend fehlenden sozialen Unterstützung) und in das Erziehungssystem (mit fehlenden beruflichen Abschlüssen) sprechen, um nur die wesentlichsten Defizite zu beschreiben.

Eine ausgeprägte Vulnerabilität gerade bei langfristig Kranken kann für den Preis der sog. Residualsymptomatik „gegenreguliert" sein. Diese auf den Schweizer Psychiater Ch. Müller zurückgehende Vorstellung soll die psychische Wandlung und Verarmung erklären, die die Betroffenen erleiden können, wenn sie sich mit jahrelanger Krankheit und ihren Folgen „arrangieren" wollen. In der heutigen Vorstellung des „Stress-Vulnerabilitäts-Coping"-Modells bedeutet die fixierte Gegenregulation also den Versuch der aktiven oder passiven Bewältigung einer allgegenwärtigen, gesteigerten Empfindlichkeit gegenüber als Stressor einwirkenden Veränderungen der Lebenswelt, gegenüber starken Emotionen und Sinneseindrücken. Fixierte Gegenregulation ist aber oft gleichbedeutend mit fixierten Verhaltensweisen und Reaktionen oder in anderen Worten mit „Chronizität" der Störung. Aufgrund der Integrations- und Sozialisationsdefizite und fortbestehender psychopathologischer Einschränkungen verfügen viele Betroffene zudem nicht über ausreichende Coping-Mechanismen, die sie im protektiven Sinne einsetzen könnten. Isolation und Einsamkeit als Folge erhöhter Vulnerabilität, die weiteren Rückzug fördert, können in einen Circulus vitiosus münden, aus dem nur schwer wieder herauszukommen ist. Die Patienten selbst sowie ihre Umwelt erleben häufig wiederkehrende Krisen (=Rückfälle), auf die beide zunehmend monoton im Sinne der „Chronizität" reagieren.

Psychosoziale Stressoren haben ihren Anteil an der Entstehung oder zumindest am Ausbruch psychischer Erkrankungen (siehe nächsten Abschnitt). Sie wirken sich langfristig negativ auf den Verlauf der Krankheit aus. Soziale Integrationsdefizite sind dabei zum einen direkte Krankheitsfolgen. Zum anderen sind sie aber auf die nach wie vor verbreitete Stigmatisierung psychiatrischer Patienten zurückzuführen. Es ist immer noch nicht gelungen, psychischen Deviationen und insbesondere Erkrankungen das Ominöse und Obskure zu nehmen. Das gilt in gleichem Masse für die Behandlung psychischer Störungen, über welche vorurteilsfrei zu reden, bis heute vielfach unmöglich erscheint.

Psychosozialer Stress und seine neurobiologischen Auswirkungen

Es gibt eine mittlerweile unübersehbare Fülle von Forschungsergebnissen den Einfluss von Stressoren auf Entstehung und Verlauf psychischer Erkrankungen. Wie ist das Zusammenspiel psychosozialer Faktoren und biologischer zentralnervöser Prozesse vorzustellen? Die neurobiologische Stressforschung hat in den letzten Jahren Einblicke geben können. Neue Disziplinen wie die Psychoneuroimmunologie versuchen, sich aus der Isolation einzelner Wissenschaftsnischen zu befreien und integrative Forschungsansätze auf den Weg zu bringen (Weiner 1992, Schedlowski & Tewes 1996, Kelly et al. 1997).

Eine zentrale Rolle in der Reaktion des Organismus auf externe Stressoren spielen die *Hypothalamus-Hypophysen-Nebennieren-Achse* (engl. Abkürzung: HPA-Axis) und das sympathische Nervensystem. Beide Komponenten erhalten Informationen über die externe Umwelt durch die sensorischen Systeme, deren Input im Kortex aufgenommen, über Temporallappen und Amygdala bzw. Hippocampus moduliert und als neuroendokrine Stressreaktionen weitergeleitet werden. Sie resultieren in emotionale Befindlichkeiten und Verhaltensantworten (Seeman & McEwen 1996, Schulz & Schulz 1996). Unter moderater Stressexposition kommt es dabei zu „gesunden" physiologischen und kognitiven Anpassungsvorgängen. Intensive oder langandauernde Stressexposition kann dagegen zu pathogenen Konsequenzen führen, die auch nach Beendigung der Exposition anhalten können (McEwen & Stellar 1993). Aus Tiermodellen sind z.B. reversible Veränderungen (Atrophie) von Dendriten im Hippocampus durch die Exposition von moderatem Stress bekannt. Besonders schwerer und lang anhaltender Stress kann sogar zum Absterben von Neuronen führen (McEwen & Sapolsky 1995, Magariños et al. 1997). Welche konkreten Auswirkungen dies haben kann, hängt größtenteils von der Intensität und Dauer bzw. von der subjektiven Evaluation des Stressors durch den Betroffenen ab.

Stressintensität und subjektives Erleben werden von den biologischen Voraussetzungen des Betroffenen mitbestimmt. Die schon erwähnte Vulnerabilität gründet zum einen in einer genetischen Disposition. Insbesondere für die Schizophrenie kommen aber zusätzlich erworbene biologische Noxen in Betracht. Im Gegensatz zu einer früher angenommenen neurodegenerativen Entwicklung wird heute eher von einer neuronalen Entwicklungsstörung ausgegangen. Diese soll im zweiten Trimester der Schwangerschaft der Mutter ihren Anfang nehmen. Ursache könnte eine Grippeinfektion der Mutter sein (McGrath & Murray 1995). Darüber hinaus wird generell bei Schwangerschafts- und Geburtskomplikationen der Mutter von einem höheren Erkrankungsrisiko der Kinder ausgegangen (Stefan & Murray 1997, Harrison 1997). Erbliche und umweltbedingte Schäden resultieren bei späteren schizophrenen Patienten in eine veränderte synaptische Plastizität und andere Auffälligkeiten. Vor allem für Psychosen steht das Vorhandensein erblicher Faktor außer frage. Aber auch bei Suchterkrankungen und selbst bei Persönlichkeitsstörungen wird mittlerweile das Vorhandensein genetisch-biologischer Ursachfaktoren angenommen (Merikangas & Swendsen 1997, Moldin & Gottesman 1997).

Die biologisch konstituierte Belastbarkeit muss um lebensgeschichtlich erworbene psychische Traumatisierungen einerseits und Bewältigungsmöglichkeiten andererseits ergänzt werden. Es würde den Rahmen dieses Textes bei weitem sprengen, wenn man unter behavioristischen und psychodynamischen Aspekten auflisten wollte, welche Traumatisierungen oder lerngeschichtlichen Irrwege in eine gesteigerte Vulnerabilität einmünden. Stichwortartig seien die Konstrukte der psychoanalytischen Forschung zur Ich-Schwäche, zu den fehlenden Abwehrmöglichkeiten oder den gestörten Objektbeziehungen später Psychosekranker angeführt. Ob aber nun akute Traumatisierung oder toxische Dauerbeziehung, psychosoziale Stressoren können auch auf die neuronale Entwicklung einwirken. Die postnatale Hirnreifung kann offenbar durch zwei zentrale Charakteristika beschrieben werden (Rothenberger & Hüther 1997). Hier ist zum einen die Wechselwirkung zwischen neuronaler

Aktivität und sensorischer Umgebung zu nennen. Zum anderen gilt es kritische Phasen zu betrachten, die sich durch eine schnelle (und deshalb vulnerable) Entwicklung einzelner Hirnstrukturen auszeichnen. Fällt ein kritisches Lebensereignis (wie der Tod eines Elternteils) in eine solche Phase (beispielsweise in die Zeit vom 4. bis 10. Lebensjahr), so wirkt sich dies vermutlich gravierender aus. Wie bereits in der Übersicht über den Verlauf und die psychosozialen Stressoren bei psychischen Erkrankungen deutlich wurde, stellt die Pubertät bzw. die Adoleszenz eine besonders entscheidende Umbruchphase dar. Viele psychiatrische Erkrankungen nehmen hier ihren Ausgang. In dieser Zeit kommt es zum einen zu dramatischen biologischen Veränderungen, zum anderen kumulieren in dieser Phase auch die psychosozialen Belastungen wie die Partnerwahl oder die schulischen und beruflichen Entscheidungssituationen.

Der Zusammenhang von psychosozialen Stressoren und biologischer Vulnerabilität kann auch für die schwere Depression heute mit einer gewissen Wahrscheinlichkeit angenommen werden. Ebenso wie bei schizophrenen Psychosen wird hier ein Diathese-Stress-Modell hypostasiert. Kritische Lebensereignisse wie infantiler Missbrauch und Misshandlung, chronische Belastungssituationen wie ein Beziehungskonflikt oder körperliche Infekte tragen als Co-Faktoren ebenso zum Ausbruch der Depression bei wie die familiäre genetische Disposition (Kupfer & Frank 1997, Nemeroff 1998). Neurobiologisch gelten Imbalancen im zerebralen Transmitter-Haushalt (z. B. Noradrenalin, Serotonin) und hormonelle Störungen der HPA-Achse als gesicherte Komponenten der schweren Depression, die wiederum mit Stimmungsverlust, kognitiven Beeinträchtigungen und motivationalen Defiziten assoziiert sein können.

Der enge Zusammenhang zwischen psychosozialen Faktoren und biologischen Komponenten in der Ätiologie psychiatrischer Erkrankungen dürfte klar geworden sein. Allerdings hat sich der Fokus des bio-psychosozialen Erklärungsmodells verändert. Während Engel nachdrücklich für die Anerkennung psychosozialer Anteile kämpfte, liegt der Schwerpunkt des aktuellen Erkenntnisfortschritts auf der biologischen Komponente. Wie Kandel kürzlich zurecht erinnerte, haben alle psychiatrischen Erkrankungen eine biologische Basis (Kandel 1998). Die aktuell akzeptierte Einteilung funktioneller und organischer psychiatrischer Erkrankungen ist damit obsolet geworden. Dies bedeutet jedoch angesichts der zitierten Befunde nicht, dass psychiatrische Erkrankungen ausschließlich biologisch verursacht werden und entsprechend ausschließlich psychopharmakologisch behandelt werden dürfen. Die heutige Einordnung psychosozialer Faktoren macht stattdessen die mutuelle Abhängigkeit der neuronalen (und damit auch der funktionalen) Grundstruktur des Gehirns von Bedingungen des internen und externen Systemmilieus deutlich. Diese Zusammenhänge können natürlich auch für therapeutische Zwecke genutzt werden. Demnach müsste es zumindest theoretisch möglich sein, gezielte psychosoziale Interventionen zu setzen, die zu funktionalen (und damit zu strukturellen) Veränderungen im Gehirn führen.

Theoretische Neuorientierung des bio-psychosozialen Modells

Das bisher umrissene bio-psychosoziale Modell psychiatrischer Erkrankungen hatte ausschließlich die Ätiologie und den Verlauf zum Gegenstand. Welche Einsichten können daraus für die psychiatrische Behandlung geschlossen werden? Welche Überschneidungen ergeben sich mit Theorie und Praxis der psychiatrischen Tagesklinik? Um sich dieser Thematik zu nähern, ist zunächst ein kurzer theoretischer Exkurs vonnöten, der auf neuere Entwicklungen in der Systemtheorie abstellt. Im folgenden soll beschrieben werden, wie man sich die Funktionsweisen der drei beteiligten Systeme (biologisches, psychisches und soziales System) sowie die Kommunikation zwischen diesen Systemen vorstellen kann.

Entgegen Engels Ansatz wird hier vorgeschlagen, das bio-psychosoziale Modell vorderhand in seine drei Komponenten zu zerlegen, und dies nicht nur aus heuristischen Gründen. Allerdings folgt aus diesem Vorschlag der Zerlegung nicht eine Rückkehr zum Reduktionismus der Biomedizin, vielmehr soll der Eigenständigkeit der drei Komponenten Rechnung getragen werden. Postuliert wird also die Eigenständigkeit und die eigene Operationsweise des biologischen, des psychischen und des sozialen Systems.

Über die Trennung des biologischen und des psychischen Systems hat die Philosophie seit Jahrhunderten nachgedacht, und sie hat schließlich im Rahmen der Leib-Seele- bzw. der Körper-Geist-Diskussion genügend Anhaltspunkte geliefert, warum es keinen Sinn macht, psychische Phänomene allein aus biologischen Fakten zu begründen (Hastedt 1988). Obwohl der Substanzendualismus Descartes' heute nicht mehr akzeptiert werden kann, gibt es nach wie vor gute Gründe, psychisches und biologisches Geschehen als differente Entitäten zu konzipieren. Prominente Unterstützung erhält dieser Ansatz von der neueren, auf Neuroinformatik und Kognitionspsychologie basierenden Bewusstseinsphilosophie. Hier werden mentale Modelle kategorial von neurophysiologischen Prozessen unterschieden (Metzinger 1993, Dennett 1994).

Gegen die Identität von mentalen und neuronalen Prozessen sprechen u.a. zwei gewichtige Argumente aus der Bewusstseinsphilosophie, die auch in der neurobiologischen Theorie Berücksichtigung finden (Picton & Stuss 1994, Feinberg 1997). Das erste Argument ist das sog. *Qualia-Argument*, welches besagt, dass die subjektive Erfahrung (etwa von Schmerz oder Farbensehen) nicht mit naturwissenschaftlichen Methoden erklärt werden kann. Diese Erfahrung ist unhintergehbar subjektiv und kann der Umwelt nicht in toto zugänglich gemacht werden, sondern nur über das eingeschränkte Instrument der Sprache. Das Aufzeigen paralleler neurophysiologischer Prozesse erklärt das subjektive Erleben beispielsweise von Schmerz überhaupt nicht.

Das zweite Argument ist das sog. *Bindungs-Problem*, das hinterfragt, wie beispielsweise die verschiedenen sensorischen Informationen (visuell, akustisch, olfaktorisch) über ein Objekt, die in unterschiedlichen Cortexregionen prozessiert werden, zu einem bewussten Gesamteindruck zusammengefügt werden. Da es - soweit bekannt - keinen zentralen Ort im Kortex gibt, an dem die Informationen zusammenlaufen, muss die Integration auf anderem, bislang unbekanntem Wege geschehen. Solange es keine neurobiologische Erklärung für dieses Problem gibt, wird man von einer neurophysiologischen Beeinflussbarkeit mentaler Vorgänge reden können, nicht jedoch von einer biologischen Determination. Zwischen Gehirn und Bewusstsein gibt es keine 1:1-Korrespondenz der Prozesse. Damit kann auch die Behauptung einer Identität von neuronalen und mentalen Vorgängen zur Zeit nicht gestützt werden.

Gleiches gilt für die Trennung des psychischen und des sozialen Systems. Genauso wenig wie es eine 1:1-Korrespondenz zwischen Neurobiologie und Kognition geben kann, ist die Übersetzung psychischer Vorgänge und sozialer Prozesse nicht denkbar. Auch hier muss man von einer eigenen abgeschlossenen Sphäre des Sozialen ausgehen. Der neueren soziologischen Systemtheorie folgend, muss das Soziale als eine eigene emergente Realität sui generis konzipiert werden (Luhmann 1997). Gesellschaft vollzieht sich nach Maßgabe eigener Operationen (nämlich Kommunikation). Diese sind zwar auf Umweltbedingungen angewiesen (psychische Systeme, biologische Systeme), können aber durch die Umweltverhältnisse keinesfalls determiniert werden.

Schon die in keinem Fall zu konstatierende 1:1-Informationsübertragung zwischen biologischem, psychischem und sozialem System verweist auf den Autonomiestatus, den die Systeme innehaben. Selbstorganisation heißt das Stichwort, mit dem man die Grundlagen der Autonomie beschreiben kann. Die Operationsweise der jeweiligen Systeme geschieht *selbstreferentiell*, das heizt, das System referiert immer nur auf eigene Operationen, Physiologisches auf Physiologisches, Mentales auf Mentales und Kommunikation auf Kommunikation. Der chilenische Neurophysiologe Maturana hat diesen Umstand als „Autopoiese“ beschrieben (Maturana & Varela 1993).

Welche Implikationen ergeben sich aus dieser theoretischen Neuorientierung des biologischen, psychischen und sozialen Systems für das bio-psychosoziale Modell? Im Einklang mit der oben referierten Kritik Weiners am theoretischen Grundgerüst des Engelschen Modells muss man die hierarchischen Verhältnisse der Systemebenen in Frage stellen. Systemzustände werden nicht einfach von oben nach unten bzw. umgekehrt zwischen den Systemen transferiert. Die ältere, auch von Engel vertretene Sichtweise der Allgemeinen Systemtheorie ging noch von relativ unkomplizierten Übersetzungsverhältnissen aus. Die Selbstorganisation der Systeme macht jedoch die Verhältnisse komplizierter. Welche Informationen das jeweilige System aus seiner Umwelt aufnimmt, geschieht eben nach den eigenen Maßgaben des Systems. Ob eine Intervention, in welchem System auch immer, erfolgreich ist, hängt von den intern prozessierten Zuständen ab. Systeme werden durch die Umwelt nicht determiniert, sondern allenfalls irritiert, und dies gilt auch für biologische Systeme (Weiner 1992). Anstelle der Hierarchie muss man daher eher von System-Umwelt-Verhältnissen ausgehen, die nicht in einer Ordnung aufgehen müssen.

Therapeutische Interventionen im bio-psychosozialen Modell

Diese ungeordneten und selbstorganisierten Systemverhältnisse relativieren in jedem Fall die Beeinflussbarkeit, erst recht aber die Steuerbarkeit der jeweiligen Systeme durch therapeutische Interventionen. Theoretisch gesehen handelt es sich in diesem Fall um Interventionen in autonome Systeme (Willke 1987). Dass schon eine pharmakologische Intervention nicht immer zu den gewünschten physiologischen Zuständen führt, ist eine Erfahrung, die jeder Mediziner in den ersten Tagen praktischer Ausbildung erfährt. Noch schwieriger ist die Vorhersage des psychischen Outcomes auf eine pharmakologische Intervention. Auch am Ende des 20. Jahrhunderts noch ist die Kunst der Psychopharmakologie mit „trial and error" am besten beschrieben. Warum dies so ist, wird vor dem Hintergrund des oben skizzierten Modells verständlicher. Wie alle therapeutischen Interventionen handelt es sich auch bei der Psychopharmakologie um die Veränderung von Umweltbedingungen, nämlich der biologischen Umwelt des psychischen Systems. Dass pharmakologische Interventionen darüber hinaus auch nicht primär biologische, psychische und soziale Folgen haben, wie im Plazebo-Effekt messbar, sei nur am Rande erwähnt.

Zwischen der Verabreichung eines Psychopharmakons und dem sichtbaren klinischen Effekt sind mehrere „Systemhürden" zu überwinden. Neben der nicht ganz zu vernachlässigenden Frage nach der Compliance des Patienten sind im weiteren folgende Faktoren zu beachten: Zunächst muss die Pharmakokinetik einen optimalen Verlauf nehmen; dann ist das Problem des effektiven Plasmalevels zu beachten. Anschließend stellt sich die Frage, ob es einen Effekt auf die Rezeptoren gibt. Erst danach können sich Wirkungen bei komplexeren biologischen Funktionen einstellen. Und schließlich stellt sich danach die Frage, wieweit das subjektive Erleben des Patienten bzw. seine Reaktionen den Wünschen entsprechen (Gaebel 1994).

Die Systemebenen der Effekte einer psychopharmakologischen Intervention schließen eine 1:1-Korrespondenz zwischen Gehirn und psychischen Erleben aus. Lineare Effekte zwischen Medikation und Outcome dürften daher im Bereich der Psychopharmakologie nicht zu erwarten sein, zumal die neuere Forschung generell von nonlinearen Beziehungen bei der Beschreibung dynamischer Funktionen biologischer Systeme ausgeht (Weiner 1992). Zweifelsohne stellt beispielsweise die neue Generation von Psychopharmaka einen großen Fortschritt dar, indem sie gezielt definierte zentralnervöse Rezeptoren zu antagonisieren versucht oder auf eine bessere Verfügbarkeit der Neurotransmitter im Synapsenspalt abzielt (Gerlach & Peacock 1995). Ob jedoch eine intendierte Beeinflussung des psychischen Systems Erfolg hat, hängt nicht nur von den neurochemischen Verhältnissen ab, sondern mindestens ebenso von den internen Prozessen des zu irritierenden Systems, zum Beispiel von der Erwartung des Therapieerfolgs, die der Patient hat.

Noch schwerwiegendere Irritationsprobleme ergeben sich bei der psychotherapeutischen Intervention in das psychische System. Auch hier handelt es sich um die Veränderungen von Umweltbedingungen: denn was der Therapeut machen kann, ist das Angebot neuer Sichtweisen auf alte Probleme, das Stellen kognitiv dissonanter Fragen und die Verweigerung der Übereinstimmung mit Ansichten des Patienten. Allerdings, die Macht des Arztes und Therapeuten ist sehr begrenzt. Ob der Patient seine Kognitionen anpasst und die Sichtweisen verändert, ob er daraufhin gar sein soziales Verhalten (in der Familie, am Arbeitsplatz, bezüglich des Hilfesystems) verändert, dies sicherzustellen, ist für den Therapeuten extrem schwierig. Ähnliches ist von soziotherapeutischen Interventionen, z.B. im Sinne der Arbeitstherapie zu sagen: zuvor ist es schon schwieriger, die Intervention zu beschreiben (s. Beitrag von Th. Reker). Danach muss man erwarten, dass das System des Psychischen in erster Linie irritiert wird. Mittlerweile lassen sich Effekte mit gängigen Methoden der Evaluation nachweisen (Reker & Eikelmann 1998); doch ist zumindest heute in hohem Masse unklar, wie diese Wirkungen erzielt werden. Ist Soziotherapie eine Art von Psychotherapie in Gruppen und durch Handlung?

Wie die aktuelle neurobiologische Forschung über Lernen und Gedächtnis gezeigt hat, zeitigt ein Lernprozess Auswirkungen auf der biologischen Ebene des Gehirns. Während die Beeinflussbarkeit der Morphologie des jungen Gehirns durch stimulierende Umgebungsfaktoren schon länger bekannt war, konnten nun auch für das adulte Gehirne morphologische Veränderungen infolge von Lernprozessen nachgewiesen werden. Es gelang zumindest für das Tiermodell zu zeigen, wie Lernvorgänge, die in das Langzeitgedächtnis reichen, über eine Genaktivierung neue synaptische Verbindungen zwischen Neuronen ausbilden konnten (Schrott 1997, Kandel et al. 1996, Milner et al. 1998). Kandel, dessen Arbeitsgruppe wesentliche Beiträge zu dieser Thematik geliefert hat, knüpft an diese Entwicklung die Hoffnung, eines Tages die Effektivität von Psychotherapie über bildgebende oder andere Verfahren nachweisen zu können (Kandel 1998). Deutlich werden jedoch auch die Anforderungen, die an eine effektive Wirkungsweise von psychosozialen Interventionen gestellt werden. Langzeitveränderungen lassen sich offenbar nicht ohne mikrostrukturelle Veränderungen im Gehirn erzielen. Im Vergleich zur temporären Antagonisierung von Neurotransmittern durch Pharmakotherapie erscheint dies als die größere Herausforderung und sei es, den Nachweis zu führen, dass auch diese Intervention Lernvorgänge induziert, die in strukturelle Änderungen übergeht.

Und noch einmal schwieriger steht es um die *Beeinflussbarkeit des sozialen Systems* des Patienten. Stellt schon ein einzelnes psychisches System eine schwer zu bewältigende Komplexität dar, so steigert sich dies in bezug auf das soziale System dramatisch. Familientherapeuten können ein Lied davon singen, wie schwierig es ist, Familien von eingefahrenen pathogenen Kommunikationsmustern zu lösen, die einzelne Familienmitglieder zu Symptomträgern machen. Hier sind in der Breite eher Widerstände als mitwirkende Unterstützung zu erwarten. In den Vereinigten Staaten laufen Angehörigenverbände psychisch Kranker gegen die „Expressed emotions"-Forschung Sturm, die das emotionale Familienklima als Co-Faktor in der Genese von Psychosen untersucht (Mechanic 1995).

Ist es schon schwierig genug, eine Familie auf den anderen Weg zu bringen, so ist es mehr oder weniger unmöglich, makrosoziale Umweltbedingungen zu beeinflussen. Wie neuere Studien indizieren, hängt der Gesundheitszustand der Bevölkerung eben nicht nur vom gesundheitsbezogenen Verhalten und den Unterstützungsnetzen ab, sondern auch von der Einkommensverteilung. Je breiter die Einkommensschere auseinander geht, desto schlechter ist der allgemeine Gesundheitsstatus. Dabei kommt es weniger auf das absolute Einkommen an, sondern vielmehr auf das Problem, wie man sich selbst positioniert sieht im sozialen Gefüge. Entscheidend ist also das relative Einkommen (Wilkinson 1996). Es ist natürlich keine Frage, dass selbst der gutwilligste Therapeut bei damit zusammenhängenden Themen wie Arbeitslosigkeit, Wohnungsnot und soziale Stigmatisierung psychischer Krankheiten an seine Grenzen gelangt ist.

Damit ist ein zentrales Charakteristikum der Therapie im bio-psychosozialen Modell angedeutet, nämlich die prinzipiell begrenzte Reichweite der psychiatrischen Interventionen. Die Beeinflussbarkeit der beteiligten Systeme nimmt vermutlich in Reihenfolge „bio" über „psycho" bis „sozial" ab. Das biologische System ist über die Pharmakologie noch am ehesten zu irritieren. Das psychische System ist auch über den Pharma-Input zu erreichen, dagegen schon weniger gut über psychotherapeutische Techniken zu beeinflussen. Das soziale System kann nur zu kleinen Teilen überhaupt über eine Psychotherapie oder aber über entsprechende Trainingsprogramm erreicht werden; es entzieht sich dem Interventionsansinnen mindestens in seinem makrosozialen Anteilen nahezu vollständig.

Was also kann die Psychiatrie unter den gegebenen Bedingungen für chronisch und schwer psychisch Kranke tun? Sie kann versuchen - und das hat man ihr in der Vergangenheit oft zum Vorwurf gemacht -, zu medikalisieren (Ongaro Basaglia 1985, Conrad 1992). *Medikalisierung* wurde früher in der Regel als soziale Kontrolle außermedizinischer Bereiche durch die Medizin kritisiert. Vor dem Hintergrund des oben skizzierten Modells wird aber deutlich, dass sie kaum eine andere Chance zur Beeinflussung der psychischen Störung und ihrer Auswirkungen hat. Außerdem ist die Medikalisierung nicht geringzuschätzen. Neuroleptika und andere Psychopharmaka erlauben oftmals erst ein Leben in der Gemeinde, sie schirmen gegen Stress wenigstens ansatzweise ab. Psychopharmaka können, bei guter Verträglichkeit und geringen Nebenwirkungen das Ausüben sozialer Funktionen zumindest ermöglichen. Neuere Entwicklungen in der Psychopharmakologie wie die atypischen Neuroleptika, die ein geringeres Nebenwirkungspotential aufweisen, lassen vermuten, dass sie auch bei den Patienten auf eine größere Akzeptanz stoßen werden.

Wenn es aber um die Bewährung der Patienten im Alltag geht, dann ist die Psychiatrie als medizinische Subdisziplin an ihre Grenzen gelangt. Die Alltagsbewährung und die Funktionserfüllung sozialer Rollen sicherzustellen, dies muss der Patient bestenfalls zusammen mit seinem Unterstützungssystem allein schaffen. Psychiatrische Dienste sind allein nicht in der Lage, eine adäquate soziale Unterstützung für den Patienten zu schaffen. Sie bedürfen der Ergänzung durch die Sozialpolitik und eine zunehmende gesellschaftliche Akzeptanz. Doch wie kann der Beitrag der Psychiatrie optimal aussehen?

Psychiatrische Versorgung ist unter gegenwärtigen Bedingungen noch überwiegend institutionszentriert, man kann in Akzentuierung dieses Gedankens auch sagen klinikzentriert. Der Übertragbarkeit von im Krankenhaus erlernten Fertigkeiten auf das Alltagsleben sind nach empirischen Erfahrungen offenbar Grenzen gesetzt (Liberman 1994). Aus der Kliniksicht - aber nicht nur hier - gilt es sich also zu bescheiden und die begrenzte Reichweite anzuerkennen. Tageskliniken stellen eine notwendige Erweiterung des Lernfeldes der Patienten und der MitarbeiterInnen dar. Die Mischung aus institutioneller Protektion und selbstbestimmter Konfrontation mit der Realität ist in Teilinstitutionen am besten gewährleistet. Sie bedeuten „Zwischenräume" und „Übergänge", wie sie etwa in den ersten Lebensjahren der Familie entsprechen, und vervollständigen damit ein optimales Versorgungssystem. Der Patient kann Schutz und Belastung für sich dosieren; er wird in seiner Autonomie soweit möglich gefördert.

Für Angehörige und Mitarbeiter halten diese modernen Institutionen ähnliche Erfahrungen vor. TherapeutInnen erleben ihren Patienten in der therapeutischen Welt, müssen sich aber auch mit den Widerspiegelungen der Therapieresultate aus der realen Welt des Berufs- oder Familienlebens auseinandersetzen. Angehörige schließlich können auf die Unterstützung durch die Therapeuten zurückgreifen, haben aber auch hinreichend Gelegenheit, den Wert des durch Therapie Gewonnenen in der Realität zu bewerten.

Tageskliniken sind flexible, auf die Bedürfnisse der Beteiligten optimal angepasste Institutionen. Organisation und Therapie sind auf das engste verzahnt. Sie setzen den aktiven Patienten voraus, dessen Vulnerabilität durch den institutionellen Rahmen geschützt werden kann, während sich zunächst innerhalb des Settings, später vorwiegend außerhalb neue Erfahrungen hinzugesellen können. So kann allgegenwärtiger Stress gefiltert werden, wenn gleichzeitig Bewältigungsstrategien entstehen. Gerade aus bio-psychosozialer Sicht halten Tageskliniken das gesamte therapeutische und diagnostische Arsenal der modernen Psychiatrie nahezu uneingeschränkt vor.

Schlussfolgerungen

Empirisch konnte also sowohl die Existenz biologischer, psychischer und sozialer Systeme des menschlichen Gehirns gesichert werden. Ihr Zusammenspiel ist ein bis heute ungelöstes Rätsel. Sie stellen sich in aktueller Sicht als selbstreferentielle Systeme dar, deren Zusammenwirken erst „Psyche und Gesellschaft" konstituiert, wobei zu untersuchen bleibt, wie diese Synergie aussieht. Wir müssen vor Analogieschlüssen, wie sie sich aus der Kybernetik oder der aktuellen Computertechnologie ergeben, warnen. So gut die einzelnen Systeme für sich untersucht wurden, so unklar bleiben bis zum heutigen Tage in Theorie und Behandlungspraxis die synergen Wirkungen und gegebenenfalls irritierenden Wechselwirkungen.

Es ist deutlich geworden, dass psychische Störungen ein einzelnes System oder mehrere dieser System affizieren können. Der momentane Kenntnisstand hypostasiert, dass es Eintrittsmöglichkeiten störender Variablen über jedes System geben muss, die dann über komplexe Zusammenhänge alle Teilbereiche beeinträchtigen können. Jedes System hat vermutlich eine eigene Eintrittspforte und Sprache. Es gilt jedoch nach Bindegliedern zwischen diesen Welten zu suchen. Als erstes Link könnte sich das Konstrukt des „Stressors" erweisen, der nach Intensität, Art und Dauer diskriminiert werden kann. Psychosoziale Faktoren korrespondieren mit biologischen und unterhalten ein fragiles Gleichgewicht, das durch eine Reihe bekannter Störvariablen gekippt werden kann. Das vor Eintritt einer Störung vorhandene Gleichgewicht lässt sich unter bestimmten ungünstigen Umständen als „Vulnerabilität" bezeichnen, die es dem Betroffenen im Rahmen seiner Bewältigungsmöglichkeiten nicht erlaubt, mit einem „Stressor" erfolgreich, d.h. unter Wahrung dieses Gleichgewichtes umzugehen.

Erst eine solche Betrachtungsweise wird der Komplexität psychischer Störungen und ihrer Therapie gerecht. Dieser Bedingungen eingedenk wird deutlich, worin die Problematik und Unsicherheit therapeutischer Interventionen begründet liegt. Diese sind bis heute in ihrer Mehrdimensionalität unverstanden und tendenziell summarisch-undifferenziert: über Versuch und Irrtum verlaufend, prinzipiell unbestimmt erfolgreich, erfordern sie hohe Kunst und Fingerspitzengefühl, bis es eines Tages gelingt, über den Fortschritt vieler wissenschaftlicher Methoden und Techniken, die Systeme im einzelnen und wichtiger noch in ihrer Synergie zu enträtseln. Hilfen könnten dann bestimmter und differenzierter auf einzelne System einwirken, womit viele unter- oder überversorgende Betreuungsformen ein Ende gefunden hätten. Möglicherweise stellen Teilinstitutionen wie Tageskliniken oder „Teilzeittherapien" wie in der ambulanten Arbeitstherapie möglich auf längere Sicht die modernsten Organisationsformen der Psychiatrie dar. Ohne Frage bedarf es jedoch der intensiven Zusammenarbeit aller in der Psychiatrie und der in der gesamten Wissenschaft tätigen Forscher, um psychische Krankheiten in ihrer Komplexität besser verstehen und beeinflussen zu können.

Tagesklinische Behandlung – Modell psychiatrischer Therapie

Asmus Finzen

Einleitung

Die Tagesklinik spiegelt wie keine andere Institution das Bemühen um die Erneuerung der psychiatrischen Krankenversorgung. Die Veränderungen in der Psychiatrie während der vergangenen drei Jahrzehnte waren von der Suche nach Alternativen zum traditionellen psychiatrischen Krankenhaus geprägt. Die Anstalt symbolisierte einen Entwicklungsstand psychiatrischer Therapie, der heute als „kustodial“ bezeichnet wird. Mit der Umorientierung zu Wiederherstellung und Wiedereingliederung als vorrangige Ziele psychiatrischer Behandlung entstanden auch neue Institutionen, die sich als Alternativen zum Großkrankenhaus verstanden. Die Tagesklinik ist eine solche Alternative, die psychiatrische Abteilung am allgemeinen Krankenhaus eine andere, das beschützende Wohnheim, die Wohngruppe eine dritte. Bald wurde klar: das traditionelle psychiatrische Krankenhaus, das unser Bild vom psychisch Kranken und der Psychiatrie so entscheidend geprägt hat, lässt sich nicht durch eine einzelne neue Institution ablösen. Man kann es allenfalls in eine Reihe von kleineren, durchschaubaren, leichter handhabbaren Behandlungseinrichtungen auflösen.

Keine wird für sich allein allen Kranken gerecht werden, die früher von der Anstalt aufgenommen, therapiert, asyliert oder verwahrt wurden. Das ist von Vorteil. Denn gerade die historisch begründete Sammelbeckenfunktion war über Jahrzehnte zu einem Kernproblem der psychiatrischen Anstalt geworden. Sie hat zu Diskriminierung und Stigmatisierung der ihr anvertrauten Menschen beigetragen. Ihre Überführung in ein komplexes System psychiatrischer Einrichtungen ist deshalb nur ein weiterer Schritt in der historischen Entwicklung vom undifferenzierten Armen-, Zucht- und Irrenhaus zum differenzierten Angebot sozialer und medizinischer Hilfe für den psychisch kranken Menschen.

Die Tagesklinik ist Bestandteil dieses Differenzierungsprozesses. Ihr Standort zwischen Ambulanz und Klinik macht sie zum Modell zeitgemäßer psychiatrischer Behandlung. Sie vermittelt Einblicke in die Struktur psychiatrischer Therapie mit ihren Problemen und ihren Möglichkeiten, wie sie in abgewandelter Form in Klinik und Sprechstunde wiederkehren. Sie zeigt, dass psychiatrische Therapie heute mehr vermag als manche Kritiker ihr zubilligen. Sie verdeutlicht zugleich ihre Grenzen. Die Tagesbehandlung verfolgt einen komplexen therapeutischen Ansatz, in dem sich

Psychotherapie, soziotherapeutische Verfahren und medikamentöse Behandlung begegnen.

Betrachtet man die therapeutischen Ansätze unserer Tagesklinik in Tübingen und Wunstorf herausgelöst aus dem Gesamtkonzept wechselnder Gruppensituationen und lebendiger Lernsituationen müssen diese als relativ bescheiden erscheinen. Tatsächlich haben wir unseren therapeutischen Anspruch, was die Methoden - nicht die Ziele - anbetrifft, im Laufe der Tagesklinikentwicklung eher reduziert. Zu Beginn hatten wir das Gefühl, den Patienten nicht genug zu bieten. Später wurde daraus der Eindruck, wir würden unsere Patienten permanent überfordern. Neue Mitarbeiter versuchten immer wieder, eines der vielen modischen aktionistischen Gruppenverfahren einzuführen. Aber immer setzte sich die Überzeugung durch, dass unsere Patienten im Tagesklinikprogramm und in ihrer freien Zeit zu viele Probleme und unverarbeitete Konflikte mit sich herumtrügen und ausagierten, als dass eine zusätzliche Aktualisierung von Konfliktmaterial zu verantworten wäre. Wichtiger sind die Geduld und die Beharrlichkeit, ein lückenloses therapeutisches Tagesprogramm unter weitgehend „normalisierten" Rahmenbedingungen mit Möglichkeiten zur Auseinandersetzung, Begegnung und Beschäftigung zu entwickeln und aufrechtzuerhalten. Wichtig ist auch die Bereitschaft, die therapeutischen Ziele zu reflektieren und dabei die Möglichkeiten und Grenzen des Personals ebenso zu bedenken wie die der Patienten.

Außenstehenden scheinen die Dichte des therapeutischen Programms und die hohen Anforderungen an die Patienten in der Tagesklinik eher verborgen zu bleiben. Vertreter von Kostenträgern hielten uns bei der Veranstaltung der Aktion Psychisch Kranke (Bosch 1983) den Wochenplan unserer Tagesklinik (Finzen 1977, 1986) mit der hämischen Frage vor, was denn daran Therapie sei? Das sei doch Freizeitgestaltung auf Kosten der Solidargemeinschaft der Versicherten. Wir haben damals mit Betroffenheit wahrgenommen, dass es offenbar schwierig ist, zu vermitteln, worin psychiatrische Therapie jenseits der Verabreichung von Medikamenten besteht. Möglicherweise ist es nur schwer zu begreifen, dass die einzelnen Bestandteile des Wochenplans nur den Hintergrund für einen bewusst gestalteten therapeutischen Prozess abgeben. Auch die Medikamentenbehandlung ist in den soziotherapeutischen Plan eingebettet. Im folgenden werde ich zeigen, wie sich in der Tagesklinik soziotherapeutische Ansätze und psychotherapeutische Überlegungen zu einem integrativen Gesamtkonzept verbinden, zu einem Modell zeitgemäßer psychiatrischer Therapie.

Die Tagesklinik als therapeutische Gemeinschaft

Die Tagesklinik ist eine therapeutische Gemeinschaft. Dieser Modebegriff der fortschrittlichen Psychiatrie der sechziger Jahre ist gut geeignet, die spezielle Form des Zusammenwirkens von Patienten und Mitarbeitern in einem komplexen System wechselnder Gruppenbeziehungen in der Tagesklinik zu charakterisieren. Die Komplexität des Ansatzes wird nicht zuletzt dadurch bestimmt, dass über vierzig Wochenstunden gezielte therapeutische Vorstellungen an die Patienten herangetragen werden, dass auf der anderen Seite das Zusammenleben von Patienten und therapeutischem Personal in dieser Zeit auch unerwartete und unerwünschte Situationen, Begegnungen, Konflikte und Gefühle bedingt. Die therapeutische Gemeinschaft wurde in den vierziger Jahren von Maxwell Jones (1952) und Tom Main (1946) ursprünglich zur Behandlung von Soldaten mit Kriegsneurosen und zur Wiedereingliederung von entlassenen Kriegsgefangenen entwickelt. Die Übertragung dieses Konzepts auf die Behandlung von psychisch Kranken, zunächst von Neurosekranken, bot sich an. Dabei hatten psychosoziale Ziele zunächst den Vorrang. Clark (1964) beschreibt sie als „bessere soziale Anpassung und Ich-Reifung". Napolitani (1963) sieht die entscheidenden therapeutischen Faktoren des Prinzips der therapeutischen Gemeinschaft darin, dass „

1. das krankhafte Verhalten des einzelnen in der Gruppe deutlich wird und dass der einzelne durch die Gruppe darauf aufmerksam gemacht werden kann;
2. die Gruppe und der einzelne sich bemühen, dieses krankhafte Verhalten zu verstehen;
3. diejenige Situationen gefördert werden, die korrigierende Erfahrungen ermöglichen;
4. die gesunden Seiten der Persönlichkeit durch die Gruppe anerkannt und durch adäquate Rollen entwickelt werden".

Das soll dadurch erreicht werden, das sich „ausgebildetes Personal so oft wie möglich an den verschiedenen dauernd wechselnden Gruppensituationen (auf der Station) beteiligt, und zwar sowohl an spontanen wie zielgerichteten und zweckgebundenen sozialen und therapeutischen Gruppen. Durch diese Beteiligung des therapeutischen Personals und den kohäsionsfördernden Einfluss der Gruppendiskussionen kann sich die Behandlung über die gesamten 24 Stunden erstrecken und ist nicht auf - sagen wir - eine tägliche oder vielleicht wöchentliche psychotherapeutische Sitzung beschränkt" (Crockett 1960).

Dieses Vorgehen ist sicher mit mannigfachen Problemen verbunden, weil die klare autoritäre Struktur der Abteilung dadurch nivelliert und die Verantwortung verteilt wird, und weil die Patienten größere Ansprüche an das Personal stellen. Voraussetzung ist deshalb, dass das Personal ein besseres Verständnis für seine Aufgaben und seine Rolle gewinnt. Dadurch, dass der gesamte Tagesablauf mit in den Therapieplan integriert wird, bekommt dieses Konzept ausgeprägte sozialpädagogische Aspekte, wie Erikson (1972) oder Foudraine (1973) sie beschreiben. Foudraine spricht in diesem Zusammenhang sogar von der Krankenhausstation als „Lebensschule".

Es ist richtig, dass jener Aspekt der Therapie, der die Merkmale des Prinzips der therapeutischen Gemeinschaft trägt, häufig nur Anstöße vermitteln kann, dem Patienten zu helfen, sich weiterzuentwickeln. Darin unterscheidet sie sich jedoch nicht von unseren üblichen therapeutischen Ansätzen. Es ist auch keine Besonderheit, dass die Verhaltensänderung, die wir anstreben, um dem Patienten dabei zu helfen, seinen Platz in der Gemeinschaft zu finden, nicht unbedingt primär über die Komplexauflösung oder den Persönlichkeitswandel erreicht wird, sondern auf dem Weg über die Eingliederung in die Gruppe und die Auseinandersetzung mit dem Leben auf der

Klinikstation und - wie bei der Erziehung - erst sekundär über die Ich-Reifung, die die aufdeckenden psychotherapeutischen Verfahren an erster Stelle setzen.

Im Konzept der Tagesklinik ergeben sich mannigfache Möglichkeiten zur gegenseitigen Korrektur und zur Planung einer einheitlichen Linie. Gruppengespräche, Supervision und Personalbesprechung werden dabei, jede in ihrer Weise, zu Schalt-, Informations- und Koordinationszentren. Tagesbehandlung ist aber auch nicht denkbar ohne Reflexion darüber, was auf der psychotherapeutischen Ebene mit den Patienten geschieht. Psychotherapeutische Arbeit ist ja keineswegs nur schulmäßige systematische Einzeltherapie. Alle großen psychotherapeutischen Methoden sind komplexe Verfahren, die vielfältige Möglichkeiten der therapeutischen Intervention anbieten.

W. Loch (1970) hat vor einigen Jahren in einer Arbeit über Beratung und Behandlung sieben Wege - Ebenen der Intervention - dargestellt, die man beschreiten kann, die selbstverständlich aber nur theoretisch sauber voneinander zu trennen sind:

Tabelle 1: Ebenen der Intervention nach Loch (1970):

1. Man kann ihm zuhören, ihn sich aussprechen lassen; darin kann dann ein reinigender, ein kathartischer Effekt liegen;
2. hat man ihm zugehört, kann man ihm einen Rat geben;
3. man kann aber auch bereitliegende Motivationssysteme im Patienten in den Dienst des therapeutischen Plans stellen, den Patienten also manipulieren;
4. man kann, wenn man ausreichende Informationen über den Patienten gesammelt hat, mit ihm gemeinsam versuchen, seine Situation zu klären;
5. man kann ihn zur systematischen Reflexion seiner Lage etwa im Sinne von Rogers/ Tausch anhalten;
6. man kann ihn damit konfrontieren, dass man Dinge zusammenbringt, die für ihn, für sein Erleben, bisher ganz getrennt waren, etwa dadurch, dass man verschiedene Konfliktbereiche mit Analogien und Konfliktsituationen verknüpft;
7. schließlich kann man „dynamisch unbewusstes" Material, „unbewusste Erlebnisweisen" deuten.

Wir benützen alle diese Wege zu wechselnden Zeiten mit wechselndem Einsatz, mit wechselnder Qualifikation und mit wechselndem Erfolg. Einige von uns mehr und andere weniger bewusst. Aber, und das scheint mir entscheidend, nicht wir allein tun das! Oder was geschieht mit den Patienten, während der übrigen 166 Stunden der Woche - also außerhalb der günstigenfalls zwei wöchentlichen Therapiestunden beim Arzt? Behandeln Schwestern, Beschäftigungstherapeuten die Patienten therapeutisch indifferent nur „gut" oder „schlecht"? Oder nimmt ihre Arbeit Einfluss auf den Krankheitsverlauf? Sind die Beziehungen zu den Mitpatienten belanglos? Oder wirken sie auf die Psychodynamik und die soziale Erscheinungsform im Rahmen des Gruppenlebens zurück?

Meines Erachtens gibt es im Ernstfall nur die Alternative eines therapeutischen Chaos, in dem die Mitglieder der Gemeinschaft, mehr oder weniger unabhängig voneinander, zufällig miteinander oder gegeneinander, auf allen oben angeführten Interventionsebenen am Patienten herumkurieren, oder die Alternative eines durchdachten und durchstrukturierten Konzepts, in dem die Bemühungen aller Angehörigen der Gemeinschaft in der Tagesklinik oder auf den Stationen aufeinander abgestimmt sind und im Idealfall die gleiche therapeutische Richtung verfolgen.

Dass Patienten nicht selten auch in therapeutisch chaotischem Milieu wieder gesund werden, widerspricht meiner These in keiner Weise. Wahrscheinlich würden sehr viele Patienten auch ohne unsere Behandlung wieder gesund werden. Mir scheint, dass wir die Selbstheilungskräfte im psychisch Kranken allzu oft in unkritischer Weise unterschätzen. Sicher gibt es auch in der Psychiatrie so etwas wie eine unspezifische Reiztherapie. Dass unsere psychotherapeutischen Bemühungen auf der Station oder in der Tagesklinik wirksam sind, hat seine Ursache darin, dass im Rahmen eines integrativen Konzepts die Therapeuten nicht mehr unbedingt voneinander nur zufällig miteinander arbeiten. Die therapeutischen Ansätze werden vielmehr durch die häufig wechselnden Gruppensituationen, durch die tägliche Personalkonferenz und die Supervision aufeinander abgestimmt, reflektiert und kontrolliert. Eine gemeinsame therapeutische Haltung entwickelt sich.

Die Ideologien der Therapeuten

Nach Darstellung dieses integrativen psychiatrischen Behandlungsansatzes in der Tagesklinik will ich, unter Berufung auf eine klassische Studie, jene Behandlungsansätze getrennt skizzieren, die wir miteinander zu verbinden suchen. Strauss und Mitarbeiter (1964) unterscheiden in ihrer Untersuchung über „Psychiatric ideology and institutions" zwischen Somatotherapeuten und Einzelpsychotherapeuten und Soziotherapeuten unter den Psychiatern, die jeweils „ganz anderen Wertvorstellungen anhängen ..., dem nicht-ärztlichen Personal, ihren therapeutischen Methoden und der sozialen Umwelt ganz allgemein recht unterschiedliche Bedeutung beimessen. Je nach Ausrichtung neigt der Psychiater dazu, Symptome oder Probleme wahrzunehmen, die er bewältigen kann und andere zu vernachlässigen. Das wirkt sich auch auf die Art der Patienten aus, die ihm zur ambulanten Behandlung überwiesen werden und die er auf seinen Stationen oder seiner Krankenhausabteilung behandelt... Niemals haben so viele unterschiedlich orientierte Gruppen von Psychiatern und Angehörigen anderer Berufe in psychiatrischen Krankenhäusern gearbeitet wie heute" (Freudenberg 1972).

Strauss und Mitarbeiter (1964) haben vorgeschlagen, das Krankenhaus und seine Betriebsorganisation als „Arena" zu betrachten, in der Ideologie getestet und gegeneinander abgegrenzt sowie modifiziert werden. Sie entscheiden nicht nur, was mit dem Patienten und für ihn geschieht, sondern auch, wie die Arbeit zwischen ärztlichem und nicht-ärztlichem Personal aufgeteilt werde:

- Wo die somatotherapeutische Ausrichtung vorherrscht, behält der Arzt sich die individuelle Behandlung seiner Patienten vor, überläßt diese aber im übrigen der Fürsorge des Pflegepersonals, das er mehr als administrative Notwendigkeit denn als therapeutische Größe betrachtet... Als Arbeitsgebiet bevorzugt der somatisch orientierte Psychiater die akute Psychiatrie auf Intensivstationen mit kurzer Verweildauer. Er konzentriert sich auf die Beseitigung der Krankheitssymptome. Es fällt ihm schwer, ihr Fortbestehen zu akzeptieren und sich damit abzufinden, dass der Patient behindert bleibt. Er ist dann oft froh, wenn er ihn einem anders orientierten Kollegen überlassen kann. Wenn er sich mit soziotherapeutischen Ideen beschäftigt hat, hält er nicht selten Stationsbesprechungen ab. Er neigt dazu, die Kommunikation zwischen den Teammitgliedern zu beschränken.
- Der Einzelpsychotherapeut hält seine eigene Tätigkeit für den wichtigsten Teil der Behandlung. Doch bemüht er sich, ein günstiges therapeutisches Milieu zu schaffen und setzt sich deshalb mit dem Personal auseinander... Pfleger und Schwestern führen lediglich die Anweisungen des Arztes aus. Auch die Familie des Patienten wird nicht in die Behandlung einbezogen...
- Der Soziotherapeut, dessen Interesse sich auf die gesamte Umwelt des Patienten erstreckt, kann nur im Rahmen eines Teams effektiv arbeiten, dessen Mitglieder sich der verschiedenen Teilaspekte annehmen und die Verantwortung dafür tragen. Es ist wichtig, dass die verschiedenen Mitarbeiter ihre Arbeitsbereiche selbständig anpacken“. Denn „die Entfaltungsmöglichkeiten des einzelnen (werden) auf dem Hintergrund seiner spezifischen sozialen Beziehungen zu anderen erst sichtbar und (können) nicht von einer einzelnen Person allein exakt und umfassend beurteilt werden“.

Die Tagesklinik ist dieser Beschreibung psychiatrischer Ideologien entsprechend der Idealtyp einer soziotherapeutischen Institution. Sie ist nicht denkbar ohne die Übertragung von therapeutischer Verantwortung und Selbständigkeit auf jedes einzelne Teammitglied. In diesem Sinne verstehen wir unsere Arbeit. Wir halten uns allerdings nicht mit Ideologiediskussionen auf, sondern suchen nach praktikablen Wegen, dem Patienten zur Gesundung und zu einem möglichst großen Freiheitsspielraum in den Grenzen seiner Behinderung zu verhelfen. Wir stellen das, was wir tun, immer wieder in Frage. Aber wir hüten uns vor jeder Art von Purismus. Wir wenden Medikamente an. Die Wiedereingliederung in den Beruf ist eines unserer wesentlichen Behandlungsziele. Wir beziehen Familie, Freunde, Arbeitskollegen und Arbeitgeber mit in die Behandlung und die Behandlungsverantwortung ein, wo das möglich ist. Wir sind uns der Problematik vieler unserer Ansätze bewusst - Nebenwirkungen von Medikamenten, Wirkung der Arbeitsumwelt auf den Patienten. Unsere Arbeit hat uns gezeigt, dass wir im Augenblick nur in kleinen Schritten weiterkommen, dass wir zahlreiche Patienten nur notdürftig integrieren können und manche gar nicht.

Als wir mit unserer Tagesklinik anfingen, war die Vermeidung von Krankenhauswiederaufnahme und Dauerhospitalisierung in totalen Institutionen unser wesentliches Behandlungsziel. Wenn wir heute die Integration in die Gesellschaft und die Verminderung sozialer Leiden für Betroffene und Angehörige anstreben, so ist das ein großer Fortschritt. An der Verwirklichung dieses Zieles werden wir noch lange arbeiten müssen.

Die Tagesklink in der psychiatrischen Versorgung

Thomas Reker

Die Gesamtheit aller Angebote, die ein Gesundheitswesen zur Diagnostik und Therapie psychisch Kranker anbietet, wird als System der psychiatrischen Versorgung bezeichnet. Es besteht aus unterschiedlichen Elementen (Therapeuten, Diensten und Institutionen), deren Organisationsformen, Konzepte und praktische Tätigkeit durch eine Vielzahl von fachlichen, sozialrechtlichen und ökonomischen Gegebenheiten determiniert wird. Ein solchermaßen fraktioniertes Versorgungssystem hat eine Reihe von internen und externen Schnittstellen, an denen die verschiedenen Elemente in Kontakt und Kooperation treten.

Im folgenden soll die Stellung der psychiatrischen Tagesklinik mit ihren wichtigsten Schnittstellen zu den übrigen Einrichtungen und Diensten der psychiatrischen Versorgung (interne Schnittstellen) beschrieben und erläutert werden. Die externen Schnittstellen z. B. zur somatischen Medizin, zur Justiz, zu Familien- oder Sozialberatung oder anderen sozialen Institutionen werden nicht im einzelnen abgehandelt, da sie wenig „tagesklinikspezifische" Aspekte haben.

So wie die Patienten in der Tagesklinik zwischen Krankenhaus und ambulanter Behandlung, zwischen ihrem privaten Lebensumfeld und dem therapeutischem Milieu, zwischen beruflicher und sozialer Normalität und intensivem Unterstützungsbedarf stehen, ist auch die institutionelle Stellung der Tagesklinik in der psychiatrischen Versorgung am besten mit der Präposition „zwischen" zu kennzeichnen. Ihre wichtigsten Schnittstellen hat sie zum psychiatrischen Krankenhaus, zur ambulanten Behandlung und zum komplementär-rehabilitativen Bereich. Zwischen diesen drei Elementen des psychiatrischen Versorgungssystems steht die Tagesklinik.

Die Tagesklinik als Modellinstitution der psychiatrischen Versorgung

Trotz erheblicher Bedenken und Widerstände hat sich die Tagesklinik als Teil der psychiatrischen Krankenversorgung durchgesetzt und verbreitet. Die anfängliche Ablehnung der Krankenkassen und die Skepsis von Klinikern und niedergelassenen Psychiatern, ob die Tagesklinik nicht nur eine sozialpsychiatrische Modeerscheinung ist, sind weitgehend überwunden. Trotz dieser positiven Entwicklung bleibt kritisch festzuhalten, dass weiterhin Unsicherheiten über Indikationen und Kontraindikationen für eine teilstationäre Behandlung bestehen.

Modellhaft an der Tagesklinik ist die Verbindung scheinbar widersprüchlicher Elemente wie einer intensiven Therapie bei gleichzeitigem Verbleiben im vertrauten sozialen Umfeld, Schutz und Struktur bei gleichzeitiger Förderung von Eigenverantwortlichkeit und Autonomie oder einer individuell zugeschnittenen Kombination von pharmako-, psycho- und soziotherapeutischen Maßnahmen im Rahmen eines fest strukturierten Therapieprogramms.

Der Bedarf an tagesklinischen Behandlungsplätzen hängt eng mit der Verankerung der tagesklinischen Behandlung im psychiatrischen Versorgungssystem sowie regionalen Besonderheiten ab. In diesem Sinne ist die Planungszahl der Expertenkommission der Bundesregierung (1988) von 0,2 tagesklinischen Plätzen für 1.000 Einwohner lediglich als Orientierungsgröße zu sehen. Der tatsächliche Bedarf muss sich an den lokalen Gegebenheiten orientieren und auch die Differenzierungen innerhalb der tagesklinischen Behandlung (Tagesklinik für Suchtkranke, gerontopsychiatrische Tagesklinik, allgemein psychiatrische Tagesklinik, psychotherapeutisch orientierte Tagesklinik) berücksichtigen.

Tageskliniken sind Behandlungseinrichtungen, die eine ärztlich geleitete Behandlung zu Lasten der gesetzlichen Krankenkassen durchführen. Diese allgemein bekannte und eigentlich selbstverständliche Tatsache ist besonders hervorzuheben, da vielerorts noch die (falsche) Auffassung besteht, dass Tageskliniken mehr oder weniger Einrichtungen zur psychosozialen Betreuung chronisch Kranker sind und sich institutionell und konzeptionell nur unwesentlich von Tagesstätten unterscheiden. Diese Fehleinschätzung ist historisch zu verstehen: vielerorts waren Tageskliniken die ersten Einrichtungen außerhalb der psychiatrischen Krankenhäuser, die auch schwer und chronisch kranke Patienten behandelten. Aufgrund des Fehlens von komplementären Einrichtungen wie betreutem Wohnen, Kontakt- und Freizeitzentren, Übergangseinrichtungen etc. sahen sich viele Tageskliniken vor die Situation gestellt, chronisch kranke Patienten auch nach Abschluss der Behandlung weiter zu unterstützen. So blieben viele Patienten über Jahre „im Umkreis" der Tagesklinik, benutzten sie als Treffpunkt und Kontaktzentrum, nahmen an Kaffeerunden teil und unterhielten informelle Kontakte mit den Mitarbeitern. Aufgrund der Entwicklung im komplementären Bereich und der Differenzierung der außerklinischen Angebote können sich die Tageskliniken heute ganz auf ihren Behandlungsauftrag konzentrieren.

Die Schnittstelle zum psychiatrischen Krankenhaus

Auch wenn der englische Sozialpsychiater D. Bennett (1976) zu Recht feststellte, dass die einzige Gemeinsamkeit von Tageskliniken darin besteht, dass sie sich voneinander unterscheiden, lassen sich doch einige häufige strukturelle Merkmale beschreiben. Die Mehrzahl aller allgemein psychiatrischen Tageskliniken gehört zu einem psychiatrischen Krankenhaus bzw. einer psychiatrischen Abteilung, mit dem/der sie organisatorisch, ökonomisch und personell verbunden ist. Die Mehrzahl der aufgenommenen Patienten beginnt die tagesklinische Behandlung im Anschluss an einen stationären Aufenthalt. Die Schnittstelle zum psychiatrischen Krankenhaus ist somit quantitativ für die meisten Tageskliniken die größte und wichtigste. Dies bedeutet auch, dass bei schlechter Belegung der stationären Betten die Gefahr gegeben ist, dass das „große“ Krankenhaus weniger Patienten an die „kleine“ Tagesklinik überweist.

Unter fachlichen Gesichtspunkten stehen im Kontakt mit dem psychiatrischen Krankenhaus zwei Fragen im Vordergrund: wann ist es sinnvoll und möglich, eine stationäre Behandlung zu beenden und in eine tagesklinische zu überführen und umgekehrt: wann ist eine tagesklinische Behandlung nicht mehr ausreichend und muss durch eine stationäre Behandlung ersetzt werden?

Die *Indikation für eine tagesklinische Behandlung* ist anhand von klinischen Kriterien zu beurteilen: Notwendige Voraussetzungen sind das Einverständnis der Patienten, ein Mindestmaß an Motivation für eine tagesklinische Behandlung und ein Wohnsitz in realistischer Entfernung (max. Anfahrtzeit etwa 30-45 Minuten). Die psychische Symptomatik sollte soweit remittiert sein, dass die Patienten in der Lage sind, am Abend und am Wochenende in ihrem sozialen Umfeld zu leben und morgens den Weg zur Tagesklinik zu bewältigen. Es muss als geklärt sein, dass die Patienten (wieder) in der Lage sind „in zwei Welten“ zu leben und das dieses therapeutische setting hilfreich seien kann und nicht etwa bestehenden Ambivalenzen verstärkt. *Absolute Kontraindikationen* stellen akute Suizidalität, ausgeprägt manische Zustände sowie psychotische Desorganisiertheit dar. Relative Kontraindikationen können ausgeprägter und unter ambulanten Bedingungen unkontrollierter Alkohol- , Drogen- oder Medikamentenmissbrauch, ausgeprägte Depressivität, im Umfeld nicht tolerable Verhaltensstörungen oder eine hochgradig konflikthafte soziale Umgebung sein. Verkürzt zusammengefasst kann jeder Patient in der Tagesklinik behandelt werden, der nicht eines „Bettes“ bzw. einer intensiven 24stündigen Betreuung oder Überwachung bedarf. Es bleibt allerdings im Einzelfall zu klären, inwieweit das tagesklinische Milieu therapeutisch hilfreich ist.

Die Unsicherheiten in der Indikationsstellung und die daraus vielfach resultierende Zurückhaltung sind nach allen vorliegenden Erfahrungen nicht allein durch fachlich rationale Gründe zu erklären. Durchgängig findet sich die Beobachtung, dass Ärzte, die selber einmal in der Tagesklinik gearbeitet haben, tagesklinische Behandlungen für ihre Patienten häufiger vorschlagen und in die Wege leiten. Die Vorstellung einer intensiven psychiatrischen Behandlung ohne „Bett“, ohne die „Hotelfunktion“ des psychiatrischen Krankenhauses löst offenbar, trotz aller wissenschaftlichen Fundierung der tagesklinischen Behandlung, Ängste und Sorgen aus. Die gilt sowohl für die Behandler als auch für die Patienten und ihre Angehörigen.

Für die Patienten (und ihre Angehörigen) kann ein Wechsel von der Station in die Tagesklinik mit widersprüchlichen Erfahrungen und Empfindungen einhergehen. In aller Regel realisieren die Patienten den Fortschritt in der Behandlung, da „nur noch“ die Tagesklinik notwendig ist und sie abends und am Wochenende wieder zu Hause sein können. Dies kann kontrastiert werden von Sorgen und Befürchtungen, inwieweit diese Belastungen zu bewältigen sind. Häufig kommt es anfangs tatsächlich zu einer passageren Verschlechterung der Befindlichkeit, die als Reaktion auf die zunehmenden Belastungen durch den Alltag und die tagesklinische Behandlung zu erklären ist. Das ausführliche Besprechen dieser Punkte in der Zeit des Wechsels erleichtert dem Patienten den Übergang und beugt frühen Behandlungsabbrüchen vor.

Der umgekehrte Weg, also die Verlegung von der Tagesklinik zurück ins Krankenhaus, ist immer dann indiziert, wenn die Patienten den mit der tagesklinischen Behandlung verbundenen Belastungen und Anforderungen nicht (mehr) gewachsen sind. Dies kann Aspekte der Symptomatik (Suizidalität, psychotische Dekompensation, Manie, zunehmende Depressivität mit Antriebsstörungen etc.) betreffen oder es kann in Einschränkungen wichtiger sozialer Kompetenzen und Fähigkeiten (schafft den Weg zur Tagesklinik nicht mehr, hält es zu Hause alleine nicht aus, verstrickt sich in unproduktive, therapeutisch nicht beeinflussbare Konflikte mit seinen Bezugspersonen, kann von seiner Umgebung nicht mehr toleriert und ertragen werden etc.) begründet liegen. Weitere relative Indikationen für eine Verlegung in das psychiatrische Krankenhaus können komplexe medikamentöse Umstellungen oder aufwendige diagnostische Maßnahmen sein.

Die Schnittstelle zur ambulanten Versorgung

An der Schnittstelle zur ambulanten psychiatrischen Behandlung lassen sich zwei Indikationen für eine Therapie in der Tagesklinik unterscheiden: 1) die Intensivierung einer nicht ausreichenden ambulanten Behandlung und 2) Kriseninterventionen.

Die Intensität einer ambulanten Behandlung ist durch verschiedene Faktoren limitiert. Selbst bei größtem Engagement ist die Zahl und Länge der therapeutischen Kontakte durch die Organisationsform der Praxis oder der Ambulanz aber auch durch Vorgaben der Kostenträger begrenzt. Eine intensive soziotherapeutische Beeinflussung des Krankheitsbildes (Milieutherapie, Integration in eine Gruppe, Wochenstruktur etc.) ist im Rahmen einer ambulanten Behandlung kaum möglich. Die tagesklinische Behandlung stellt insofern eine Intensivierung der ambulanten Therapie dar, da sie eine Kombination von sozio-, psycho- und pharmakotherapeutische Behandlungsverfahren über 8 Stunden am Tag ermöglicht, ohne die Patienten aus ihrem normalen Umfeld zu entfernen.

In der Vorbereitung sind eine gründliche Information der Patienten über die Tagesklinik und das Behandlungskonzept durch den zuweisenden Arzt, ein Informationsgespräch in der Einrichtung und ggf. ein bis zwei „Probetage" sinnvoll. Je besser eine Aufnahme mit den Patienten und ihren Angehörigen in dieser Weise vorbereitet wurde, um so geringer ist das Risiko eines frühen Behandlungsabbruches. In der Vorbereitung einer teilstationären Behandlung wird häufig übersehen, dass die Teilnahme am tagesklinischen Behandlungsprogramm auch Anstrengung und Belastung bedeutet. Häufig sind die Patienten nach längeren Phasen der Inaktivität und des sozialen Rückzuges mit der Aufnahme in die Tagesklinik, dem Therapieprogramm, den vielen neuen Kontakten und den geringen Rückzugsmöglichkeiten sehr gefordert. Eine Abstufung der Belastungen am Beginn der Behandlung, eventuell ein „Patensystem" innerhalb der Tagesklinik und eine aktive Einbeziehung durch das therapeutische Team können wichtige Hilfen sein.

Kriseninterventionen in der Tagesklinik schließen aus den bereits genannten Gründen akute suizidale oder psychotische Krisen aus. Dagegen können andere krisenhafte Entwicklungen wie eskalierende Konflikte im sozialen Umfeld (in der Partnerschaft, Familie oder am Arbeitsplatz), zunehmende Antriebsstörungen mit sozialem Rückzug, Isolation und dem Zusammenbruch der Tagesstruktur oder zunehmende Angstsymptomatik gut in der Tagesklinik behandelt werden, sofern die Zuweisung früh genug erfolgt und die Patienten soviel Unterstützung erhalten, dass sie die Zeit außerhalb der Therapie bewältigen können. Dafür können von Seiten der Tagesklinik in Krisenzeiten zusätzliche Hilfen organisiert werden: Kontaktaufnahmen mit dem diensthabenden Arzt im Krankenhaus, stundenweiser Besuch auf einer Station am Wochenende, Hausbesuche, Absprachen mit den privaten Bezugspersonen, Einbeziehung von anderen psychosozialen Betreuern, ambulante Krisendienste etc.

Eine besondere Problematik stellen Patienten in Krisensituationen dar, bei denen aus fachlicher Sicht eigentlich eine stationäre Therapie erforderlich wäre, die Patienten aber höchstens zu einer tagesklinischen Behandlung bereit sind und eine stationäre Aufnahme kategorisch ablehnen. Analoges gilt für Patienten, die eine Krankenhausbehandlung beenden wollen und von ihren Ärzten mit Mühen „wenigstens noch" zu einer teilstationären Behandlung motiviert werden. Die Aufnahme in die Tagesklinik steht in diesen Fällen schon von Beginn an unter ungünstigen Vorzeichen und wird neben allen Schwierigkeiten der Patienten möglicherweise zusätzlich noch von Gegenübertragungsproblemen des Teams und einer unzureichenden oder tendenziösen Information der Vorbehandler kompliziert. Eine Lösung des Problems kann nur im Einzelfall erfolgen. Wichtig erscheint dabei, die Entscheidung trotz aller situativen Besonderheiten nach klinischen Kriterien (Indikation, Kontraindikationen, Motivation) zu fällen und nicht aus einem Verpflichtungsgefühl heraus Patienten zu übernehmen, die nicht in der Tagesklinik behandelt werden können (oder wollen).

Zum Übergang von der teilstationären Therapie in die ambulante Weiterbehandlung gibt es keine besonderen „tagesklinische" Aspekte. Es gelten die Standards, die auch für die Entlassung aus dem Krankenhaus gelten: frühzeitige Absprache und ggf. Motivation der Patienten zur ambulanten Weiterbehandlung, möglichst konkrete Terminvereinbarung vor Entlassung, schnelle und umfassende Information des weiter behandelnden Kollegen.

Die Schnittstelle zum komplementären Rehabilitationsbereich

In der Sozialgesetzgebung wird eine klare Unterscheidung von Therapie und Rehabilitation vorgenommen, für deren Finanzierung unterschiedliche Kostenträger zuständig sind. Fachlich ist diese starre Trennung und die damit verbundene Vorstellung einer zeitlichen Aufeinanderfolge von erst Therapie und dann Rehabilitation gerade in der Psychiatrie nicht haltbar und führt letztlich zur sozialrechtlichen Benachteiligung psychisch Kranker (Kunze 1982, Eikelmann & Reker 1996). In der Tagesklinik erfolgt eine intensive psychiatrische Behandlung zu Lasten der gesetzlichen Krankenkasse, aber keine Rehabilitation im sozialrechtlichen Sinne. Gleichwohl hat die Tagesklinik eine wesentliche Schnittstelle zum komplementären Rehabilitationsbereich. Im Rahmen der tagesklinischen Behandlung kann der Bedarf an weitergehenden Rehabilitationsmaßnahmen abgeklärt werden und die konkrete Vorbereitung rehabilitativer Maßnahmen erfolgen.

Im Mittelpunkt der Abklärung und Diagnostik im Hinblick auf rehabilitative Fragestellungen steht die Frage nach den Fähigkeiten, Fertigkeiten bzw. funktionalen Einschränkungen der Patienten. Diese funktionale Sicht ergänzt die auf die Symptomatik zentrierte psychopathologische und die psychodynamische Sichtweise um die soziale Perspektive. Das besondere Setting der tagesklinischen Behandlung ermöglicht eine umfassende Diagnostik sowohl der Symptomatik und Psychodynamik als auch der funktionellen Einschränkungen, wie sie weder im stationären noch im ambulanten Rahmen möglich ist. Der Vorteil gegenüber der Klinik ist die Tatsache, dass die Patienten in ihrem normalen Umfeld leben und ihre psychische Symptomatik v.a. aber ihre sozialen Fähigkeiten und Fertigkeiten unter realistischen Lebensbedingungen erprobt und beurteilt werden können. Dabei sind sowohl komplexe kognitive und kommunikative Fähigkeiten (Problemlösestrategien, Fähigkeit sich mitzuteilen, Wissen über mögliche Ressourcen etc.) als auch konkrete Fertigkeiten im alltagspraktischen Bereich (Selbstversorgung, Nutzung von Verkehrsmittels, Bewältigung von Behördenangelegenheiten etc.) zu beurteilen. Der Vorteil gegenüber der ambulanten Behandlung ist der zeitlich ausgedehntere und intensivere Kontakt, der eine längerfristige „teilnehmende Beobachtung" ermöglicht und die Diagnostik nicht auf die kurze Zeit und die besondere Situation des diagnostisch-therapeutischen Gesprächs beschränkt. Der tagesklinische Alltag, das Verhalten in der Gruppe, die Teilnahme an den soziotherapeutischen Maßnahmen, v.a. an der Arbeitstherapie, die Bewältigung der Wochenenden, die Rückmeldungen der Angehörigen und die Berichte der Patienten über ihre Erfahrungen bieten eine breite Grundlage, das soziale Funktionsniveau zu bestimmen, Stärken, Einschränkungen und Hilfebedarfe genauer zu erfassen, den Fortschritt der therapeutischen Bemühungen zu überprüfen und die Indikation zu weitergehenden rehabilitativen Hilfen nach der tagesklinischen Behandlung zu stellen. Diese „in-vivo" Diagnostik kann ggf. durch den Einsatz standardisierter Verfahren der psychologischen Testdiagnostik ergänzt werden.

Die Vorbereitung rehabilitativer Maßnahmen im Anschluss an die tagesklinische Behandlung beschränkt sich keinesfalls auf organisatorische Aspekte wie Auswahl geeigneter Einrichtungen, Kontaktaufnahme bzw. Vermittlung oder Regelung der Kostenübernahme. Dies wäre in der überwiegenden Mehrzahl der Fälle auch im ambulanten Rahmen möglich. Der wesentlichere Teil der Vorbereitung besteht in der psychotherapeutischen Bearbeitung von Problemen im Zusammenhang mit den geplanten Rehabilitationsmaßnahmen und der gemeinsamen Entwicklung eines Rehabilitationsplans. Bosch (1971) nannte „ein überhöhtes und zwischen Extremen schwankendes Anspruchsniveau" ein wesentliches Hindernis in der Rehabilitation schizophrener Patienten. Die Selbsteinschätzung der Patienten in Bezug auf ihre Leistungsfähigkeit, den Hilfebedarf und ihrer Resistenz gegenüber Stress können sich von denen der Therapeuten erheblich unterscheiden. Ein Abgleich dieser Einschätzungen, ihre Überprüfung in der Praxis und ggf. eine Korrektur (die nicht nur in der Anpassung der Patienteneinschätzung an die der Therapeuten bestehen kann) sind notwendige Voraussetzungen für die Planung einer Rehabilitation. Dabei werden problematische und komplexe Themen wie Krankheitseinsicht, Krankheitsakzeptanz, realistische Selbsteinschätzung und ggf. Neuformulierung persönlicher oder beruflicher Ziele berührt. Die Konfrontation mit Einschränkungen und Defiziten, die Einsicht in eine längerfristige Unterstützungsbedürftigkeit und der in vielen Fällen notwendige Abschied von früheren persönlichen Zielen können unterschiedliche Reaktionen hervorrufen, wobei sich meist mehrere und zum Teil widersprüchliche Seiten mischen: Patienten können sich entlastet fühlen und die geplante Unterstützung positiv bewerten, sie können depressiv reagieren und sich überhaupt nichts mehr zutrauen oder sie erleben die Rehabilitationsvorbereitung als narzisstische Kränkung, die zum Abbruch der Behandlung, zur Verleugnung der Schwierigkeiten oder sogar zu bilanzierenden, suizidalen Krisen führen kann (Sachse & Arndt 1994). Die psychotherapeutische Bearbeitung dieser Probleme und die aktive Motivation zu rehabilitativen Maßnahmen sind integraler Bestandteil einer Rehabilitationsvorbereitung und im tagesklinischen setting besonders gut zu realisieren.

In der Praxis kooperiert die Tagesklinik mit potentiell allen Einrichtungen und Diensten der psychiatrischen Rehabilitation, deren wichtigste Vertreter im folgenden genannt werden sollen. Dabei wird einer gängigen Einteilung folgend zwischen Hilfen in den Bereichen Wohnen, Arbeit und Freizeit/soziale Integration unterschieden. Nicht als rehabilitative Hilfe, aber als eine wichtige Form der ambulanten Unterstützung wird abschließend die ambulante Pflege erwähnt.

Hilfen im Bereich Wohnen: Betreute Wohnformen in unterschiedlicher Form (betreutes Einzelwohnen, betreute Wohngemeinschaften etc.) stellen eine weit verbreitete, praktisch bewährte und ausreichend evaluierte Unterstützung für Patienten dar, die einer regelmäßigen Unterstützung im Alltag und einer verlässlichen Bezugsperson bedürfen. Träger des betreuten Wohnens sind in der Regel Psychosoziale Hilfsvereine. Wenn nach Abschluss einer tagesklinischen Behandlung ein intensiverer Bedarf an rehabilitativer Förderung besteht, kann die Aufnahme in ein Übergangshaus indiziert sein. Übergangshäuser sind stationäre Rehabilitationseinrichtungen, die komplexe Förderprogramme anbieten. Der Aufenthalt in einem Übergangshaus ist zeitlich auf 12-18 Monate beschränkt (Eikelmann 1991).

Arbeitsrehabilitation: Für viele tagesklinische Patienten stehen Fragen der beruflichen Perspektive im Mittelpunkt. Im Rahmen der tagesklinischen Behandlung stellt die Arbeitstherapie eine wichtige therapeutische und diagnostische Maßnahme dar. Für viele Patienten stellt sie den ersten Schritt in der Arbeitsrehabilitation dar. Die Arbeitstherapie kann dabei in der Tagesklinik, in der zugehörigen Klinik, als extramurale Arbeitstherapie auf spezielle Praktikumsplätzen oder in einzelnen Fällen sogar am bestehenden Arbeitsplatz der Patienten stattfinden. Ihre Fortsetzung als ambulante Arbeitstherapie stellt eine Möglichkeit nach der Entlassung dar. Darüber hinaus kann die Vermittlung in beschützte Arbeitsverhältnisse (Werkstätten für Behinderte, Firmen für psychisch Kranke) erfolgen. Bei arbeitslosen Patienten, die eine Wiedereingliederung in den Arbeitsmarkt anstreben kann der Kontakt zu einem Integrationsdienst vermittelt werden. Patienten, die nach der tagesklinischen Behandlung an ihren noch bestehenden Arbeitsplatz zurückkehren wollen, können durch den Psychosozialen Fachdienst unterstützt werden. Häufig ist eine stufenweise

Wiedereingliederung mit langsamer Steigerung der Arbeitszeit indiziert (Reker 1998).

Hilfen im Bereich Freizeit/soziale Integration: Auch nach Abschluss der tagesklinischen Behandlung leiden viele Patienten noch unter Antriebsstörungen, Rückzugstendenzen und sozialer Isolation. Die Kontaktaufnahme zu Patientenclubs, Teestuben oder vergleichbaren Einrichtungen bereits im Rahmen der tagesklinischen Behandlung erleichtert es gerade sehr zurückgezogenen Patienten auch nach der Entlassung diese Aktivitäten fortzuführen. Auch Freizeitaktivitäten außerhalb des organisierten psychiatrischen Rahmens (Sportvereine, Volkshochschule etc.) könne im Rahmen der Tagesklinik gefördert werden, um nach der Entlassung Inaktivität und sozialem Rückzug entgegen zu wirken. Eine besonders intensive Form der sozialen Rehabilitation bieten *Tagesstätten* für psychisch Kranke. Sie bieten ein tagesstrukturierendes Programm mit ergotherapeutischen Aktivitäten, Freizeitgestaltung und sozialen Kontaktmöglichkeiten. Von Tageskliniken unterschieden sie sich deutlich, da es sich nicht um Behandlungseinrichtungen handelt, sie nicht unter ärztlicher Leitung stehen und eine langfristige Inanspruchnahme möglich und z.T. sogar angestrebt wird.

Ambulante psychiatrische Pflege: Hierbei handelt es sich nicht um eine Rehabilitationsmaßnahme. Die Erwähnung in diesem Zusammenhang erfolgt, weil die Organisation einer ambulanten psychiatrische Pflege von der Tagesklinik aus eine Maßnahme seien kann, den Behandlungserfolg über die Entlassung hinaus zu stabilisieren. Indikationen für diese Maßnahme können neben der Grundpflege v.a. Probleme mit der Medikamentenkompliance, Unterstützung bei der Selbstversorgung oder ein Mindestmaß an Kontakt bzw. Aktivierung sein.

Die enge Zusammenarbeit mit dem komplementären Rehabilitationsbereich ist ein Charakteristikum der psychiatrischen Tagesklinik. Ihre besonderen Möglichkeiten und ihre Aufgabe liegen in der Vorbereitung von weitergehenden Rehabilitationsmaßnahmen. Dies beinhaltet die Funktionsdiagnostik, das Absprechen von Zielen und ersten Schritten in der Rehabilitation, die psychotherapeutische Motivationsarbeit und die organisatorische Vorbereitung konkreter Maßnahmen. Zwischen diesen vier Aspekte bestehen enge zirkuläre Verbindungen. Bei Mängeln und Defiziten in der komplementären Versorgung einer Region sind diese Möglichkeiten erheblich eingeschränkt. Dies kann aber nicht den Tageskliniken angelastet werden, die diese Aufgaben nicht übernehmen können und sollen. Von den Tageskliniken können aber Impulse ausgehen, auf solche Mängel hinzuweisen und Vorschläge zu ihrer Behebung zu machen.

Zur Geschichte der psychiatrischen Tagesklinik

Bernd Eikelmann

Zur Entstehungsgeschichte der psychiatrischen Tagesklinik

Die geschichtliche Entwicklung der psychiatrischen Institution „Tagesklinik" kann zunächst einmal angemessen durch eine tabellarische Chronologie wiedergegeben werden. Gleichwohl erscheint es sinnvoll, die den prototypischen Tageskliniken zugrundeliegenden Konzepte anzusprechen, weil sie in die weitere Geschichte dieser Behandlungsform und Institution hinein wirken. Die jüngere Geschichte der Tagesklinik spiegelt die Historie der deutschen Psychiatrie seit den siebziger Jahren in vielem wider.

Die Anfänge in der Sowjetunion in den dreißiger Jahren liegen aus heutiger Sicht im Dunkel der Frühgeschichte; dem Autor sind keine ergiebigen Quellen zugänglich, die differenzierte Aussagen zuließen. Cameron's Tagesklinik, die erste Nordamerikas, wurde in Montreal am Allan Memorial Institute 1946 eröffnet und stellte ein gruppenorientiertes, milieutherapeutisches Modell dar, das akut Kranken dienen sollte, die anderenfalls stationär behandelt worden wären (Rosie et al. 1995). Bierer, ein Adler-Schüler, eröffnete 1946 in London eine Tagesklinik mit Einzel- und Gruppenbehandlung, Beschäftigungstherapie, Psychodrama und körperlicher Behandlung für Kinder und Erwachsene. Sie bedeutete vor allem eine Intensivierung der ambulanten Behandlung (Eikelmann 1998) und ist in ihrer Querschnittsorientierung einzigartig. Die weltweit bekannt und Vorbild gewordene Tagesklinik in Boston (Boston Inn), die Anfang der fünfziger Jahre eröffnet wurde, stimulierte die weitere Entwicklung in Nordamerika, existiert heute aber ebensowenig wie die anderen frühen Projekte überhaupt oder in der damaligen Form. Gerade in den Vereinigten Staaten sind Tageskliniken heute wieder umstritten, weil sie sich scheinbar ambulant organisieren lassen oder zu sehr auf arbeitsrehabilitative Zielsetzungen eingelassen haben und somit durch modernere Formen der Soziotherapie - etwa durch training on the job - ersetzen ließen. Ist die Tagesklinik-Behandlung psychisch Kranker ein Übergangsmodell der Psychiatrie, eine zeitgemäße Organisationsform, die sich irgendwann zwanglos ersetzen lassen wird? Man wird diese Frage cum grano salis bejahen müssen.

Wenn Bennett et al. (1976) die Unterschiedlichkeit für die einzige Gemeinsamkeit von Tageskliniken halten, dann sprechen sie eine Situation an, die Glücksfall und Dilemma nicht für Tageskliniken allein zugleich ist. Es fragt sich nämlich, ob es das *Spezifische* dieser Behandlungsform gibt, das anders nicht erbracht werden kann oder ob es sich um eine beliebige, anders vielleicht leichter und vor allem kostengünstiger zu erbringende Leistung handelt? Ferner, wenn dieses Spezifikum existiert, dann muss es nach heutigen Gebräuchen und Notwendigkeiten beschrieben und durch empirische Forschung gewichtet werden. Auseinandersetzungen mit den anderen medizinischen Fächern und den Kostenträgern bedürfen heute dieser szientifischen Form der Evaluation. Andernfalls wird in der organisationsfreudigen Gegenwart, erst recht in den USA, aber auch hierzulande, bald ein alter, historisch gut belegter Streit wieder aufleben: brauchen wir in der Psychiatrie intermediäre Behandlungsformen und Institutionen? Oder geht nicht alles in dem dualen Prinzip auf: das allermeiste ambulant, das notwendige und schlimme stationär?

In den sechziger Jahren wurden die ersten Tageskliniken in Deutschland eröffnet (Tabelle 2). Sie dienten dem kinder- und jugendpsychiatrischen Bereich oder den chronisch psychisch Kranken. Dieser Anfang knüpft an besondere Probleme der deutschen Psychiatrie an. Die Kinder- und Jugendpsychiatrie war völlig unterentwickelt; ein erstes Projekt blieb lange ohne Nachfolger. Chronisch psychisch Kranke gab es für das Bewusstsein der Öffentlichkeit und der Psychiater in Deutschland bedingt durch die Greueltaten der Nazi-Ärzte lange Zeit nicht. Die allgemeine Rückständigkeit der deutschen Psychiatrie war eine Folge des Genozids an psychisch und geistig Behinderten. Frühe Tageskliniken wurden deswegen erst etwa in den siebziger Jahren durch eine Welle von Enthospitalisierungen chronisch Kranker notwendig, der sie nur zu Teilen konzeptuell und erst recht quantitativ gewachsen waren. Gleichwohl bedeuteten sie den Wiedereinzug chronisch psychisch Kranker in die Gemeinden und die moderne, zeitgemäße Psychiatrie.

Die vor allem Anfang der achtziger Jahre geführte Debatte um den „klinischen" Charakter der Tagesklinik verdankt sich diesem Teilproblem der deutschen Psychiatrie; sie wurde allerdings aufgrund des organisatorischen und auch therapeutischen Minimalismus der neuen Institutionen hierzulande und in England noch schärfer geführt. Sind Tageskliniken also recht eigentlich Surrogate von Tagesstätten oder guten psychiatrischen Ambulanzen?

Die Differenzierung der institutionellen Psychiatrie seit dem Sachverständigen-Bericht im Jahre 1975 ist in vielem ein Erfolg der tagesklinischen Behandlungsform mit ihrer Flexibilität und Vielfalt. Sie zeigte wie keine andere, dass nahezu ausnahmslos alle Patienten mit den unterschiedlichsten Krankheitsbildern und in unterschiedlichen Situationen, selbst langfristig und schwer psychisch Kranke, erfolgreich außerhalb des Krankenhauses behandelt werden können (Eikelmann & Reker 1993, Gerlinghoff et al. 1997). Tagesbehandlung ist hinreichend für die meisten psychischen Störungen und, so wird man sagen können, effektiv. Was behindert also den notwendigen Fortschritt hin zum Primat der Tagesbehandlung? Sind es die Psychiater, die Angehörigen oder gar die Patienten, die sich dieser Entwicklung entgegen stellen?

Lehren aus der Geschichte

Cameron, einer der Tagesklinikpioniere, schrieb schon 1947 (zitiert nach DiBella et al. 1982): Teilhospitalisierung fordert die drei Prämissen des medizinischen Modells in der Psychiatrie heraus: 1. der Wert des Bettes werde verringert; 2. familiale und personale Umgebung würden in die Behandlung mit einbezogen; 3. das Krankenhaus werde zu einem Teil des Behandlungssystems, in dem der Weg beginnt. Nach wie vor dominiert jedoch der Betten- und Hospitalzentrismus, nicht zuletzt weil Ärzte, Patienten und Angehörige in seltener Eintracht diese Behandlung vorziehen (Eikelmann & Reker 1993). Die mit dieser Behandlungsform wenig erfahrenen Psychiater misstrauen immer noch der Effektivität. Manche Patienten, besonders schwer kranke unter ihnen, fühlen sich überfordert, z.B. wegen ihrer Ambivalenz der Therapie gegenüber. Verständlich ist auch der Standpunkt mancher Angehörigen, die durch lange Krankheitsphasen und -erscheinungen ihrer Familienmitglieder erschöpft sind.

Tabelle 2: Entwicklungslinien der Tagesklinik

1933	Dzhagarov eröffnet das erste Krankenhaus ohne Bett in Moskau
1946	Cameron eröffnet in Montreal eine Tagesklinik
1946	J. Bierer eröffnet in London eine Tagesklinik mit: Einzel- und Gruppenbehandlung
1949	Tagesklinik der Menninger Foundation in USA
1952	Tagesklinik des Massachusetts Mental Health Center
1961	Tagesklinik der Heckscher Klinik für Kinder- und Jugendpsychiatrie München
1962	Tagesklinik der Frankfurter Universitätsklinik als Teil eines sozialpsychiatrischen Systems
1965	Tagesklinik des Rheinischen Landeskrankenhauses Bonn
1966	Tagesklinik des Psychiatrischen Landeskrankenhauses Winnenden
1967	Tagesklinik der Rheinischen Landesklinik Düsseldorf und der Universität Heidelberg
1968	Tageskliniken in Hannover, Stuttgart und Tübingen
1969	Tagesklinik der Nervenklinik Spandau und in Rheydt-Mönchengladbach
1970-80	Gründung doppelt so vieler Tageskliniken wie von 1962 bis 1969
1977	Tagesklinik der Psychiatrischen Universitätsklinik Münster
1980-83	so viele Neueröffnungen wie im Jahrzehnt zuvor
1986	bestehen geschätzte 120 bis 150 Tageskliniken mit 2400 bis 3000 Pl.; die Wochenpläne werden therapeutisch
1995	beinahe jedes psychiatrische Krankenhaus verfügt über eine Tagesklinik
1998	Differenzierung in Sucht-, gerontopsychiatrische und allgemeinpsychiatrische Tageskliniken

Aber die wichtigeren Pro-Argumente lauten: die Patienten sind im allgemeinen mit Tagesbehandlung zufriedener, weil sie jederzeit über sich verfügen können, gerade auch bei längeren Behandlungen (Hsu et al. 1983). Die modernen Psychiater erkennen die Vorteile des selbstbestimmten, mündigen Patienten, der sich in die Therapie aktiv einbringt. Angehörige haben das Familienmitglied, gerade bei positivem Therapieverlauf, lieber bei sich als in den nach wie vor wenig permeablen Klinikabteilungen.

Tageskliniken haben die Differenzierung der institutionellen Psychiatrie begünstigt und gleichzeitig mit geholfen, Ressentiments und Vorurteile gegenüber den Patienten und der Psychiatrie zu überwinden (Veltin 1986). Die vielen Tageskliniken vom Typ „Villa“ mit stadtnaher Lage haben nicht nur dazu geführt, dass Nachbarn und Bürger sich mit dieser Behandlungseinrichtung auseinandersetzen mussten, sondern eben auch die Präsenz von Menschen mit psychischen Problemen, mit gewissen Auffälligkeiten und Behinderungen erhöht. Auch der Weg zu den Angehörigen, zur Angehörigenberatung und -mitarbeit ist durch die Tagesklinik vorgezeichnet. Schließlich leben die Patienten in ihren Familien, so dass die damit verbundenen Probleme notwendig ein Teil der Behandlung werden. Dennoch liegt auch heute noch der „locus of control“ mancher Patienten und ihrer Angehörigen „außerhalb“ ihrer Reichweite, also in der Hand einer Klinik; sie wünschen noch die Fremdbestimmung.

Ende der 70er Jahre gab es solitär die großen psychiatrischen Kliniken, daneben eine im übrigen undifferenzierte psychiatrische Versorgung, in der außerdem nur noch wenige niedergelassene Nervenärzte tätig waren. In dieser Situation bedurfte es einer strukturellen Reform, also einer Neuorientierung der Organisationsbasis der Psychiatrie überhaupt. Ein wesentliches Prinzip dabei war der Grundsatz der Gemeindenähe; lange Hospitalisierungen bedeuteten nicht nur den Mangel an realen sozialen Kontakten und Situationen, sondern auch eine gefährliche Distanz zu den Familien und der Herkunftsgemeinde. Die Kranken lebten damals in der realen Gefahr ausgemeindet zu werden. Ferner brauchte es eine Dezentralisierung, die zu kleineren Diensten und Institutionen gelangte. Man musste weg von der „großen Form“, in der der einzelne Patient zu wenig vorkam, zu wenig Rechte hatte und kaum Einfluss auf Milieu und Therapieinhalte ausüben konnte. Tageskliniken sind bis heute kleine überschaubare Einheiten, manchmal in großen Gebäuden, aber im Grunde doch sehr überschaubar. Die Behandlung rückte gewissermaßen näher an den Patienten.

Die Patientin, der Patient und die Familie oder die soziale Gruppe traten stärker in den Blickwinkel der Psychiatrie, was bedeutete: der Patient bzw. seine Familie hatte mehr Möglichkeiten, Einfluss zu nehmen auf das, was mit ihr oder ihm therapeutisch passierte. Gleichzeitig wurden tagesklinische Behandlungsprogramme „therapeutischer“; Wochenpläne weisen aus, dass der Trend der Psychiatrie im allgemeinen zur therapeutischen Orientierung sich zeitgleich in Tageskliniken manifestierte. Viele soziale Aktivitäten und großzügig gesprochen soziotherapeutische Elemente in den Behandlungsplänen der siebziger Jahre wurden inzwischen durch spezifische therapeutische Aktivitäten ersetzt (Eikelmann 1998). Die Psychotherapie hielt Einzug, besonders in Form der Verhaltenstherapie, die in ihren Randbereichen in die Soziotherapie herüber gewachsen ist; dies ist erkennbar etwa am sogenannten „skills training“. Moderne atypische Neuroleptika oder neue Antidepressiva verhindern kognitive Einengung, motorische Inaktivierung und Sedierung; sie tragen zum therapeutischen Milieu bei. Neue Konzepte, wie das Stress-Vulnerabilitäts-Coping-Modell räumen dem Patienten eine aktive Rolle in der Therapie ein.

Und auch die Trends der 90er Jahre konnten in die Tagesklinik übernommen werden: dazu zählen die Öffnung für zahlreiche diagnostische und therapeutische Problemstellungen, die Qualitätssicherung und der vielstimmige Dialog. Fast jeder Patient, jedes psychiatrische Krankheitsbild kann heute tagesklinisch behandelt werden. Unzureichende Qualität der Behandlung wird durch den mündigen Patienten und seine Familie korrigiert. In der Tagesklinik fällt der Patient jeden Tag die individuelle Entscheidung, zu kommen oder wegzubleiben; diese Entscheidung hängt zweifelsohne mit seiner Zufriedenheit zusammen, die wiederum ohne Probleme auf die Qualität der Therapie bezogen werden kann. Immer sind andere „Schlüsselpersonen“ beteiligt: zunächst die Angehörigen, dann aber auch das betriebliche oder das nahe soziale Umfeld, schließlich auch die Hausärzte.

Dass heute fast jede große psychiatrische Klinik, fast jede Abteilung eine Tagesklinik hat, dass es eine Reihe unabhängiger Tageskliniken in Deutschland gibt, hängt gewiss mit er Gründlichkeit der Deutschen zusammen. Dass gegenwärtig eine Differenzierung der Tageskliniken in Sucht, Geronto- und Allgemeinpsychiatrie, in Kinder- und Jugendpsychiatrie und so weiter sich vollzieht, entspricht sicher auch diesem Gedanken, dürfte sich aber andererseits auch der mittlerweile empirisch gut belegten Effektivität dieser Behandlungsform schulden. Am wichtigsten aber ist das Votum der PatientInnen und ihrer oder seiner Familien: ihre Zustimmung wird auch weiter dazu beitragen, dass Tageskliniken in das Zentrum der intensiven psychiatrischen Therapie rücken. Wenn, was der Autor für sicher hält, Institutionalisierung heute und zukünftig einen Ausnahmetatbestand gerade auch für Menschen mit psychischen Störungen darstellt, dann wird die Zukunft der Psychiatrie im ambulanten und teilstationären Bereich zu suchen sein.

Exkurs in die Zukunft: Was treibt die Versorgung psychisch Kranker voran?

Was vor Jahren soziologische und sozialpsychiatrische Organisationkonzepte für die Psychiatrie bedeuteten, wird deutlich, wenn man sich etwa den Bericht der Enquete-Kommission von 1975 oder die Empfehlungen der Expertenkommission der Bundesregierung von 1988 vor Augen führt. Heute übernimmt vielleicht die betriebswirtschaftliche Konzeptualisierung die Rolle des Antreibers. Die Ressourcen im Gesundheitswesen sind extrem knapp geworden, während die Psychiatrie im Wettstreit mit den anderen medizinischen Disziplinen liegt. Das gilt ebenso für die stationären Bereiche, die mit den ambulanten Anbietern, oder für die niedergelassenen Ärzte, die z. B. mit Apothekern um die begrenzten Mittel konkurrieren. Die Verteilungsproblematik wird sich besonders auch an den relativ teuren stationären Angeboten und damit an den teuren Patienten entladen. Dem entsprechend ist der Druck der Kostenträger schon jetzt in Richtung der stationären Behandlung von Suchtkranken und chronisch psychisch Kranken erheblich.

Die psychiatrischen Kliniken haben sich vor allem um die Bereiche für chronisch Kranke verkleinert; weitere Reduktion würde auch und gerade die Akutkrankenversorgung gefährden und zu Phänomenen wie in der somatischen Medizin führen, etwa, dass „teure“ Patienten zwischen den Kliniken „verschubt“ werden. Selbstkritisch sei die Frage erlaubt, wieweit die Psychiater bisher in ausreichendem Masse auf die Kostenfrage bzw. die damit verbundene Herausforderung reagiert haben? Diese

Sätze schreiben sich in einem Sammelband über Tageskliniken leicht, weil die psychiatrische Tagesklinik tatsächlich eine Lösung des Problems darstellt. Doch auch hier und jenseits dessen kann man zu neuen Überlegungen und Organisationsformen kommen.

Tageskliniken könnten „kundenorientiert" weiterentwickelt werden. Sie sind aus der Sicht der Veranstalter als „profit centers" konzipierbar: Kosten und Erlöse müssen sich mindestens die Waage halten. Doch wie sieht es denn mit der Transparenz des Aufwandes, der Kosten und der Erlöse aus? Alles Getane hat zweifelsohne einen monetären Gegenwert und wird dadurch wertvoll. Es lässt sich ein Behandlungsplan wie eine große „Tabellenkalkulation" verstehen und lesen, indem jede therapeutische Aktivität, jede Mahlzeit und jedes Meeting in Kosten und folgerichtig in einen Geldbetrag übersetzt werden kann. Vielleicht führt erst diese Betrachtungsweise, die allen Aktivitäten und Funktionen Preise zumißt, zu der Erkenntnis, dass therapeutisches Handeln auch wirtschaftlichen Charakter hat.

Betriebswirtschaftliche Konzepte zielen auf Kostenermittlung und -optimierung der therapeutischen Komplexleistung ab; ein gängiges Instrument ist der Betriebsvergleich. Für wieviel Geld wird diese Leistung in der Tagesklinik A oder B erbracht. Was macht Tagesklinik B teuerer als A? In anderen Kategorien: Wieviel Verweildauer benötigt Tagesklinik A im Vergleich zu B im allgemeinen, bei bestimmten Diagnosen? Wieviel personelle Ressourcen werden beansprucht?

Die Herstellung eines Sofas ist zeitlich bestimmbar; auch die Kosten lassen sich „spitz" ermitteln. Form und Farbe können bestellt werden. Ist die tagesklinische psychiatrische Behandlung oder die stationäre Komplexleistung damit irgendwie vergleichbar, oder handelt es sich um etwas völlig Anderes, womöglich Nicht-Quantifizierbares? Lassen sich die Kosten „real time" und exakt messen oder (etwa bei Suchtkranken) im Vergleich mit somatischer Behandlung oder anderen Institutionen gewichten?

Man könnte ferner fragen: Lassen sich soziale Prozesse überhaupt in Kosten übersetzen, also in monetäre Atome zerlegen? Ist die Qualität der therapeutischen Beziehungen in Geld aufzuwiegen oder ist dieser Ansatz eo ipso unsinnig? Wozu wird dieser Ansatz führen? Werden der Psychiatrie Mittel verloren gehen, die sie dringend benötigt? Wird die teilstationäre Psychiatrie zu einem angemessenen Anteil an der Versorgung psychisch Kranker etwa zu Lasten der psychiatrischen Kliniken gelangen, weil ökologisch valide und kostengünstiger? Welche Chancen stecken also in der gegenwärtigen Situation und dem Diktat des Geldes? Liegt hier etwa im Gleichklang mit fachlichen Konzepten das künftige Movens der organisatorischen Weiterentwicklung der Psychiatrie?

Tagesklinische Behandlung als Organisationsrahmen moderner psychiatrischer Therapie

Bernd Eikelmann

Tagesbehandlung – bis heute unverstanden?

Die tagesklinische Behandlung stellt in der Psychiatrie eine relativ junge und für viele Psychiater noch nicht ausreichend vertraute Versorgungsform dar. Das gilt noch heute, nachdem nahezu jede psychiatrische Abteilung und jedes psychiatrische Krankenhaus über eine solche Einrichtung verfügt und viele Fachärzte während ihrer Ausbildung Gelegenheit hatten, sich mit den Besonderheiten der Behandlung schwer und chronisch psychisch Kranker in der Tagesklinik auseinanderzusetzen. Man kann ein 20 Jahre altes Diktum von der „paradoxen Unterbenutzung" (Fink et al. 1978) erneut aufgreifen. Diesmal ist nicht nur der geringe Entwicklungsstand der tagesklinischen Behandlungsform gemeint. Worin begründet sich die bisher fehlende Implementierung teilstationärer Angebote für Suchtkranke und gerontopsychiatrische Patienten? Was sind eigentlich die Gründe für die zum Teil zögerliche Inanspruchnahme, die nicht immer bekannte Indikationsstellung und die weithin anzutreffenden Vorbehalte? Eine einfache Antwort auf diese Fragen ist nicht möglich.

Tageskliniken sind kleine Einheiten, die durch ihre Vielseitigkeit, aber auch Vielgestaltigkeit bestechen. Gerade dieser Aspekt bringt Probleme mit sich. Viele Tageskliniken verfügen über ein distinktes Leistungsspektrum, das vielfach nicht ausreichend nach Außen beschrieben wird. Die Behandlung findet an einer strategisch bedeutsamen Schnittstelle im Versorgungssystem statt: hier sind sowohl ambulanter und stationärer, als auch stationärer und komplementärer Bereich miteinander verbunden. Die Interdependenz zu anderen Bereichen des Versorgungssystems ist besonders groß. Gerade schizophrene Patienten erleben die Teilung ihres Alltags in Therapie und Leben als Überforderung. Angehörige vermissen ähnlich wie manche zuweisenden Ärzte die Entlastung von der Krankheit und dem problematischen Verhalten ihres Familienmitglieds. Was hier als Nachteil erlebt wird, ist jedoch gleichzeitig der Vorzug diese Behandlungsform. Einzig in der tagesklinischen Behandlung ist eine Kombination von intensiver psychiatrischer Therapie und beginnender Rehabilitation durchführbar und regelhaft anzutreffen. Schizophrene Patienten haben in dieser Hinsicht einen großen Bedarf für kombinierte und multimodale Interventionsformen. Sie erfahren hier zumeist in postakuten Stadien eine maßgeschneiderte Behandlung, während sie sich in ihren Lebensalltag wieder „einfädeln". Aber auch den Bedürfnissen anderer Patienten- und Diagnosegruppen kann Rechnung getragen werden. Auch Suchtkranke haben häufig ein Maß an Kontraktfähigkeit, das er rechtfertigt, sie abends und an den Wochenenden sich selbst und ihren Familien zu überlassen.

Unter hermeneutischen Aspekten ist zu bedenken: Diese Behandlungsform führt wie keine andere zur Widerspiegelung familiärer, beruflicher und anderer sozialer Probleme. Fortschritte des Patienten in der Lebensbewältigung können im therapeutischen Prozess täglich neu aufgegriffen und vertieft werden. Eine Betreuung und Unterstützung der Angehörigen ergibt sich beinahe von selbst. Dies gilt auch für Probleme in anderen Bereichen des Soziallebens. Die Therapie in der Tagesklinik stellt deswegen von ihren Möglichkeiten und auch Leistungen her gesehen etwas Eigenes und Besonderes dar. Insofern bedeutet sie inhaltlich mehr als eine Diminutivform der stationären Behandlung.

Andererseits lässt sich die *tagesklinische Behandlung als eine fast beliebig organisierbare, multimodale Interventionsform* interpretieren. Die Kranken können stundenweise kommen, sich probeweise für wenige Tage in der Woche einfinden. Sie können aufgefordert werden, an bestimmten „Therapien" teilzunehmen, andere auszulassen. Unter Hinzunahme externer Therapieformen (z.B. der ambulanten Arbeitstherapie) lassen sich tatsächlich individuelle, auf die besonderen Bedürfnisse des Patienten zugeschnittene Behandlungsmodule zusammenstecken. Es werden zahlreiche psycho-, pharmako-, soziotherapeutische Elemente angewandt. Tagesklinische Behandlung kombiniert ferner wichtige Milieuaspekte einer guten institutionellen Behandlung, wie sie sich in den Behandlungsplänen vieler Tageskliniken finden. Soziales Lernen in der Gruppe durch „Sprech-" therapien, aber auch durch gemeinsame Übung und Training, schließlich durch die Exposition „in vivo" markieren den Übergang von Therapie sensu strictu zu Rehabilitation im modernen Sinne (Eikelmann 1998). Tagesklinische Therapie ist also die intensivste Form der ambulanten Behandlung.

Wissenschaftliche Analyse des Behandlungsplanes?

Grundsätzlich muss beachtet werden, dass in der wissenschaftlichen Diskussion institutionelle Aspekte und inhaltliche Bestandteile der Tagesbehandlung zu selten differenziert analysiert wurden. Tageskliniken vermeiden die Nachteile der Unterbringung in psychiatrischen Kliniken: diese bedeutete für den Patienten häufig Abhängigkeit und Fixierung in der Krankenrolle. Zur Krankheitssymptomatik gesellte sich nicht selten eine milieubedingte soziale Behinderung. Zur institutionellen Gestaltung der Tagesklinik als einem notwendigen Verbindungselement im Versorgungssystem ist in der Vergangenheit einiges gearbeitet worden (vgl. Eikelmann & Reker 1993).

Allerdings finden sich in der internationalen Literatur kaum Hinweise auf die *optimale Gestaltung des tagesklinischen Therapieplanes,* einem Thema, das in älteren Ansätzen zur Milieutherapie behandelt wurde. Milieutherapie (Heim 1985) umfasst alle Aspekte in der Organisation von Therapie. Therapeutische Module und Verfahren sollen sinnvoll verknüpft und andererseits mit inhaltlichen Zielen plausibel verbunden werden. Mehrdimensionale Krankheitsmodelle lassen die multimodale Interventionsform nachgerade notwendig erscheinen. Doch welche Elemente sind störungsbezogen am besten zu kombinieren? Nach dem heutigen Wissen und methodischen Stand erscheinen wissenschaftliche Untersuchungen zu diesem Problemkomplex dringend notwendig und auch möglich.

Erste Ansätze finden sich bei Linn et al. (1979). Sie stellten in ihrer multizentrischen Untersuchung fest, dass bei chronisch schizophrenen Patienten jene Tageskliniken am erfolgreichsten waren, die sich aufdeckender Psychotherapieverfahren enthielten und beschäftigungstherapeutische Angebote vorhielten. Vor allem verhaltenstherapeutische Ansätze haben sich in der Schizophrenie-Behandlung bewährt (vgl. Liberman & Evans 1985). Doch welche Psychotherapieform eignet sich besonders zur Behandlung schizophrener Patienten unter tagesklinischen Bedingungen? Sind, wie eine Untersuchung von Bellack et al. (1984) nahelegt, social skills Trainings ausschlaggebend für den (Rehabilitations-)Erfolg?

Schließlich liegen auch zu soziotherapeutischen Verfahren empirische Daten vor (Reker & Eikelmann 1998). Ambulante Arbeitstherapie hat sich als sinnvolle Ergänzung der Behandlungskonzepte Schizophrener erwiesen. Die neuroleptische Behandlung gilt als selbstverständlicher Bestandteil, ihre Anwendung unter tagesklinischen Bedingungen versteht sich eo ipso. Doch sind auch hier eine Reihe von Fragen zu klären: wieweit lassen sich unter den offenen Bedingungen der Tagesklinik, die notwendig mit teils erheblichen Belastungen verbunden sind, die neuen, atypischen Neuroleptika einsetzen? Wieweit kann die Mitbestimmung der schwer und chronisch psychisch Kranken berücksichtigt werden? Die Behandlung suchtkranker Menschen oder gerontopsychiatrischer Patienten erfordert die Anwendung anderer Verfahren, über deren Kompatibilität und Spezifität heute ebenfalls kaum etwas bekannt ist.

Vor allen Dingen in angloamerikanischen Ländern gibt es anders als in Deutschland eine lange Tradition der psychotherapeutischen Tagesklinik. Die Arbeitsgruppe um Piper (1993) aus Edmonton in Kanada hat die Geschichte der analytischen und psychotherapeutischen Tagesklinik, wie sie in Kanada nach dem 2. Weltkrieg in Montreal begonnen wurde, fortgesetzt. Sie untersuchten in einer prospektiven Studie 165 Patienten, die affektive und Persönlichkeitsstörungen aufwiesen. Das Programm war psychodynamisch orientiert. Die Experimentalgruppe wurde mit einer Patientengruppe verglichen, die um sechs Wochen verzögert in die Behandlung kam. Die Ergebnisse wurden mit hoch differenzierten statistischen Methoden ausgewertet. Zahlreiche gut validierte Instrumente kamen zur Anwendung. Sieben von 17 untersuchten Bereichen zeigten signifikante Besserung. Soziale Funktion, Familienfunktion, interpersonelles Verhalten, Stimmung, Lebensqualität, Selbstbewusstsein und Schweregrad der Störung. Wenn man denn Kritik anmelden will, dann betrifft das die Auswahl der Patienten, die sich aus unserer Sicht inhomogen darstellen. Es zeigten sich in diesem kurzen Zeitraum deutliche Verbesserungen hinsichtlich der sozialen und familiären Anpassung, des interpersonellen Verhaltens, der Stimmung, der Lebenszufriedenheit, des Selbstwertgefühls und des psychischen Befundes.

Die Kosten der Tagesklinik-Behandlung im Vergleich zur vollstationären Unterbringung zu erfassen, ist ein schwieriges Unterfangen, wird aber gegenwärtig immer wieder gefordert (Creed et al. 1997; s. S. 113). Insgesamt bleibt wenig zweifelhaft, dass die tagesklinische Behandlung gegenüber vollstationärer Therapie Kostenvorteile bietet oder jedenfalls den vernünftigeren Einsatz finanzieller Ressourcen bedeutet. Die endgültige Beantwortung dieser Frage scheitert einstweilen an verschiedenen Umständen. Zwar verursacht die tagesklinische Behandlung im allgemeinen nur 1/3 bis 2/3 der Kosten der vollstationären Unterbringung, häufig ist sie aber länger und wäre unterblieben, wenn es nur die Alternative ambulanter versus vollstationärer Therapie gegeben hätte (vgl. Newton 1983, Dick et al. 1985, May 1976, Washburn & Vanicelli 1976). Es wären also Langzeitstudien erforderlich, die entsprechende Kostentabellen über Jahre im Vergleich mit anderen Behandlungsstrategien untersuchen und evaluieren. Entsprechend differenzierende Studien existieren u.W. nicht. Abschließend wird man May (1976) zustimmen, dass die nach ärztlicher Erfahrung jeweils beste Behandlung auf mittlere Sicht auch die kostengünstigste ist.

Das Thema Kosten taucht an dieser und an anderen Stellen des Bandes aus einem guten Grund immer wieder auf: psychiatrische Tagesbehandlung ist Beispiel für kostenverantwortliche Therapie, indem die für einen Therapieerfolg notwendigen Bestandteile vorgehalten werden, während Überflüssiges wie Beherbung und Überwachung aufgegeben wird. Selbst bei Tageskliniken drängt sich einstweilen der Gedanke auf, dass auf diesem Wege fortgeschritten werden muss: welche Therapie- oder Organisationselemente sind bezogen auf den konkreten Patienten wirklich unerlässlich? Wird nicht zu vieles „stumpf", weil es vorhanden ist, indiziert? Wie kann man für den kränkeren Patienten die notwendigen personellen und materiellen Ressourcen vorhalten, dem weniger bedürftigen Patienten aber nicht notwendige Prozeduren vorenthalten. Was ist der Intensivpatient der Tagesklinik (vgl. Beitrag von M. Albers in diesem Buch)?

Unter dem Aspekt der *Lebensqualität* dürfte von erheblicher Relevanz sein, dass die Zufriedenheit der Patienten bei tagesklinischer Behandlung größer als bei vollstationärer Therapie ist (Hsu et al. 1983). Es leuchtet ein, wenn man bedenkt, dass es für die Patienten wichtig ist, über sich zu verfügen, sich zu bestimmen, sich nicht umfassend in fremde Hände zu geben und die „Leute machen zu lassen". Es muss andererseits irritieren, wenn man bedenkt, dass unter aktuellen Bedingungen sich auch stationäre Therapien massgeblich gewandelt haben, also z.B. viel kürzer geworden sind und restriktive Langzeitbehandlung zu den großen Ausnahmen zählen.

Es besteht der Eindruck, dass eine hinreichende Zahl an Untersuchungen zum gegenwärtigen Zeitpunkt keineswegs vorliegt. Das kann man auch über den Mangel an empirischen Studien zur Zufriedenheit bei den Angehörigen psychisch Kranker sagen, die i.a. hoch zu sein scheint. Daneben ist die Einzelbeobachtung unbestreitbar, die das Gegenteil besagt. Angehörige sind nachvollziehbar nach langen Krisen erschöpft und sagen: „wir müssen jetzt hier einmal Ruhe haben zu Hause. Sie oder er muss einfach mal vier Wochen von der Bildfläche, sonst kracht's hier." Es gibt eine konstruktive Separation durch vollstationäre Behandlung, die zur Entlastung aller Beteiligten beiträgt (Stein & Test 1980).

Die tagesklinische Behandlung kann in empirischer Sicht als erfolgreicher, komplexer Ansatz der Behandlung psychisch Kranker gesehen werden. Sie wurde bis heute vielfach untersucht, allerdings zu häufig unter globalen und formalen Gesichtspunkten, und zu selten bezogen auf konkret beschreibbare Interventionsformen und den

Vergleich. Wesentliche differentielle und inhaltliche Aspekte, wie sie ansatzweise von Linn et al. (1979) oder Bellak et al. (1984) beschrieben wurden, bedürfen der weiteren Analyse. Es fragt sich und ist durch empirische Daten zu belegen, welche Art der Milieugestaltung, welche Kombination verschiedener Therapieelemente diagnose- und syndrombezogen eingesetzt werden soll.

Die tagesklinische Behandlung ist bezüglich der psychischen Symptomatik z.B. Schizophrener wirksam, sie erreicht aber auch unter Umständen die Ebene der psychischen Behinderungen und beeinflusst positiv und vielleicht spezifisch die Rollenperformanz. Nach Erfahrungen des Autors ist sie momentan vielleicht neben der stationären Psychotherapie die einzige verbreitete Behandlung zu Lasten der Krankenversicherung mit rehabilitativem Charakter. Das regelhafte Training sozialer Kompetenzen, heute fester Bestandteil der Gruppentherapie, der Einsatz eines komplexen Therapieprogramms unter in-vivo-Bedingungen macht die tagesklinische Behandlung zum *Programm an der Grenze zur Rehabilitation.*

Die Polytropie dieser Behandlungsform führt allerdings zu anhaltenden Missverständnissen (Drake et al. 1994). Kritiker meinen nämlich, dass die psychopathologische Remission durch ambulante Behandlungsformen besser erreicht werden könne, während die rehabilitativen Effekte vorzugsweise in entsprechenden Programmen realisiert werden könnten. Dabei wird zu schnell vergessen, dass einstweilen allein diese Betreuungsform unter organisatorischen und inhaltlichen Gesichtspunkten als Leistungsanbieter infrage kommt.

Globale oder differentielle Indikation?

Tagesbehandlung kann, wie gesagt, als ein Modell für eine gute, mehrdimensionale psychiatrisch-psychotherapeutische Behandlung angesehen werden. Hier wird in unterschiedlicher Form versucht, einzelne biologische, psychologische und soziale Elemente zu kombinieren und somit die Realität einer komplexen psychiatrischen Behandlung, wie sie für schwerer Kranke erforderlich ist, zu konstituieren (s. Tabelle 3, S. 47). Soziotherapie, z.B. Ergo- und Arbeitstherapie, Psychotherapie und Pharmakotherapie werden zusammengeführt. Die psychiatrische Behandlung gerade auch in der Tagesklinik hat in toto wissenschaftlich belegte Effekte und Effektivität. Das Problem ist nicht so sehr, dieses nicht global beweisen zu können, als vielmehr zu sagen, a) wie ist die Synergie (Dysergie) und Kompatibilität der einzelnen Elemente und b) was ist im Besonderen z.B. abhängig von der zugrunde liegenden Störung indiziert? Ist immer alles, das „ganze Paket", indiziert oder käme man vielleicht auch mit kleineren „Portionen" zurecht? Würde es vielleicht ausreichen, eine Pharmakotherapie singulär und konsequent zu betreiben? Würde es genügen, eine Stabilisierung durch Arbeitstherapie in der Hauptsache anzustreben? Mehrdimensionalität der Diagnostik und Therapie ist im Grundsatz richtig, es muss allerdings Minimierung und Optimierung geben, weil ansonsten Mittel verschwendet und Intensivpatienten unterbetreut werden.

Milieutherapie schließt die bewusste Konstruktion eines Behandlungsmilieus ein, wie es in einem Therapieplan seinen Niederschlag findet. Sie lässt sich praktisch am besten an solchen Behandlungsplänen ebenso wie die Probleme erläutern, die sich damit verbinden. Grundelemente wurden oben aufgezählt. Die Abfolge der einzelnen Elemente und Bausteine zu koordinieren, die Verknüpfung gerade beim einzelnen Patienten darzustellen, ist ärztliche Aufgabe und Kunst. Der „Seiltanz“ zwischen Unter- und Überforderung in einem therapeutischen Milieu will bedacht und erprobt sein. Ein anderes ist, dass jede Form von Diagnostik und Therapie in einer sozialen Matrix stattfindet, sei es die Arzt-Patient-Beziehung, sei es die Patientengruppe oder die Patient-Angehörigen-Beziehung. Auch hier ist besonders auf die Bedürfnisse des Patienten zu achten, dessen Problem es sein kann, sich mit der Selbstbehauptung zu arrangieren oder mit dem Wechsel zwischen sozialen Standardsituationen umzugehen.

Tagesklinische Therapie beinhaltet immer soziale Aktivitäten: die Patienten müssen einen Teil dessen, was sie erleben, in Gruppen erfahren und bearbeiten. Unter der fortschreitenden Individualisierung des gesellschaftlichen Lebens treten Gruppentherapien im Ansehen der Patienten momentan mehr und mehr in den Hintergrund treten, während im Alltag soziale Fertigkeiten innerhalb von Gruppen immer mehr an Bedeutung gewinnen, wenn man an Konferenzen und ähnliche Gebräuche des Arbeitslebens denkt. Viele Patienten möchten jedoch lieber im Zwiegespräch oder unter sechs Augen ihre Probleme und Konflikte besprechen.

Milieutherapie kann aber auch *Analyse und Beeinflussung des Lebensmilieus* bedeuten. Wie gestalten sich die Beziehungen der Patienten unter einander, wie gehen Mitarbeiter mit Patienten um? Wie regeln sich die Kontakte der Mitarbeiter unter einander? In den 50er und 60er Jahren waren das experimentelle, innovative Gedanken, die das Klima auf den Stationen einer Klinik bestimmten. Vieles wurde in der Zwischenzeit inetgriert. Am ehesten findet sich diese wichtige Diskussion der Sozialpsychiatrie heute in den sog. Soteria-Projekten wider, die die Bedeutung der interpersonellen Kontakte in der akuten „Krise“ hervorheben. Eine Analyse der Beziehungen von Patienten zu Mitarbeitern ist unbedingt durch die Betrachtung der Kontakte und Beziehungen zu Angehörigen, zu extramural tätigen Professionellen, zu Betreuern und anderen Schlüsselpersonen zu ergänzen. Aus jeder Gruppe gibt es „Schlüsselpersonen“, die für den Patienten wichtige Akteure sein können. Eine solche Betrachtungsweise muss sensibel ausgeführt werden, weil die Gefahr besteht, dass die Behandlung über das Ziel hinaus schießt und gewachsene, gewohnte und stabile Beziehungen gefährdet werden können. Als weiteres Element ist neben der sozialen Unterstützung sicher auch die soziale Kontrolle zu erwähnen. Die Mitarbeiter, z.T. auch die Patienten selbst kontrollieren die Präsenz, die Partizipation, die Medikamenteneinnahme. Sie kontrollieren, ob Dinge, die verabredet sind, eingehalten werden oder nicht. Gerade den Angehörigen kommt hier eine wichtige Funktion zu.

Tabelle 3: Komplexleistung der (teil-)stationären Behandlung bei Menschen mit psychischen Krankheiten

Psychodiagnostik
- Psychopathologie
- Verhaltensanalyse
- Standardisierte psychopathologische Befunderhebung

Somatische Diagnostik
- Körperliche Untersuchung
- technisch-apparative somatische und Hirndiagnostik

Soziale Diagnostik
- lebenspraktische Kompetenzen: Familie, Arbeit, Freizeit, Selbstversorgung
- sozialrechtliche Gleichstellung

Therapie
- Psychotherapie
- Sozio- und Milieutherapie
- Biologische Therapien
- Pflege
- Körpertherapien (Balneotherapie etc.)

Rehabilitation
- individueller Ansatz: Stärkung der Kompetenzen
- ökologischer Ansatz: Anpassung der Umwelt

Zur differentiellen Indikation. Eine Studie von Creed et al. (1997) ist hier wegweisend. Zum Vergleich tagesklinischer mit vollstationärer Behandlung wurden darin zunächst jene 20-40% der Patienten ausgeschlossen, für die nur die Klinikbehandlung in Frage kommt. Man hat innerhalb eines Jahres alle 179 Patienten eingeschlossen, jene, die auch für eine tagesklinische Behandlung in Frage kämen, entnommen und dann randomisiert zugewiesen. Dreiundvierzig Prozent der Patienten litten an einer schizophrenen Psychose. Die Punktwerte für psychopathologische Symptome, Sozialverhalten und Rollenperformanz besserten sich in beiden Gruppen signifikant, ohne sich untereinander zu unterscheiden. Lediglich die Summenscores im psychopathologischen Befund der Klinikpatienten besserten sich in den ersten vier Wochen deutlich rascher. Nach zwölf Monaten sieht das Bild aber so aus, dass sich die Befunde beider Gruppen angeglichen haben. Daraus leitet sich ab: Bei einem sehr kranken Patienten, der erheblich unter seiner Psychopathologie leidet, und dem ein Fortbestehen seiner Symptome nicht zumutbar ist, ist es sehr sinnvoll, ihn klinisch einzuweisen, obwohl sie vielleicht auch tagesklinisch zu behandeln wären. Entscheidend kann dabei sein, den Patienten aus seinen Lebensumständen und alltäglichen Belastungen herauszunehmen, und ihn unter klinischen Bedingungen in einem Schonraum intensiv behandeln zu können. Besteht kein erheblicher Leidenszustand, zeigt sich vielmehr, dass der Patient sich gut „organisieren" kann, dann ist es angezeigt, ihn tagesklinisch und primär tagesklinisch zu behandeln. Er sollte bündnisfähig sein. Schwere Suizidalität oder körperliche Erkrankung bestehen nicht. Ebensowenig sind schwere, expansive und vor allem fluktuierende Krankheitsbilder geeignet. Aber davon abgesehen kann man sagen, dass sich beide Behandlungstypen nicht so sehr in den möglichen Inhalten und Methoden, sondern vielmehr in der „Hotelkomponente", oder anders ausgedrückt, ökologisch unterscheiden. Mit der Klinikbehandlung können deswegen auch erhebliche Nachteile verbunden sein, die in der Ausblendung der Lebensrealität, der Überprotektion und psychologischen „Entmündigung" des Patienten begründet sein können.

Abbildung 1: Psychische Befunde bei tagesklinischer Behandlung im Vergleich zu vollstationärer Behandlung nach Creed et al. 1997

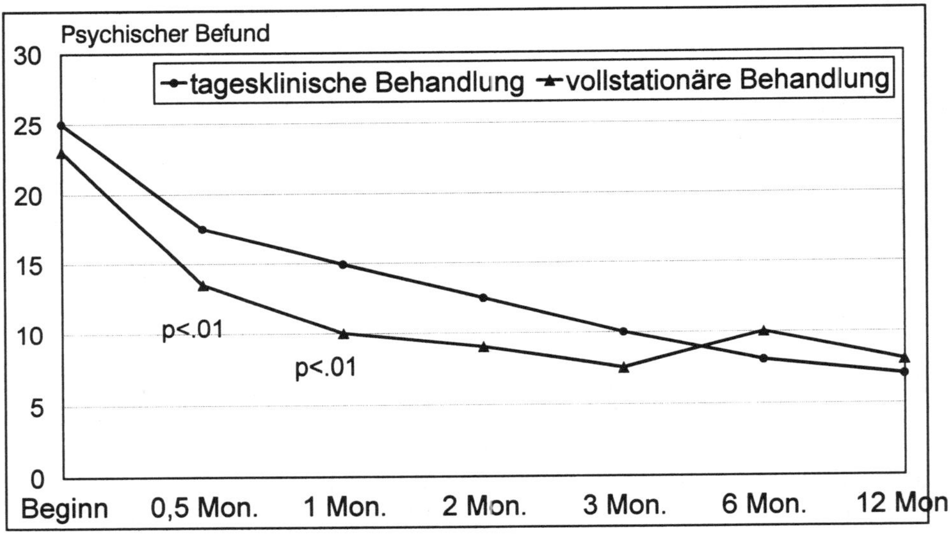

Zusammenfassung

Tagesklinik als Modell für psychiatrische Behandlung, als gutes Beispiel für Institutionen in der Psychiatrie hatte eine Funktion als Schrittmacher und Vorreiter inne. Der klinische Blick wird durch die Besonderheit des Settings um die In-vivo-Diagnostik ergänzt, die sich ergibt, weil der Patient im realen Leben steht, während er sich einer Behandlung unterzieht, die zuweilen sogar intensiver als in der Klinik ausfällt. So ist es jederzeit möglich, Konflikte, Probleme, aber auch Lösungen aus der Lebenspraxis des Patienten im Therapieprozess zu spiegeln. Behandlung bedeutet hier immer auch Rehabilitation. Ihr steht kein sperriger institutioneller Rahmen entgegen. Der Wirkungsgrad der eingesetzten Therapiemittel ist deswegen erheblich, dies nicht zuletzt, weil der Partizipationsgrad der Patienten, der Mitarbeiter und der Angehörigen beispielhaft hoch ist. Gerade auch unter wissenschaftlichen Gesichtspunkten ist die Tagesklinik relativ gut ausgewiesen, wenngleich neuere Studien zur Effektivität und den Effekten unter den heutigen Bedingungen eines modernen, fraktionierten Versorgungssystems, ferner Untersuchungen zur Lebensqualität, also zu subjektiven Parametern der Patienten oder ihrer Angehörigen noch fehlen.

Architektur, Lage und Aufbau psychiatrischer Tageskliniken

Matthias Albers

Architektur

Die Frage nach der Architektur der Tagesklinik mag zunächst befremden, handelt es sich - anders als beim Krankenhaus - doch vor allem um eine Organisationsform und nicht so sehr um ein Gebäude. Dennoch benötigt der therapeutische Prozess, der sich in der Tagesklinik in Einzel- und vor allem Gruppenaktivitäten vollzieht, einen konkreten Ort, der nach Möglichkeit therapeutische erwünschte Situationen schaffen und günstige Entwicklungen fördern soll statt sie zu hindern. Die Bedürfnisse psychisch kranker Menschen unterscheiden sich nicht grundsätzlich von denen anderer Menschen. Die Dialektik von Individuierung und Integration in eine Gruppe ist ein derartiges allgemein menschliches Thema. In der Tagesklinik gilt es, auch durch die Schaffung geeigneter räumlicher Bedingungen, die Entwicklung von Gruppenidentität und Gruppenverhalten zu stützen, andererseits aber auch Individualität und Ich-Identität der Beteiligten zu stärken (Mühlich 1978).

Dass Architektur das Verhalten auch psychisch kranker Menschen beeinflusst, konnte in einer eigenen Untersuchung nachgewiesen werden: Eine Gruppe von 24 langzeithospitalisierten Patienten einer offen geführten, gemischt-geschlechtlichen Langzeitabteilung (durchschnittliche Dauer des aktuellen Aufenthaltes 19 Jahre, Durchschnittsalter 57 Jahre) zog aus einem älteren Bauteil in einen moderneren, räumlich großzügigeren Trakt der Klinik um. Die Zusammensetzung der Patientengruppe, das Pflegeteam, die Tagesstruktur, die Medikation und die behandelnden Ärzte blieben konstant. Auf der neuen Abteilung, mit ihren vom Korridor abgegrenzten Aufenthaltsräumen, geräumigeren und wohnlicheren Patientenzimmern und verwinkelteren Grundriss, ergaben sich bessere Möglichkeiten, unbeabsichtigten sozialen Kontakten auszuweichen, was sich sowohl in verminderter Reizbarkeit wie aber auch in verminderter spontaner Kontaktaufnahme niederschlug (signifikante Abnahmen der NOSIE-30 Scores „soziales Interesse" und „Reizbarkeit") (Albers 1991). Einen Überblick über die internationale Literatur zum Problem der Erzeugung einer heilungsfördernden Atmosphäre in psychiatrischen Kliniken mit baulichen Mitteln geben Gross et al. (1998).

Es gibt nur äußerst wenig Literatur zur Frage, wo und wie man psychiatrische Kliniken und Tageskliniken im besonderen erbauen sollte. Der Architekt Mühlich (1978) merkt in anderem Kontext an: „Therapeuten sind es bisher noch gewohnt, mit Behelfsbauten auszukommen, sich und die Patienten in ihrem Raumbedarf einzuschränken und von der gebauten Umwelt am Arbeitsplatz weitgehend zu abstrahieren. ... Sie können Planern (Architekten) daher auch nur in Ausnahmefällen spontan und direkt mitteilen, welche Räume sie brauchen und wie sie sich deren Gestaltung vorstellen.“ Es gibt verschiedene Wege, sich der Frage nach der angemessenen architektonischen Lösung anzunähern: das Studium der bereits bestehenden Einrichtungen oder die Orientierung an Normen wie Bauverordnungen, Richtlinien zur Personalbemessung und Leitlinien von Fachgesellschaften. Mühlich (1978) wählte die aufwendige Methode, eine Analyse des Fundus an praktisch-psychiatrischem Wissen durchzuführen, um Maximalforderungen für eine optimale Lösung und rationale Argumente zu entwickeln. Darüber hinaus sammelte und erarbeitete er Kriterien für die Bedarfsplanung und Standortwahl.

Bosch und Steinhart (1983) führten eine Umfrage im Auftrag der Aktion Psychisch Kranke durch. Von zum damaligen Zeitpunkt 60 Tageskliniken beteiligten sich 58. Darunter waren 49 Tageskliniken für Erwachsenenpsychiatrie. Diese hatten zwischen 5 und 82 Plätzen (Mittelwert 21,6) und verfügten über 2 bis 30 Räume (Median 11,5) mit einer Gesamtfläche von 50 bis 1300 m^2 (Median 251 m^2, Mittelwert 330 m^2). Die Aufenthaltsdauer betrug durchschnittlich 67,3 Tage. Die Autoren kommentieren, „dass deutsche Tageskliniken ... in einer mittleren Villa, notfalls auch in der Doppelwohnung eines Stockwerks in einem Altbau untergebracht werden können“. Finzen (1986) plädiert für die Nutzung von alten Wohnhäusern: einerseits gewährleistet dies die Gemeindenähe, andererseits vermittelt ein solches Gebäude wenig Krankenhauscharakter. Tatsächlich ist bis heute die überwiegende Mehrzahl der Tageskliniken in nicht für diesen Zweck erbauten Gebäuden untergebracht. Über ihre Überlegungen und Erfahrungen beim Umbau eines Teiles eines als Kloster erbauten, dann als Gefängnis und später als psychiatrische Klinik genutzten Gebäudes zur Tagesklinik berichten Gutkowski et al. (1992). Zunächst wurden mehrere neue Eingänge geschaffen, um Zugänglichkeit und Offenheit herzustellen, dann wurde der eigentliche Tagesklinikbereich klar abgegrenzt, um einen sicheren Ort für eine vertrauensvolle Behandlung zu schaffen, indem bislang durch diesen Bereich geführte Verbindungswege zwischen anderen Bereichen anders geleitet wurden.

Die Psychiatrie-Personalverordnung (PsychPV, Kunze & Kaltenbach 1996) gibt Anhalt über diejenige Platzzahl, die bei Vollbelegung den optimalen Personalschlüssel ergibt (d.h. zwischen 14 und 20 Plätzen) und über die hieraus resultierende Anzahl von Mitarbeitern (s.u.) und enthält in Form der Verordnung als Materialien beigegebenen „Regelaufgaben“ zahlreiche und präzise konzeptionelle Vorgaben im Sinne einer milieutherapeutisch- und gemeindeorientierten Psychiatrie. Die Krankenhausbauverordnung regelt vor allem Fragen des Brandschutzes, der Sanitäreinrichtungen und die Mindestgröße von Bettenzimmern (Einzelzimmer mindestens 10 m^2, im Mehrbettzimmer pro Bett mindestens 8 m^2). Immerhin ist in §34 Satz 2 bestimmt, dass für „Sonderkrankenhäuser und entsprechende Fachabteilungen, insbesondere solche, die nicht für Liegendkranke bestimmt sind, ... Erleichterungen gestattet werden (können), soweit sich dies aus der Zweckbestimmung ergibt. Diese Erleichterungen können sich insbesondere erstrecken auf: 1. die nutzbare Breite allgemein zugänglicher Flure (...), 2. die elektrischen Anlagen (...), 3. Bettenaufzüge (...) und 4. die Größe der Bettenzimmer (...). Der „Leitfaden zur tagesklinischen

Behandlung" des BMG (1986) ist bezüglich der räumlichen Voraussetzungen recht knapp gehalten: Untersuchungs-, Behandlungs-, Besprechungszimmer, Gruppen-, Aufenthalts- und Ruheräume, Teeküche und sanitäre Anlagen sollten in ausreichendem Umfang zur Verfügung stehen, weiterer Bedarf sei von den Möglichkeiten abhängig, Räume für Gymnastik, Spiel und Sport bei der Trägerklinik oder befreundeten Diensten zu nutzen. Eigene diagnostische Einrichtungen (Röntgen, EEG, Labor etc.) und spezielle Behandlungseinrichtungen wie z.B. physikalische Therapie seien nicht erforderlich. Sehr bewährt habe sich die Unterbringung in älteren, Atmosphäre vermittelnden größeren Bürgerhäusern. Die Leitlinien der „American Association for partial Hospitalization“ (Block & Lefkovitz 1982) nehmen zu den Fragen von Raumbedarf und Standort keine Stellung.

Das Personal der Tagesklinik

Mit Erlass der PsychPV durch die Bundesregierung 1991 hat sich die Personalausstattung der meisten psychiatrischen Einrichtungen deutlich verbessert. Anfangs war zu befürchten, dass durch die Definition einer einzigen Behandlungsstufe Tagesklinische Behandlung (für die Bereiche Allgemeinpsychiatrie A, Sucht S und Gerontopsychiatrie G) für Kranke, die “nicht oder nicht mehr vollstationär behandlungsbedürftig” sind, die stellenweise bereits erreichte Differenzierung tagesklinischer Behandlungsangebote wieder aufgehoben werden und insbesondere der Weg zur teilstationären Akutbehandlung endgültig verschlossen werden könnte. Inzwischen hat sich gezeigt, dass sich ganz im Gegenteil Möglichkeiten ergeben, die Tagesklinik analog einer offenen Station personell zu besetzen. Einerseits gilt allgemein, dass Patienten, die nicht den Merkmalen einer der Stufen 2- 6 zuzuordnen sind, in Stufe 1 (Regelbehandlung) eingeordnet werden. Neben dem Nicht-Zutreffen der Fallbeschreibung zu Behandlungsstufe 6 ist es allerdings sinnvoll zu beachten, dass Patienten in Behandlungsstufe 1 entweder als Direktaufnahme ohne vorangehenden vollstationären Aufenthalt aufgenommen wurden, oder dass es wegen der akuten Krankheitssymptomatik im Laufe der Tagesklinikbehandlung zu vorübergehenden Verlegungen in den vollstationären Bereich gekommen ist oder drittens, dass diese durch gezielte Maßnahmen abgewendet werden konnten. Bei Einstufung von Tagesklinikpatienten in A1 sollte man in jedem Fall davon ausgehen, dass der Medizinische Dienst der Krankenkassen (MDK) anhand der Krankenakten die Nachvollziehbarkeit dieser Einstufung überprüfen wird. Sowohl ärztliche wie pflegerische Dokumentation müssen so angelegt sein, dass daraus die zur Einstufung führenden Sachverhalte transparent werden.

Tabelle 4: Musterberechnung des Personalschlüssels einer Tagesklinik

Berufsgruppe	20 Patienten in A6 Stellen nach PsychPV	10 Patienten in A1, 10 in A6 Stellen nach Psych-PV
Assistenz- & Oberärzte	1,48	1,77
Psychologen	0,88	0,59
Ergotherapeuten	1,88	1,59
Bewegungstherapeuten	0,18	0,24
Sozialarbeiter	0,72	0,76
Krankenpflegepersonal*	3,36	6,30
Summe	8,50	11.25

*Die Werte für das Krankenpflegepersonal wurden jeweils unter Annahme eines Basisminutenwertes von 5000 min/Woche ohne Nachtwachenstunden berechnet. Es liegen 250 Arbeitstage pro Jahr zu 7,7 Stunden bei 15% Ausfallzeit (Pflege 18%) zugrunde.

In Tabelle 4 sind unter den Annahmen 20 Behandlungsplätze und Vollbelegung die Stellen der verschiedenen Berufsgruppen für den Bereich Allgemeinpsychiatrie berechnet worden. Falls auch Patienten aus den Bereichen Sucht und Gerontopsychiatrie behandelt werden, kommt es zu relativ geringfügigen Veränderungen der Personalstruktur. Man sieht, dass durch die Aufnahme von Regelbehandlungspatienten deutlich mehr Personal (vor allem Pflegepersonal) zur Verfügung steht bzw. bei Umwandlung von voll- in teilstationäre Behandlungskapazitäten deutlich weniger Stellen verloren gehen. Für Tageskliniken ist die Regelung in §6 Abs. 2 der Psych-PV von besondere Bedeutung, dass unter Wahrung der Kostenneutralität Stellenanteile von einer Berufsgruppe zu einer anderen verschoben werden können, sofern das dem Konzept der Einrichtung entspricht. Es können auf diese Weise auch nicht in der Psych-PV vorgesehene Berufsgruppen eingesetzt werden. Andererseits können durch eine paritätischere Verteilung der Berufsgruppen im Team die Arbeitsatmosphäre und das Kompetenzprofil des Gesamtteams vorteilhaft gestaltet werden.

Das Raumprogramm der Tagesklinik

Ein Raumprogramm einer 200-Betten-Abteilung für Psychiatrie an einem Allgemeinkrankenhaus, das sich auf die Empfehlungen der Deutschen Krankenhausgesellschaft stützt und auf das z.B. der Landschaftsverband Rheinland Bezug nimmt, sieht eine Tages- und Nachtklinik mit 15 Plätzen vor. Für den Tagesklinikanteil sind geplant 1 Wohn- und Speiseraum für ca. 20 Patienten (27m²), 1 Raum Beschäftigungstherapie für ca. 10 Personen (22 m²), 1 Gruppenraum für ca. 10 Personen (22m²), 1 Ruheraum für 8 Patienten (27 m²), 1 Arztraum, 1 Stationszimmer, 1 Abstellraum, 1 Verteilerküche und 1 Raum ZBV (jeweils 16 m²) sowie 2 WC-Anlagen für Patienten und Räume für Ver- und Entsorgung. Das sind zusammen unter 200 m². Räume für Psychologen, Sozialarbeiter und Oberärzte sind zentral vorgesehen.

Mühlich (1978) entwickelte aufgrund seiner Untersuchungen ein qualitatives sowie ein quantitatives Raumprogramm. Die Maximalversion des qualitativen Raumprogramms dient der Orientierung über das Ausmaß des sinnvollen Möglichen und kann auf ein realisierbares Minimalbedarfsvolumen reduziert werden. Das daraus abgeleitete Raumprogramm für 30 Behandlungsplätze umfasst insgesamt 1600 m^2 Therapie- und Arbeitsräume. Dieser Wert liegt weit über dem der flächenmäßig größten Tagesklinik aus der Umfrage von Bosch und Steinhart. Es werden drei „Raumpakete" unterschieden: Individual- und Gruppenräume für feste Gruppen, Gruppenräume für wechselndes Programm mit wechselnder Patiententeilnahme und Gesamtgruppen bzw. Ergänzungsräume für die Hausgruppen und Öffentlichkeitsarbeit. Diese Raumpakete sollten auf maximal drei zusammenhängende Gebäudeteile oder Etagen verteilt werden.

Der konkrete Raumbedarf richtet sich nach dem Konzept, der Anzahl der Behandlungsplätze, dem Personalschlüssel und dem Grade der Integration in eine psychiatrische Klinik. Konzeptuelle Fragen, die eine besondere Relevanz für den Raumbedarf haben, sind z.B., ob eine Arbeitstherapieabteilung Bestandteil der Tagesklinik sein soll (Mühlich 1978) und wo im Spektrum der von Heim (1985) differenzierten fünf therapeutischen Milieutypen (strukturierendes, äquilibrierendes, animierendes, reflektierendes und betreuendes Milieu) mit ihren jeweils unterschiedlichen Anteilen von Gross- und Kleingruppen bzw. Einzeltherapie der Schwerpunkt der Arbeit liegen soll.

Ausgehend von diesen Vorgaben wurde für den geplanten Neubau der Tagesklinik für Psychiatrie und Psychotherapie der Universität zu Köln das folgende Raumprogramm mit Funktionsbeschreibung entwickelt (Tabelle 5).

Beschreibung der Funktionsräume:

a) Gruppentherapieräume: Hier erfolgen Gruppentherapien wie Gesprächsgruppen, psychoedukative Programme, videogestützte Rollenspiele und Entspannungstherapie. Es sind 2 Gruppentherapieräume nötig. Einer davon ist so auszustatten, das er als Ergotherapieraum nutzbar ist (Spüle, Lagerschränke, Arbeitstische für 8 Personen, Elektroinstallation, arbeitsplatzgerechte Beleuchtung), ein anderer Raum sollte die Möglichkeit bieten, mit einer Videokamera ohne Einsatz von Kunstlicht Aufzeichnungen zu machen. Ein dritter Raum sollte so dimensioniert sein, dass dort Gruppen unter Teilnahme aller Patienten und Therapeuten (ca. 30 Personen) möglich sind. Alle Räume verfügen über eine große Wandtafel oder Flipchart.

b) Der Patientenaufenthalts- und Speiseraum wird von den Patienten in den therapiefreien Zeiten genutzt, um Kontakte zu pflegen oder Gesellschaftsspiele zu spielen. Hier werden die Mahlzeiten eingenommen.

c) Raucherraum: Angesichts des zur Zeit noch relativ hohen Raucheranteils in der allgemeinen Bevölkerung und der Tatsache, dass eine Nikotinentwöhnung während einer akuten psychischen Krankheitsepisode meist aussichtslos ist, muss die Tagesklinik über einen Raucherraum verfügen. Er muss über eine gute Lüftung verfügen. Die Ausstattung sollte nicht zum Verweilen einladen.

Tabelle 5: Raumprogramm für den geplanten Neubau der Tagesklinik für Psychiatrie und Psychotherapie der Universität zu Köln

Anzahl	Raumbezeichnung	M² HNF	m² NNF	Gesamt m² HNF	Gesamt m² NNF
1	Gruppentherapieraum	42		42	
2	Gruppentherapieräume	32		64	
1	Patientenaufenthalts- und Speiseraum	32		32	
1	Raucherraum	16		16	
2	Ruheräume	12		24	
1	Küche	20		20	
2	Arztzimmer	12		24	
1	Büro Psychologe	12		12	
2	Büros Sozialpädagogen	12		24	
1	Büro Ergotherapie	12		12	
1	Anmeldung/Schreibzimmer	12		12	
1	Untersuchungs- und Behandlungsraum	12		12	
1	Personalaufenthaltsraum	20		20	
1	Patienten WC/Dusche D+ H		12		12
1	Personal WC		6		6
1	Wasch- und Trockenraum		10		10
2	Lagerräume rein/unrein	10		20	
1	Putzraum		6		6
2	Entsorgungs-/Versorgungsraum		6		12
	Gesamt:			334	46

d) Ruheraum: Es sind zwei Räume vorzusehen, in die sich Patienten, die sich vom Therapieprogramm vorübergehend überfordert fühlen, für ca. 30 bis 90 min. zurückziehen können, um sich zu entspannen.

e) Patientenküche: An allen Behandlungstagen bereitet eine Patientengruppe selber unter Anleitung das Mittagessen für alle Patienten zu. Die Küche wird außerdem regelmäßig zur Durchführung von Koch- und Hauswirtschaftstraining genützt, ein entsprechendes Raumangebot mit ausreichend Arbeitsflächen für 6-7 Personen ist nötig.

f) Das Arztzimmer wird genutzt zu diagnostischen und therapeutischen Gesprächen mit dem Patienten und seinen Angehörigen, zu Diktaten, Kurvenvisiten und Verwaltungsarbeiten. Es ist ein Terminal mit Zugang an das Krankenversorgungsnetz und ein PC mit Zugang zum Wissenschaftsnetz (letzterer zur Nutzung durch alle TK Mitarbeiter) erforderlich.

g) Das Büro „Psychologe" wird genutzt zu diagnostischen und therapeutischen Gesprächen mit dem Patienten und seinen Angehörigen, zu Diktaten und Verwaltungsarbeiten. Hier ist ein PC-Terminal mit Zugang an das Krankenversorgungsnetz erforderlich.

h) Das Büro „Sozialpädagoge" wird genutzt zu beratenden und therapeutischen Gesprächen mit dem Patienten und seinen Angehörigen, zu Telefonaten mit Kostenträgern, betreuenden Instanzen, Arbeitgebern und Vermietern, zu Diktaten und zu Verwaltungsarbeiten. Hier ist ein PC-Terminal mit Zugang an das Krankenversorgungsnetz erforderlich.

i) Das Büro „Ergotherapeut" wird genutzt zu diagnostischen und therapeutischen Gesprächen mit dem Patienten und seinen Angehörigen, zu Diktaten, und Verwaltungsarbeiten.

j) In der Anmeldung/Schreibzimmer melden sich Neuaufnahmen an. Hier werden Termine vereinbart und vergeben. Ferner erfolgt hier das Führen der Krankenblätter und der Pflegedokumentation. Außerdem werden kleinere Schreibarbeiten wie Atteste, Berichte und Verläufe erledigt. Dieser Raum ist das Kommunikationszentrum der Tagesklinik und verfügt über 2 Telefonanschlüsse und ein Fax. Über ein PC-Terminal ist der Anschluss an das Krankenversorgungsnetz gewährleistet, über Laserdrucker erfolgt der Ausdruck von Befunden. Ein ausreichend großer Medikamentenschrank zur Vorratshaltung der verschiedenen erforderlichen Psychopharmaka ist nötig.

k) Personalaufenthaltsraum: Dieser Raum dient internen Besprechungen (Übergaben etc.), Supervisionen und Fortbildungsveranstaltungen.

l) Untersuchungs- und Behandlungsraum: Hier erfolgt die körperliche Aufnahmeuntersuchung der Patienten sowie Behandlungen, Untersuchungen und Blutentnahmen.

m) Wasch- und Trockenraum: Immer wieder ist es erforderlich, Patienten zur Reinigung der Kleidung anzuhalten und diese Fertigkeiten zu trainieren. Einige Patienten verfügen zu Hause nicht über die notwendigen Geräte.

Standort und Messziffer der Tagesklinik

Oft stellt sich die Frage nach der optimalen Lage einer Tagesklinik gar nicht: da, wo im Klinikareal einige Räume frei gemacht werden können, wird sie nach mehr oder weniger intensiven Renovierungsarbeiten eingerichtet. Falls aber doch Überlegungen zur Standortwahl möglich sind, gibt es hierzu durchaus einige rationale Kriterien. Mühlich hat ein Entfernungs-Bevölkerungsdichte-Diagramm als orientierendes Verfahren zur Bestimmung des optimalen Standorts für eine Tagesklinik entwickelt, dass eine einfache orientierende Prüfung der Eignung eines Standorts und der dort optimalen Betriebsgröße erlaubt (s. Abbildung 2). Eine reine Fahrzeit von 30 Minuten gilt allgemein als zumutbar für ein gemeindenahes Angebot.

Für die Wahl des exakten Standortes schlägt Mühlich folgende Kriterien vor:

- eine Integration in den Stadtteil oder die Gemeinde ist möglich
- in der Nähe befinden sich Einkaufsmöglichkeiten für den Grundbedarf (Einkaufsstrasse/-zentrum)
- in der Nachbarschaft sind Sporteinrichtungen vorhanden (Schwimmbad, Sporthalle/Sportplatz)
- im Umkreis von 10 Wegminuten befindet sich ein Restaurant mit Mittagstisch
- in unmittelbarer Nähe ist eine Haltestelle öffentlicher Verkehrsmittel.

Negative Standortkriterien wären:

- in einem Klinikareal
- in einem Wohngebiet der oberen sozialen Schichten (insbesondere wenn nur 1 Tagesklinik geplant ist)
- in einer typischen Vorstadtansiedlung (Industrie und Gewerbegebiet etc.).

Lange Jahre wurde und wird in Deutschland über sog. Messziffern zu verschiedenen psychiatrischen Angeboten diskutiert. Wie viele psychiatrischen Betten für welche

Patienten benötigt werden, kann aber letztgültig ebensowenig gesagt werden, wie sich die Anzahl tagesklinischer Behandlungsplätze normieren lässt. Hier stehen regionale Besonderheiten entgegen, die an dieser Stelle im einzelnen nicht angeführt werden können. Es gibt also allenfalls Anhaltszahlen, die mit aller Vorsicht für die Allgemeinpsychiatrie mit 0.2 Plätzen auf 1000 Einwohner angegeben werden können. Gibt es größere Veränderungen im Versorgungssystem, dann wird eine Zunahme bis auf 0.6 Plätze/ 1000 Einwohner für realistisch gehalten.

Abbildung 2: Entfernungs-Dichte-Diagramm (modifiziert nach Mühlich 1978)

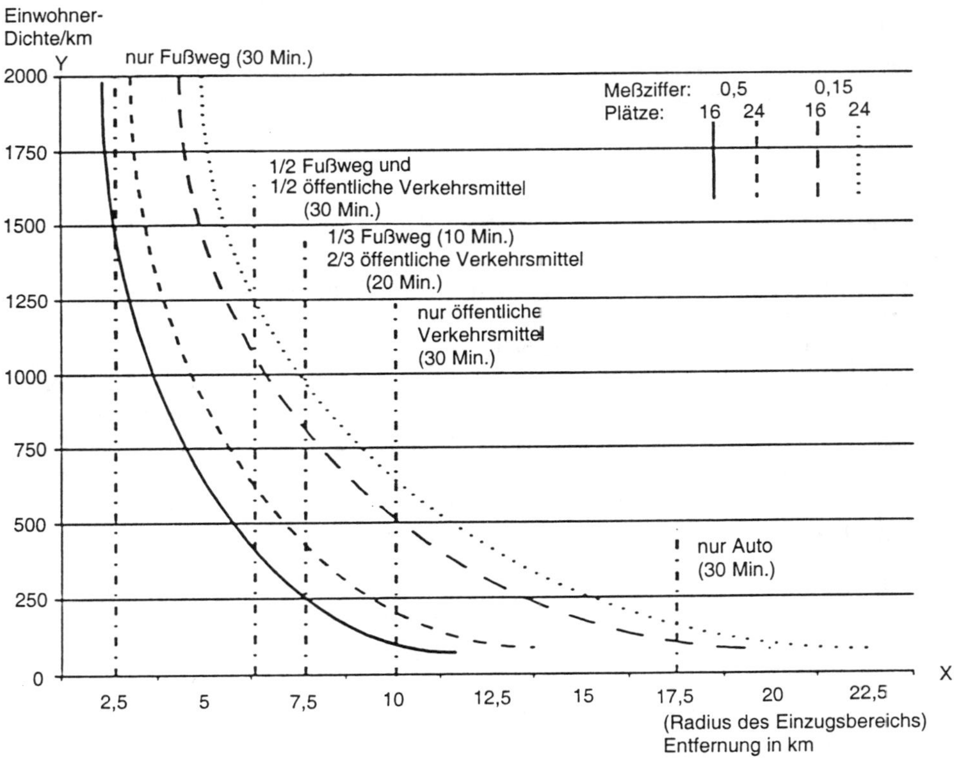

An der senkrechten Koordinate sind die Einwohnerdichtewerte (in Einwohner/km²) angetragen und an der waagerechten die Entfernungen beziehungsweise Radien (in km); in das Koordinatenfeld sind die Radienwerte eingetragen, das sind diejenigen Werte, die angeben sollen, welcher maximale Einzugsradius in einem Wohngebiet mit der entsprechenden Einwohnerdichte notwendig ist, um den Betrieb einer Tagesklinik mit 24 beziehungsweise 16 Plätzen zu gewährleisten. Die beiden der y- Achse näheren Kurven verbinden alle Werte, die auf der Grundlage der Messziffer 0,5 (Tagesplätze je 1000 Einwohner) errechnet wurden, jeweils für 24 beziehungsweise für 16 Tagesplätze; und die beiden der y- Achse entfernter liegenden Kurven verbinden die Werte der Messziffer 0,15, auch jeweils für 24 beziehungsweise für 16 Tagesplätze. Jede Kurve beschreibt, entsprechend Ihrer Grunddaten (Größe der Tagesklinik und Tagesplatzmessziffer), den Einzugsbereich in km, der bei einer Bevölkerungsdichte von

100 bis 2000 EW je km^2 für eine Tagesklinik notwendig ist. Solange die Reichweite eines Verkehrsmittels oder einer Kombination aus verschiedenen Verkehrsmitteln bei 30 Minuten Wegzeit noch außerhalb der Fläche liegt, die von den Koordinaten und der jeweiligen Kurve gebildet wird, solange ist damit eine Trägerklinik in der vorgeschriebenen Zeit erreichbar. Liegt die Reichweite innerhalb der Fläche, so muss entweder ein anderes, schnelleres Verkehrsmittel gewählt werden, oder aber es ist, wenn dies nicht mehr möglich ist, der Einzugsbereich zu groß gewählt. Das Diagramm zeigt außerdem, dass in dicht besiedelten Gebieten (ab 300 bis 500 E/qkm) drei Verkehrsmittel im mittleren Geschwindigkeitsbereich ausreichen würden, um innerhalb der 30 Minutengrenze eine Tagesklinik mit geschlossenem Einzugsbereich (Kreis oder Quadrat) noch zu erreichen (das gilt bereits schon für eine Tagesklinikmessziffer von 0,15 Plätzen je 1000 Einwohner): a) Fahrrad und Moped, b) Bus und Strassenbahn kombiniert mit 1/3 bis 1/2 der Zeit zu Fuß, c) Bus und Strassenbahn ohne Fußweg. Gleichzeitig lässt sich ablesen, ab welcher Entfernung bei welcher durchschnittlichen Einwohnerdichte entweder die limitierte Anfahrtszeit überschritten würde (entsprechend den vorhandenen oder nicht vorhandenen Verkehrsmitteln) oder aber mit einer geringeren Betriebsgröße der Einrichtung gerechnet werden müsste. Dies gilt besonders für extrem dünn besiedelte Gebiete, für die dann eine eher zentralisierte Konzeption der Versorgung entwickelt werden muss, in der beispielsweise im unmittelbaren Einzugsbereich (eventuell zu Fuß erreichbar) Wohnungen für die Patienten bereitgestellt werden, die sonst aufgrund ihrer Wohnortentfernung nicht am Betrieb einer Tagesklinik teilnehmen könnten .

Soziotherapie in der tagesklinischen Behandlung

Thomas Reker

Soziotherapie ist neben pharmako- und psychotherapeutischen Interventionen die dritte Säule, auf der eine moderne psychiatrische Behandlung steht. In aller Regel erfolgen diese drei Behandlungsmaßnahmen in Kombination, wobei die Schwerpunkte unterschiedlich seien können und sich die Effekte überlagern. Praktisch ist die Abgrenzung v.a. zwischen sozio- und psychotherapeutischen Maßnahmen nicht ganz scharf und mehr eine Frage der Perspektive als einer anerkannten Systematik. Im folgenden soll daher zunächst eine Definition und Eingrenzung von Soziotherapie erfolgen. Nach einem kurzen Überblick über die Geschichte und die wissenschaftlichen Grundlagen der Soziotherapie werden dann soziotherapeutische Maßnahmen in der tagesklinischen Behandlung dargestellt.

Was ist Soziotherapie?

Unter Soziotherapie versteht man die therapeutische Beeinflussung psychischer Krankheiten bzw. psychisch Kranker durch Interventionen im sozialen Umfeld der Patienten (Müller 1972, Heim 1985, Eikelmann 1998). Zwei Aspekte sind bei dieser allgemeinen Definition besonders hervorzuheben: Zunächst einmal liegt die Betonung auf *sozialem* Umfeld. Es geht also nicht um die physikalischen Umgebungsbedingungen, die bei vielen körperlichen Erkrankungen eine wichtige Rolle spielen, sondern um die soziale Umwelt der Patienten, um ihre Beziehungen, ihre Kontakte und sozialen Rollen, ihre Aktivitäten, ihren Lebensraum.

Ferner ist es einfach, sich unspezifische Einflüsse der sozialen Umgebung vorzustellen. Damit ist aber noch nicht gesagt, dass durch Interventionen im sozialen Umfeld eine *therapeutische* Beeinflussung psychischer Krankheiten im engeren Sinne möglich ist. Der zunehmend inflationäre Gebrauch des Begriffes „Therapie“ suggeriert zwar, dass jede normale soziale Aktivität therapeutisch ist, wenn sie nur mit Patienten durchgeführt wird. Diese semantische Ausweitung ist jedoch fachlich wenig hilfreich. Der englische Sozialpsychiater D. Bennett hat zurecht einmal ironisch angemerkt, dass Hilfe beim Anziehen noch keine „Anziehtherapie“ ist, nur weil es Patienten sind, denen geholfen wird (Bennett 1977). Der Begriff Therapie sollte auf solche Interventionen beschränkt bleiben, die gezielt und geplant in bezug auf Symptome oder Behinderungen eingesetzt werden, die in einen Gesamtbehandlungsplan integriert sind und zu nachweisbaren Effekten führen. Wie bei allen anderen Behandlungsmaßnahmen sind auch für soziotherapeutische Interventionen eine Indikation, ein Ziel, Hypothesen über die Wirkweise, die Beachtung möglicher ungewollter (Neben-)Wirkungen und eine Vorstellung über die Dauer der Maßnahme zu fordern.

Der Begriff Intervention ist hier weit gefasst: es kann sich um einzelne, umschriebene Maßnahmen wie z.B. um familientherapeutische Gespräche handeln, die das Ziel haben, im sozialen Umfeld „Familie" Änderungen von Erwartungen, Kommunikationsstrukturen, Verhaltensweisen etc. zu bewirken, von denen man sich eine positive Auswirkung auf den Patienten erhofft. In anderen Fällen kann die Intervention sehr komplex sein und darin bestehen, dass ein Patient in eine ganz andere soziale Umgebung kommt (z.B. auf eine Station, in eine Tagesklinik oder in eine beschützte Werkstatt), die sich hinsichtlich der Erwartungen, Anforderungen und dem Ausmaß an Unterstützung von seinem üblichen Lebensraum unterscheidet. Eine stationäre oder tagesklinische Aufnahme ist unabhängig von allen anderen therapeutischen Maßnahmen immer auch eine intensive soziotherapeutische Intervention. Wenn es „zu Hause nicht mehr geht", ist eine andere Umgebung, ein therapeutisches Milieu notwendig.

Es existiert keine exakte Abgrenzung und Systematik soziotherapeutischer Maßnahmen in der Psychiatrie. Auch die Nomenklatur ist nicht einheitlich. Pragmatisch und in Übereinstimmung mit der Literatur (Cumming & Cumming 1979, Heim 1985, Eikelmann 1998, Reker & Eikelmann 1998) lassen sich die vier folgenden Bereiche unterscheiden:

1. Milieutherapie, also die bewusste, planmäßige Gestaltung und Beeinflussung von Umgebungsbedingungen, sozialen Regeln und Umgangsformen;

2. Ergotherapie, wobei sich Ergotherapie nicht auf kreatives Gestalten und Werken beschränkt, sondern auch das Training alltagspraktischer Fähigkeiten umfasst;

3. Arbeitstherapie;

4. Interventionen in einzelnen Lebensbereichen der Patienten, v.a. in der Familie aber auch am Arbeitsplatz, im persönlichen Wohnumfeld oder im Freizeitbereich;

Dagegen macht es keinen Sinn, sozialpolitisches Engagement z.B. gegen die sozialrechtliche Benachteiligung psychisch Kranker oder gegen ihre gesellschaftliche Stigmatisierung unter den Begriff Soziotherapie zu fassen. Zwar handelt es sich auch hierbei um Interventionen in der (makrosozialen) Umgebung psychisch Kranker, die auf eine Veränderung von gesellschaftlichen Bedingungen und Einstellungen abzielen, doch sind sie nicht auf einen einzelnen Patienten bezogen und nicht Teil eines individuellen Behandlungsplans. Unabhängig davon, inwieweit solche Interventionen erfolgreich und für einzelne Patienten hilfreich sind, würde der Begriff der „Therapie" unsinnig ausgeweitet.

Historische Aspekte und wissenschaftliche Grundlagen

Die theoretische Grundannahme des soziotherapeutischen Ansatzes lautet, dass die Symptomatik, das Verhalten und Erleben psychisch Kranker von Faktoren des sozialen Umfeldes abhängen und über Interventionen in diesem Umfeld zu beeinflussen sind. Das psychiatrische Wissen um die Wirkung des Milieus ist sehr alt. Bevor es die modernen Möglichkeiten der Pharmako- und Psychotherapie gab, war die Gestaltung der Umgebung das einzige therapeutische Mittel. In die Konzeption der ersten psychiatrischen Krankenhäuser gingen milieutherapeutischen Überlegungen, die durch das damalige Verständnis psychiatrischer Krankheiten geprägt waren, in starkem Masse ein: an abgelegenen, ruhigen Orten, fernab von den Belastungen des Lebens, sollten die Kranken zur Ruhe zu kommen und wieder gesunden. Arbeit und sinnvolle Beschäftigung, musische Aktivitäten, eine freundliche Atmosphäre und ein von Verständnis, Toleranz und Achtung geprägter Umgang wurden als die wichtigsten Bestandteile eines die Heilung fördernden Milieus angesehen. In diesem „moral treatment" liegen die historischen Wurzeln der Milieutherapie und der übrigen soziotherapeutischen Verfahren. Systematisch für die Therapie aufgegriffen wurden soziotherapeutische Methoden zuletzt in dem Konzept der „therapeutischen Gemeinschaft" von M. Jones (1952). Neben basisdemokratischen Elementen sollte v.a. durch Gruppenbehandlung sowie den gemeinsamen Alltag von Team und Patienten soziales Lernen gefördert und eine Verbesserung der sozialen Anpassung und Ich - Stärkung erreicht werden.

Unrealistisch hohe Erwartungen an die Heilungskräfte des Milieus sind aber auch immer wieder enttäuscht worden. Soziotherapeutische Maßnahmen waren (und sind) bei vielen Patienten allein nicht ausreichend. Die Geschichte der psychiatrischen Krankenhäuser gibt davon Zeugnis (Blasius 1994), wobei das „Versagen" der Soziotherapie sicher nicht der einzige Faktor ist, warum aus den als Zufluchtsstätten und Orten der Heilung gedachten Einrichtungen überfüllte Großkrankenhäuser und „totale Institutionen" wurden, in denen Patienten unter schlechtesten Bedingungen lebten.

Unser modernes Wissen um den Einfluss des Milieus fußt auf einer grundlegenden Studie des englischen Sozialpsychiaters J. Wing, der sog. Drei-Hospitäler-Studie (Wing & Brown 1970). Kurz zusammengefasst hatten die Autoren den Einfluss unterschiedlicher Milieus auf die Symptomatik überwiegend chronisch schizophrener Patienten untersucht: Chronisch schizophrene Patienten, die kaum Ansprache und Betreuung bekamen, keine Arbeits- oder Beschäftigungsangebote hatten und keine Kontakte mehr nach „draußen" unterhielten, zeigten eine erhebliche apathische Symptomatik (z.B. autistische Zurückgezogenheit, Verarmung des emotionalen Ausdrucks, der spontanen Kommunikation, erhebliche Reduktion des Antriebes, Passivität). Die Untersucher fanden, dass das Ausmaß dieser Symptomatik am stärksten mit der täglich untätig verbrachten Zeit korrelierte. Wurden die Patienten unter den Bedingungen der Studie einem aktiveren, stimulierenden Milieu ausgesetzt, in dem Bezugspersonen sie zu regelmäßigen Aktivitäten, insbesondere zu einer Arbeitstherapie motivierten, verringerte sich diese Symptomatik erheblich. Was bis dahin als Symptomatik, als gesetzmäßigen Verlauf der Erkrankung angesehen worden war, erwies sich (zu einem Teil) als ein Artefakt des ungünstigen sozialen Milieus im Krankenhaus. Die Autoren bezeichneten es als Hospitalismussyndrom.

Sie formulierten aus ihren Ergebnissen *die Hypothese der optimalen sozialen Stimulation*, die heute noch wesentlich unser soziotherapeutisches Denken und praktisches Handeln besonders mit schizophren erkrankten Patienten bestimmt: Danach führt *Unterstimulation* (keine regelmäßigen Aktivitäten, fehlende soziale Kontakte, Untätigkeit, Isolation) zu einer Verstärkung der Negativsymptomatik. Umgekehrt kann ein *überstimulierendes Milieu,* das durch viele Reize, unübersichtliche soziale Regeln, komplexe Anforderungen, wenig Konstanz und Stress geprägt ist, zu einer Zunahme akut psychotischer Desintegration und Symptomatik führen. Ein *therapeutisches oder angemessenes Milieu* vermeidet diese beiden Extreme und bietet idealerweise den Patienten ein individuell verträgliches Maß an Anforderungen, Stimulation, Unterstützung und Rückzugsmöglichkeiten.

Der Begriff Milieu ist wieder weit gefasst und nicht auf das Krankenhaus oder psychiatrische Einrichtungen begrenzt. Auch in „natürlichen" Lebensbereichen wie in der Familie oder am Arbeitsplatz kann es zu Unterstimulation (Patient verbringt den ganzen Tag ohne Kontakte und Beschäftigung zu Hause) oder Überstimulation (hohe berufliche Anforderungen, angespannte Familiensituation) kommen.

Am besten untersucht sind bisher die Einflüsse des Familienmilieus auf die Symptomatik und die Rezidivraten schizophrener Patienten. Im Rahmen der *E*xpressed *E*motions Forschung konnte - bei aller Widersprüchlichkeit der Ergebnisse im einzelnen - gezeigt werden, dass 1) ein Familienmilieu, das durch ein sehr großes, emotionales Engagement der Familienmitglieder, durch viel Kritik, geäußerte Ablehnung oder überprotektives Verhalten gekennzeichnet ist, die Wahrscheinlichkeit eines Krankheitsrezidives für das schizophren erkrankte Familienmitglied erhöht und 2), dass eine Veränderung dieses Milieus durch familientherapeutische Interventionen die Rezidivraten günstig beeinflusst.

Die Effekte soziotherapeutischer Maßnahmen, insbesondere der Milieutherapie, sind nach strengen wissenschaftlichen Kriterien nur schwer zu fassen und zu belegen, da unterschiedliche und z.T. unspezifische Faktoren eine Rolle spielen, die sich in ihren Auswirkungen überlagern. Viele Einschätzungen beruhen von daher weiterhin im wesentlichen auf klinischer Praxis und heuristischen Konzepten (Veltin 1979). Außer für die familientherapeutischen Interventionen liegen nur für die Effekte der Arbeitstherapie eindeutigere Befunde vor (Reker 1998).

Soziotherapie in der tagesklinischen Behandlung

Das Milieu der Tagesklinik: „Leben in zwei Welten"

Patienten, die in der Tagesklinik behandelt werden, leben in „zwei Welten": tagsüber sind sie im therapeutischen Milieu der Tagesklinik, abends und am Wochenende leben sie in ihrer normalen Umgebung. Diese besondere Situation unterscheidet die tagesklinische Behandlung von der Krankenhausbehandlung (24 Std. im therapeutischen Milieu der Klinik mit nur gelegentlichen Kontakten zu Angehörigen,

Freunden, Kollegen etc.) ebenso wie von der ambulanten Therapie (24 Std. im normalen Milieu mit nur gelegentlichen therapeutischen Kontakten).

Die erste Konsequenz dieser besonderen milieutherapeutischen Situation ist, dass ein Wohnsitz eine notwendige Voraussetzung für eine tagesklinische Behandlung ist. Dabei geht es aber nicht nur um eine Adresse, sondern auch um einen Lebensraum, dessen Anforderungen und Belastungen die Patienten zumindest für eine bestimmte Zeit am Tag gewachsen sind. Eine Kontraindikation für eine teilstationäre Behandlung kann sich auch daraus ergeben, dass ein Patient zwar das tagesklinische Behandlungsprogramm schaffen und davon profitieren kann, außerhalb der Behandlung aber überfordert ist.

Im günstigen Fall führt das Leben im „doppelten Milieu" dazu, dass sich die reale Lebenssituation der Patienten in der Behandlung sehr deutlich widerspiegelt und deshalb therapeutisch besonders gut bearbeitet werden kann. Die Patienten kommen jeden Morgen mit den Erfahrungen, Konflikten, Erfolgen und Schwierigkeiten des Vortages in die Tagesklinik. Die eigene Lebenssituation ist in der Behandlung somit ständig präsent, kann analysiert und bearbeitet werden und erlaubt für die Patienten wie für die Behandler eine realistischere Beurteilung der psychischen Symptomatik, der sozialen Kompetenz, Compliance und Belastungsfähigkeit. Gleichzeitig ist die Behandlung aber so intensiv, dass auch Patienten mit ausgeprägteren Einschränkungen und Problemen ein Maß an Unterstützung erhalten, das in einem ambulanten setting nicht möglich wäre. Diese Kombination einer intensiven und zeitlich ausgedehnten Behandlung von Patienten, die gleichzeitig in ihrem normalen sozialen Umfeld leben, ist das wesentliche Charakteristikum der teilstationären Behandlung und der wichtigste soziotherapeutische Wirkmechanismus dieser Behandlungsform.

Zum Problem kann diese Situation werden, wenn das tagesklinische Milieu für die Patienten zur dauerhaften Kompensation einer belastenden Lebenssituation wird, die von ihnen nicht geändert werden kann oder will. Häufig handelt es sich dann um lange Behandlungen, in denen die Patienten immer wieder betonen, wie sehr sie die Tagesklinik zur Stabilisierung, Tagesstruktur etc. brauchen. Es kann eine Situation entstehen, in der es therapeutisch „nicht vor und nicht zurück" geht. Eine Entlassung erscheint unmöglich, eine Veränderung der Lebenssituation ebenfalls. Es entsteht eine Abhängigkeit von der tagesklinischen Behandlung, die selbst zu einer Dauermaßnahme zu werden und ihren Behandlungscharakter zu verlieren droht.

Der Wochenplan: Struktur und Transparenz

Das Behandlungsmilieu einer einzelnen Tagesklinik wird durch eine Vielzahl von Faktoren wie den baulichen, räumlichen und personellen Gegebenheiten, Qualifikationen und Einstellungen des therapeutischen Teams, v.a. aber von den dort behandelten Patienten bestimmt. Im folgenden sollen die im engeren Sinne soziotherapeutischen Elemente des Milieus einer allgemein psychiatrischen Tagesklinik dargestellt werden.

Die überwiegende Mehrzahl aller Tageskliniken arbeitet auf der Grundlage eines Wochenplans, in dem die einzelnen therapeutischen Aktivitäten zeitlich festgelegt sind. Alle Patienten sind verpflichtet, an diesem Programm (evtl. mit individuellen

Modifikationen) teilzunehmen. Der Wochenplan stellt unabhängig von seinen Inhalten im einzelnen ein wesentliches Strukturelement dar. Er ist eine verlässliche Grundlage und Orientierungshilfe, trägt zur Transparenz des Behandlungsangebotes bei, formuliert verbindliche Ansprüche an die Aktivität und das Engagement der Patienten und stabilisiert damit das Zusammengehörigkeitsgefühl der Gruppe. Aufgabe des therapeutischen Teams ist es, diesen Behandlungsplan für jeden Patienten anzupassen, wobei auf die Balance zwischen individuellen Bedürfnissen und Sonderregelungen und dem Aufrechterhalten der tagesklinischen Behandlungs- und Gruppenstruktur geachtet werden muss.

Tabelle 6 zeigt einen idealtypischen Wochenplan einer allgemeinpsychiatrischen Tagesklinik. In den einzelnen Aktivitäten und ihrer zeitlichen Abfolge gibt es zwischen den Einrichtungen viele Unterschiede. In den meisten Tageskliniken gibt es Differenzierungen und Alternativangebote für unterschiedliche Patientengruppen (z.B. eher auf innerpsychische Konflikte zentrierende Gesprächsgruppe versus strukturiertes Training von sozialen Fähigkeiten). In Abhängigkeit von der Behandlungsdauer und den individuellen Zielen können Schwerpunkte gebildet werden, z.B. Intensivierung der Arbeitstherapie auf Kosten anderer Behandlungsmaßnahmen bei der Zielsetzung Vorbereitung der beruflichen Integration. Bei aller Unterschiedlichkeit in der Ausgestaltung gibt es aber wohl kaum eine Tagesklinik, die grundsätzlich auf einen Wochenplan - und damit auf eine verlässliche und transparente Grundstruktur - verzichtet.

Fester Bestandteil solcher Wochenpläne sind tägliche Morgenrunden, in denen die Patienten von ihren Aktivitäten am letzten Nachmittag und Abend sowie von ihrer aktuellen Verfassung berichten. Diese Gruppen haben ebenso wie die vielerorts am Ende eines Behandlungstages stattfindenden Abschlussrunden wichtige Funktionen und stellen keine „Kaffeerunden auf Kosten der Solidargemeinschaft“ dar (s. Beitrag von A. Finzen). Es sind die Schnittstellen zwischen den beiden Lebensbereichen, an denen die Erfahrungen aus dem Alltag in die Therapie eingebracht werden und umgekehrt Ergebnisse aus der Behandlung auf ihre Anwendung im Alltag besprochen werden können. Darüber hinaus haben sie eine Funktion klassischer Visiten. Das therapeutische Team wird über die Befindlichkeit und die Symptomatik regelmäßig informiert und kann bei Krisen und Verschlechterungen frühzeitig reagieren.

Dass die Patienten morgens „da“ sind, ist auf einer Station etwas selbstverständliches. In der Tagesklinik steht hinter der Anwesenheit bei der Morgenrunde bereits eine Entscheidung und eine Leistung , die die Patienten getroffen bzw. geschafft haben. Häufigeres Fehlen, zu spät oder unregelmäßig kommen kann in der Tagesklinik viele Gründe haben (Behandlungsmotivation, Symptomatik, Überforderung etc.), die im Einzelfall zu klären sind. Neuen Mitarbeitern erscheint diese „Unzuverlässigkeit“ möglicherweise als ein Hinweis auf die Unverbindlichkeit und damit

Tabelle 6: Idealtypischer Wochenplan einer allgemein psychiatrischen Tagesklinik

Zeit	**Montag**	**Dienstag**	**Mittwoch**	**Donnerstag**	**Freitag**
8.15-9.00 Uhr	Frühstück / Medikamenten-ausgabe	Frühstück / Medikamenten-ausgabe	Frühstück / Medikamentenausga-be	Frühstück / Medikamentenaus-gabe	Frühstück / Medikamentenaus-gabe
9.00-9.45 Uhr	Morgenrunde / Frühsport	Morgenrunde / Frühsport	Morgenrunde / Frühsport	Morgenrunde / Frühsport	Morgenrunde / Frühsport
10.00-10.45 Uhr	Vollversammlung	Ergotherapie / Kochgruppe	Gestaltungsgruppe / Musiktherapie	Lesegruppe / Konzentrationstraining	Ergotherapie / Kochgruppe
11.15-12.30 Uhr	Entspannungs-gruppe	Gesprächsgruppen I + II	IPT/Rollenspielgruppe	Gesprächsgruppen I + II	IPT/Rollenspielgruppe
12.30-14.00 Uhr	Mittagessen verschiedene Dienste Pause	Mittagessen verschiedene Dienste Pause	Mittagessen verschiedene Dienste Pause	Mittagessen verschiedene Dienste Pause	Mittagessen verschiedene Dienste Pause
14.00-15.15 Uhr	Sport	Info-Gruppen	Außenaktivität	Sport	Medikamententraining Mototherapie
15.30-16.30 Uhr	Abschlussrunde mit Aufräumen und Kaffeetrinken	Abschlussrunde mit Aufräumen und Kaffeetrinken		Abschlussrunde mit Aufräumen und Kaf-feetrinken	Abschlussgruppe / Wochenendplanung

geringe Effektivität der tagesklinischen Therapie. Aus der soziotherapeutischen Perspektive und vorausgesetzt dass die Behandlungsmotivation nicht das Hauptproblem ist, erscheint das Gegenteil der Fall: die tagesklinische Behandlung vermittelt ein realistisches Bild der Symptomatik (z.B. Morgentief, Antriebsstörung) und des aktuellen sozialen Funktionsniveau (kommt z.B. nur 3 mal in der Woche pünktlich). Das Problem kann anhand der täglichen Erfahrungen besprochen werden und konkrete Maßnahmen (z.B. Weckdienst, Änderung der Pharmakotherapie) können eingeleitet und direkt überprüft werden. Darüber hinaus können sich der Patient und der Therapeut ein realistisches Bild über den aktuellen Zustand machen und die Behandlung auf dieser Grundlage planen. Damit kann eine Situation vermieden werden, die im stationären Rahmen durchaus denkbar ist: ein Patient, der mit viel geduldiger Hilfe einer Krankenschwester endlich aufgestanden ist, spricht mit dem Stationsarzt, der davon nichts weiß, über seine weitgehenden beruflichen Pläne.

Ergotherapie: Alltag als soziales Kompetenztraining

Ergotherapeutische Angebote gehören zum Standardprogramm tagesklinischer Behandlung. Sie beschränken sich allerdings nicht auf Werken oder kreatives Gestalten, sondern beinhalten in besonderem Masse alltagspraktische Aktivitäten: Koch- und Backgruppen, Einkaufsdienste, Verantwortlichkeiten für den „Weckdienst“ oder die Versorgung der Blumen, die wöchentliche Patientenversammlung, in der organisatorische Fragen und allgemeine Probleme des Ablaufs besprochen werden, Aktivitäten außerhalb der Tagesklinik wie Ausflüge und Besuche von Kulturveranstaltungen oder sportliche Aktivitäten haben (vorausgesetzt, dass sie nicht schlichte Kompensation einer ungenügenden personellen Ausstattung sind) eine doppelte therapeutische Funktion: zum einen erlernen und trainieren die Patienten bei diesen Aktivitäten bestimmte Fertigkeiten, über die sie noch nicht oder nicht mehr in ausreichendem Masse verfügen. Darüber hinaus aktivieren sie die Patienten und bringen sie in soziale Kontakte und Kommunikation. Ergotherapeutische Aktivitäten sind v.a. ein soziales Lernfeld, in dem in einem weitgehend sanktionsfreien Milieu soziale Erfahrungen und Lernprozesse angeregt und soziale Kompetenz und kommunikative Fähigkeiten gefördert werden. Sie tragen ganz wesentlich zum aktivierenden Milieu einer Tagesklinik bei. Dabei ist eine gestufte und steigende Belastung der Patienten möglich. Für das therapeutische Team besteht die Aufgabe, die ergotherapeutischen Aktivitäten nicht nur als sich selbst begründende Tagesstruktur oder als Beschäftigung der Patienten zwischen den „eigentlichen“ Therapiestunden (Einzeltherapie, Gesprächsgruppen, strukturierte Trainingsprogramme etc.) zu sehen, sondern gerade den tagesklinischen Alltag unter der Perspektive des Trainings sozialer und alltagspraktischer Kompetenzen zu reflektieren und für die Patienten individuell abgestimmte Aufgaben zu überlegen.

Arbeitstherapie

Grundsätzlich die gleiche Begründung - jetzt zentriert auf arbeitsrelevante instrumentelle und soziale Fertigkeit - gilt für die arbeitstherapeutischen Maßnahmen im Rahmen der tagesklinischen Behandlung. Je nach den örtlichen Gegebenheiten kann die Arbeitstherapie direkt in der Tagesklinik, im zugehörigen psychiatrischen Krankenhaus oder als arbeitstherapeutisch begleitetes Praktikum außerhalb der Klinik, möglicherweise sogar am eigenen Arbeitsplatz, durchgeführt werden. Auch für die Arbeitstherapie gilt, dass sie keine „Beschäftigung“ der Patienten bedeutet, sondern hinsichtlich ihrer Ziele, der Belastungen und ihres Ausmaßes mit den übrigen Behandlungsmaßnahmen abgestimmt und mit den Patienten besprochen wird. Einzelne Tageskliniken haben ihren Schwerpunkt ganz auf die Arbeitstherapie und die Vorbereitung der beruflichen Reintegration gelegt (Holtus & Monsees 1998).

Interventionen in einzelnen Lebensbereichen

Familientherapeutische Aktivitäten, die mit unterschiedlicher Intensität Angehörigengespräche bzw. Angehörigengruppen umfassen, sind ebenfalls regelhafter Bestandteil der meisten tagesklinischen Behandlungen. Grundsätzlich können die bekannten Verfahren und Ansätze (systemisch, psychoedukativ, informativ-beratend orientiert) eingesetzt werden. Die Besonderheit im Rahmen der teilstationären Behandlung liegt in der Tatsache begründet, dass sich die Angehörigen in einer ähnlichen Situation wie die Patienten befinden: sie wissen ihr erkranktes Familienmitglied in einer intensiven Behandlung während es gleichzeitig einen Teil der Zeit zu Hause verbringt. Obwohl eine tagesklinische Behandlung für die Angehörigen (wie für die Patienten) potentiell mehr Belastungen mit sich bringt als die Krankenhausbehandlung, wird sie von ihnen mehrheitlich sehr positiv beurteilt (Hewitt 1983).

Andere Lebensbereiche, in denen aus der Tagesklinik heraus interveniert werden kann, sind der Arbeitsplatz oder das Wohnumfeld. Meistens erfolgt dabei eine Zusammenarbeit mit anderen Diensten (betreutes Wohnen, Psychosozialer Fachdienst), die von der Tagesklinik angesprochen werden.

Das therapeutische Team

In aller Regel arbeiten Tageskliniken mit einem multiprofessionellen Team, das neben Ärzten und Psychologen meist Ergotherapeuten, Sozialpädagogen bzw. Sozialarbeiter und Pflegepersonal umfasst. Die Zusammenarbeit ist im günstigen Fall von einer klaren, kompetenzbezogenen Verteilung der Aufgaben, wenig klassisch hierarchischen Strukturen, einem ausreichenden Maß an personeller Konstanz sowie einer Bereitschaft zur Zusammenarbeit geprägt. Häufig wird ein Bezugstherapeuten Konzept praktiziert, bei dem jeder Patient einen Arzt/Psychologen sowie ein weiteres Teammitglied als erste Ansprechpartner hat.

Dem therapeutischen Team kommt eine wesentliche Rolle bei der Gestaltung und Stabilisierung des Behandlungsmilieus zu. Neben ihren berufsgruppenspezifischen Aufgaben haben alle Teammitglieder aufgrund der engen und häufigen Kontakte und der vielen gemeinsamen Aktivitäten auch die Funktion von Rollenvorbildern. Sie müssen von daher - mehr als auf der Station - nicht nur als Funktionsträger, sondern auch als Personen präsent sein.

Aus dieser Situation entsteht ein größerer Bedarf an Austausch und Absprache unter den Teammitgliedern, der auch empirisch belegt ist (Allen 1981). Was zunächst wie ein Hinweis auf ineffektive Arbeitszeitnutzung aussieht, erweist sich nach dieser Studie (und auch aus der praktischen Erfahrung) als Notwendigkeit zur Aufrechterhaltung der sozialen Struktur, der Atmosphäre und des „Milieus“ einer Tagesklinik. Gleichwohl ist wie in jeder Einrichtung die Situation laufend daraufhin zu überprüfen, ob Arbeitsstil und Teamzeiten angemessen sind.

Grenzen der Soziotherapie

Wie bei jedem anderen Therapieverfahren sind auch bei der Soziotherapie die Grenzen ihrer Wirksamkeit und mögliche ungewollte Effekte (Nebenwirkungen) zu beachten. Wing (1988) fasste die Grenzen der Soziotherapie eindrucksvoll zusammen: „Besserungen in einer bestimmten Situation generalisieren nicht notwendig auf andere Settings. Die Reaktion tritt sofort ein und währt nur so lange, wie die Stimulation aufrechterhalten wird... Die Besserung der Leistung und des Verhaltens geht auf die soziale Stimulation einer vertrauten Person zurück. Es ist ganz schwierig..., auf zurückgezogene, langsame und wenig spontane Patienten... einzugehen.“ Die Euphorie der 60er und 70er Jahre bzgl. der Wirkungsmöglichkeiten des Milieus ist inzwischen einer realistischeren Sicht gewichen. Mit der Illusion (aber auch dem Optimismus), dass alle Negativsymptomatik ausschließlich Folge des schädlichen Krankenhausmilieus ist, wurde die Enthospitalisierung betrieben. Die Realität der ambulanten und komplementären Psychiatrie hat uns gelehrt, dass mit der Änderung des Milieus die Symptomatik nicht automatisch und auch nicht vollständig verschwindet.

Wenn bei einem Behandlungsverfahren positive Wirkungen auf die Symptomatik und das soziale Funktionsniveau postuliert werden, muss es notwendigerweise auch die Möglichkeit geben, dass das Milieu einer Tagesklinik und die einzelnen soziotherapeutischen Aktivitäten Patienten schaden können. Auf einige Aspekte wurde bereits hingewiesen. Die häufigste Form der ungewollten Wirkung ist die Überforderung von Patienten. Sie sind dem „Leben in zwei Welten“ nicht gewachsen, erleben das tagesklinische Behandlungsprogramm als zu anstrengend, das Milieu als zu unruhig, die sozialen Anforderungen der Gruppenaktivitäten als zu hoch, vermissen Rückzugsmöglichkeiten (das „Bett“) oder schaffen schlicht die Anforderung nicht, morgens aufzustehen und zur Tagesklinik zu kommen.

Eine tagesklinische Behandlung konfrontiert die Patienten notwendigerweise mehr als die stationäre oder ambulante Therapie mit bestimmten Problemen und Defiziten. Dies kann zu unterschiedlichen Reaktionen führen. Besonders zu Beginn der teilstationären Behandlung klagen viele Patienten, die aus dem Krankenhaus in die Tagesklinik kommen, über eine Verschlechterung ihrer Befindlichkeit. Diese Verschlechterung steht im Gegensatz zu dem von ihnen erlebten Fortschritt in der Behandlungssituation (Entlassung aus dem Krankenhaus, „nur“ noch tagesklinische Behandlung notwendig) und wird im ungünstigen Fall nicht als Resultat der gestiegenen Belastung und einer Standortbestimmung unter realistischen Lebensbedingungen angesehen, sondern als Versagen der tagesklinischen Behandlung. Im günstigen Fall gelingt es, das Behandlungsprogramm mit den Patienten so zu gestalten, dass Überforderung und Frustration vermieden werden können und erste Erfolge die Behandlungsmotivation stärken. Im ungünstigen Fall führt diese Konfrontation mit der eigenen Problematik dazu, dass die Patienten ihre Probleme verleugnen (müssen) und die tagesklinische Behandlung als Ursache ihrer Schwierigkeiten ansehen. Sie ziehen sich zurück, brechen die Therapie ab oder dekompensieren so weit, dass eine stationäre Behandlung indiziert ist. Entscheidungen über Modifikationen der Behandlung, ihre Beendigung oder ihre Weiterführung im stationären Rahmen müssen anhand der klinischen Situation und in Absprache mit den Patienten erfolgen. Die Zeiten, in denen eine Rückverlegung in die Klinik als Niederlage der Sozial- gegenüber der Anstaltspsychiatrie erlebt wurde, sind glücklicherweise vorbei.

Soziotherapie als Behandlungsform ist Außenstehenden schwerer zu vermitteln als die medikamentöse Behandlung oder Psychotherapie. Das betrifft Kostenträger und Sozialpolitiker, Patienten und Angehörige als auch Mitarbeiter potentiell aller Berufsgruppen. Zu nah erscheint vielen die Ähnlichkeit zu alltäglichem Tun („Kaffeetrinktherapie"), zu sehr der reine Beschäftigungsaspekt im Vordergrund zu stehen, zu vage die postulierten Effekte und zu dünn die empirische Basis, als dass diese Maßnahmen als Therapie im engeren Sinne akzeptiert werden. Eine schlechte oder wenig reflektierte Praxis (die es wie bei jeder Behandlung auch in der Soziotherapie gibt) kann solche Vorurteile verstärken. Eine Verbesserung dieses negativen Images erscheint nur langfristig über vermehrte wissenschaftliche Aktivitäten und eine verstärkte Reflexion und Konzeptualisierung der gegenwärtigen Praxis möglich. Wie jede andere Behandlungsmaßnahme müssen auch soziotherapeutische Interventionen mit den Patienten (und ggf. ihren Angehörigen) besprochen und begründet werden.

Abschließend sei noch eine weitere Besonderheit der Soziotherapie hervorgehoben. Im Gegensatz zu einer Psychotherapie oder eine Pharmakotherapie, bei der sich sowohl Patient als auch Arzt für oder gegen eine Durchführung entscheiden können, ist diese Entscheidung bei der Soziotherapie gar nicht oder nur beschränkt möglich. Eine Behandlung findet immer in einem Milieu statt. Es gibt immer eine soziale Umgebung, die auf die Patienten, die Behandler und ihre Interaktionen einwirkt. Diese soziale Umgebung kann hilfreich oder schädlich sein, reflektiert werden oder nicht, aber sie kann nicht „nicht sein".

Psychotherapie in der tagesklinischen Behandlung

Bernd Eikelmann

Psychotherapie als Programmbestandteil

Lange Zeit war tagesklinische Behandlung in Deutschland ausschließlich konventionelle psychiatrische Therapie, d.h. mehr oder weniger biologische, in erster Linie psychopharmakologische Intervention mit milieu- und soziotherapeutischen Elementen (Eikelmann 1998); dies geschah zum Teil auf niedrigem Organisationsniveau, was Methoden und personellen Aufwand anbelangt. Das Urteil war bis in die späten achtziger Jahre berechtigt. Die deutsche Psychiatrie hatte lange versäumt, sich den frühen psychoanalytischen, auch den späteren im anglo-amerikanischen Raum üblichen Verhaltenstherapieprogrammen anzuschließen und sie zusammen mit anderen Elementen in einen komplexen Therapieplan einzubauen. Die Gründe sind vielfältig und bekannt: seit den späten achtziger Jahren jedoch hat die Psychotherapie in der Psychiatrie und damit in den psychiatrischen Tageskliniken einen enormen Aufschwung genommen.

Tagesklinische Behandlung ist sozialrechtlich stationärer Behandlung gleichgestellt: aber auch inhaltlich wurde zunehmend eine Anpassung an die stationäre Komplexleistung realisiert. Psychiatrische Therapie besteht heute also aus einer Kombination von biologischen, psychologischen und soziotherapeutischen Ingredienzen, was dem gängigen bio-psychosozialen Krankheitsmodell Rechnung trägt. Die Personalverordnung Psychiatrie von 1991 (Kunze & Kaltenbach 1996) drückt in Berufsgruppenanteilen aus, was sich in spezifischen Therapieelementen zugunsten des Patienten niederschlägt. Über die Problematik der Kombination wird an anderer Stelle die Rede sein.

Doch ist Psychotherapie allein und überwiegend Aufgabe von Psychotherapeuten - oder gilt nicht vielmehr das Diktum von Mauz (nach Tölle 1991), dass eine Klinik und sinngemäß eine Tagesklinik ein psychotherapeutisches Milieu oder eben gar keines hat? Anders ausgedrückt und als Antwort: Psychotherapie ist lange nicht mehr Aufgabe von einzelnen Berufsgruppen, sondern fester Bestandteil eines Behandlungsmilieus und -konzepts, bedarf also der Verankerung in Therapieplänen und -konzepten. Zweifelsohne findet heute Psychotherapie auch nicht ausschließlich im Gespräch mit methodisch geschulten akademischen Mitarbeitern statt; sie ist vielmehr durch psychoedukative und andere Trainings, durch sog. Info-Gruppen u.a. auch in die Verantwortung von Pflegedienst und anderen Therapeuten gerückt. Sie ist Basis der Behandlung - verbindlich für alle. Supervision muss folgerichtig regelmäßig ausgeführt werden. Sie findet einzelfallbezogen zwischen den verantwortlichen Therapeutenteams und ihren internen und externen Supervisoren statt. Angesichts eines multiprofessionellen Teams, das auch als gesamtes Verantwortung für den Patienten inne hat, ist die Supervision oder auch Intervision (Team Tagesklinik A mit Team Tagesklinik B) selbstverständlicher Brauch und zeitraubendes Ritual gleichzeitig. Angesichts des Organisationsgrades der meisten Tageskliniken ist hier ein guter Standard in Deutschland erreicht.

Psychotherapie als Milieubestandteil

Ein therapeutisches Milieu wird einerseits durch die Beziehungen von Mitarbeitern und Patienten, aber auch durch den Umgang von Patienten bzw. Professionellen untereinander konstituiert. Wir haben uns daran gewöhnt, dass die Beziehungen zwischen den Teams und den Patienten von sympathischer Zuwendung und von Verzicht auf unangemessene Distanz und Betonung von ärztlicher, psychologischer usw. Autorität gekennzeichnet sind. In einiger Akzentuierung könnte man sagen, dass die Behandlung durch das multiprofessionelle Team dem Patienten Schutz und Geborgenheit, aber auch Herausforderung und Aufforderung bedeutet. Dieses Grundprinzip wird dem Patienten in Einzelgesprächen, die er in der Begegnung mit den Bezugstherapeuten hat, als auch in Gruppen und selbst bei sozialen Aktivitäten deutlich. Foren, in denen sich das mitteilt, sind die Visiten, die Einzel- und Gruppengesprächen, die verschiedenen Therapiebausteine (Arbeitstherapie, psychoedukative Gruppen usw.), aber auch die informellen Kontakte und Freizeitaktivitäten. Dieses Prinzip sollte aber auch in verschriftlichten Konzepten und Anleitungen seinen Niederschlag finden. Es gilt der Gedanke, dass solche Konzepte es dem Patienten erlauben, sich auf die an ihn herangetragenen Erwartungen einzustellen.

Tageskliniken in Deutschland hingen besonders in ihrer Anfangszeit dem Gedanken der für alle gleichen Basistherapie und Gruppenkultur an. In einzelnen Institutionen wurden Begegnungen zwischen Teammitgliedern und Patienten in Einzelgesprächen und -kontakten sogar geradezu vermieden, um dem Betroffenen die Chance zu geben, in der Gruppe, im sozialen Kontext zu reifen. Napolitani (zitiert nach Finzen, siehe in diesem Buch) formuliert die damit verbundene Ideologie, dass „das krankhafte Verhalten des einzelnen in der Gruppe deutlich wird ...“, ferner „dass die Gruppe und der einzelne sich bemühen, dieses ...Verhalten zu verstehen.“ Es sollen „korrigierende Erfahrungen“ ermöglicht werden. Es entspricht heutigem Denken, dass „die gesunden Seiten der Persönlichkeit durch die Gruppe anerkannt und durch adäquate Rollen entwickelt werden.“

Manches erscheint aus aktueller Sicht ein wenig überholt, nachdem sich viele inner- und außerpsychiatrische Entwicklungen hin zur Individualisierung der Person und ihrer Probleme ergeben haben. Einzeltherapien werden bei den Patienten für unerlässlich gehalten. Gleichwohl ist es wichtig an dem Gedanken der sozialen Verortung und Einbettung des Patienten in der Gruppe festzuhalten, da alleine auf dieser Basis bestimmte Fertigkeiten und Erkenntnisse für das Alltagsleben erworben werden können. Gruppensituationen in der Ausbildung, am Arbeitsplatz, auf Urlaubsreisen zählen zum Alltag; gerade schwer und chronisch psychisch Kranke sollten Gelegenheit bekommen, sich damit vertraut zu machen.

Eine Basistherapie für alle Patienten, wie sie dem Zeitgeist, aber auch dem wissenschaftlichen Horizont der siebziger und achtziger Jahre entsprach, ist ebenfalls ein überwundener Ansatz. Allerdings fehlt uns auch hinsichtlich der Indikation und Ausgestaltung der Psychotherapie das Werkzeug, zu einer empirisch begründbaren Differenzierung zu gelangen. Wie viele Stunden welcher Methode einzeln oder in Gruppen sind angezeigt? Zwar hat sich die Verhaltenstherapie z.B. bei Zwangs- und Angststörungen als geeignetes und auch erfolgreiches Verfahren erwiesen, gleichwohl werden diese Patienten, wenn sie denn tagesklinisch behandelt werden, auch und zum Teil zu Recht mit anderen Verfahren betreut, teils auch in Gruppen.

Der Goal-Attainment-Ansatz

In den letzten Jahren haben sich Vorgehensweisen verfestigt, die wie Goldstein et al. (1988) es beschreiben, daraufhin wirken, dass klar definierte Behandlungsziele und Erwartungen der Patienten, ihrer Angehörigen und der Behandelnden „verhandelt" werden. Diese Haltung sollte auch im Einzelkontakt Grundlage des (psycho-) therapeutischen Vorgehens sein. Nicht die besondere Methode oder das Setting zählen in erster Hinsicht, sondern die Vereinbarung von möglichst gemeinsam definierten Zielen. Es gibt keinen abstrakten Zielhorizont, sondern es wird im Kontext der zeitlich limitierten Komplexleistung tagesklinische Behandlung das fassbare, umschriebene Ziel formuliert, gerade auch, weil es eine Therapie „nach der Tagesklinik" geben wird. Team und Patienten bzw. ihr soziales Umfeld verpflichten sich auf überprüfbare, zur Not auch verwerfbare Leistungen.

Diese sollten möglichst konkret und gegebenenfalls schriftlich vereinbart sein. Also z. B. lauten:

- Minderung der Depressivität und Antriebsschwäche
- Verbesserung von Konzentration und Aufmerksamkeit (gemessen in Zeiteinheiten Lektüre von....)
- Rückgang von Wahn und Halluzinationen etc.
- Eindämmung von Zwang oder Angst bei konkreten Anlässen.

Aber auch als Beispiel:

- Pünktlicher Tagesbeginn
- Stunden Ergo- oder Arbeitstherapie-Teilnahme
- Erfolgreiche Teilnahme an familiären Aktivitäten etc.

Solche Ziele werden im übrigen auch zunehmend von den Kostenträgern als Bestandteil von Therapieplänen abgefragt, wenngleich dies das geringste Motiv für ein solches Vorgehen sein sollte. Es befreit lediglich das gesamte Vorgehen von unrealistischen Erwartungen über Genesung und Gesundung und trägt zur Vereinfachung, im übrigen auch zur Qualitätssicherung bei (wurden die vereinbarten Ziele erreicht?).

Methodenpurismus versus Vielfalt der Konzepte

Es fragt sich, ob das Postulat des Zurückstellens der aufdeckend psychotherapeutischen Arbeit für die zumeist längerfristig kranken Tagesklinikpatienten weiterhin als besonders hilfreich angesehen wird. Lange Zeit galt die aufdeckend psychotherapeutische Arbeit als nicht erfüllbare Zumutung für schizophrene und andere zumeist schwer kranke Patienten (Linn et al. 1979). Doch haben sich auch hier die Zeiten geändert. Der Anteil dieser nicht introspektionsfähigen Patienten geht zurück in dem Masse, in dem sich der Auftrag tagesklinischer Behandlung auf andere Gruppen ausweitet. Mehr und mehr gelangen nicht psychotische Patienten in tagesklinische Therapie, also Menschen mit Persönlichkeitsstörungen, mit depressiven und Angststörungen, mit Suchterkrankungen und Demenzen. Dass sich hieraus notwendig Erweiterungen des psychotherapeutischen Methodenarsenals ergeben, ist beinahe selbstverständlich.

Die tiefenpsychologische Psychotherapie hat sich in den letzten 20 Jahren methodisch weiter entwickelt, um auch Patienten gerecht zu werden zu können, die Übertragungsdeutungen und ähnlichen belastenden Techniken nicht gewachsen sind. Hierbei handelt es sich keineswegs allein um die interaktionelle Psychotherapie, die an die Stelle der Technik „Deutung“ das Prinzip „Antwort“ setzte. Tiefenpsychologische Elemente sind unerlässlicher Bestandteil des ärztlichen Gesprächs, das entwicklungsgeschichtlich frühe Lernerfahrungen beachten und bearbeiten können muss. Es reicht keineswegs, die aktuelle Lerngeschichte des Patienten diagnostisch und therapeutisch einzubeziehen. Manches Verhalten und Erleben erschließt sich nachgerade erst dann, wenn man alte und frühe Lernerfahrungen erkennen und verändern kann. Die schmerzliche Erfahrung, in bestimmten Augenblicken nicht „dazu zu gehören“, wie es in der Familie durch das Hinzukommen eines Geschwisters z. B. erlebt wurde, kann z.B. depressive Erlebnisweisen dauerhaft unterhalten. Es reicht zwar selten, diese Grunderfahrung einmalig zu deuten, es kann aber durch Repetieren, ob im Rahmen vertiefter Deutung oder wiederholter „Antwort“, weiterführen, diese biographische „Bifurkation“ zu bearbeiten.

Andererseits ist es zu einer Konvergenz von tiefenpsychologischer und behavioraler Psychotherapie gekommen, nicht zuletzt, weil sich die Patienten nicht in diese beiden Kategorien unterteilen ließen. Vereint werden muss die Methodenvielfalt im ärztlich-therapeutischen Gespräch und am Patienten. Frühe und relative junge Lerngeschichte können zuweilen einzeln, zuweilen kombiniert durch die eine oder andere Methode erkannt, bearbeitet und überwunden werden. Genauso hilfreich ist es theoretisch und praktisch, kognitive *und* emotionale Elemente der Lebensgeschichte und spätere, d.h. aktuelle Lernanamnese angehen zu können, wie sie im Fokus der Betrachtung der beiden oben genannten Psychotherapiemethoden stehen. Auch die Elemente „Gespräche über Konflikte und Probleme“ einerseits, „aktionsbezogenes Interpretieren und Überwinden von Hemmungen und Einschränkungen“ andererseits können in den integrativen Ansätzen angegangen werden. Verstehen, erklären und erlernen sind andere Bezeichnungen mehr aus Sicht des Patienten, Information, Interpretation und Vermitteln spiegeln die Sicht des Therapeuten, die in integrierten psycho- und soziotherapeutischen Vorgehensweisen umgesetzt werden.

Ausgangspunkt der sich verzweigenden Therapielinien ist also gewissermaßen das (diagnostische und therapeutische) Gespräch; von hier aus werden komplexere Programme indiziert, die sich dann in psychotherapeutischen Techniken und Methoden, aber auch in Pharmakotherapie und Gesamtbehandlungsplan realisieren lassen. Da es syndromatische Indikationen zur Psychotherapie erst in Anfängen gibt, ist der Therapeut gezwungen, sich mit mehreren, am besten fast allen bekannten oder besser vorhandenen Techniken auseinander zu setzen, die dann an Erfolg und Misserfolg, an Akzeptanz und Patientenzufriedenheit orientiert angewandt werden. Allerdings herrscht hier bis heute zuviel Willkür und Planlosigkeit vor! Therapiepläne spiegeln häufiger die Fähigkeiten und Wünsche der Therapeuten als die Bedarfe des Patienten wider. Andererseits haben sich alle Bemühungen der Psychiatrie um Leitlinien und Standardisierungen, vielleicht sogar um Standard-Behandlungs-Profile, bisher als erfolglos erwiesen.

Was wirkt?

Hoge et al. (1988) fanden bei einer Befragung von Personal und Patienten, dass die drei Faktoren „Struktur, interpersoneller Kontakt und Medikation“ die aktiven Bestandteile der Tagesklinik-Behandlung seien. Unter Struktur verstanden sie 1. die Selbstverständlichkeit, mit der die Patienten sich verpflichtet sehen, an dem Programm zu partizipieren; 2. die Anleitung durch das Personal, die in vielen Fällen unterstützend wirkt; 3. die regelmäßige, vorgeschriebene Aktivität und 4. die Zielbestimmung, die viele für sich aus der Teilnahme ableiten können. Ähnlich wichtig sei der interpersonelle Kontakt, der wesentlich durch Akzeptanz und Schicksalsgemeinschaft unter den Patienten bestimmt sei. Dass die Psychopharmakotherapie hier an dritter Stelle aufgeführt wird, hat nichts mit ihrer Wertigkeit zu tun. Psychotherapie im engeren Sinn ist hier nicht berührt, was mit den Besonderheiten des amerikanischen Systems zusammenhängen könnte.

Gleichwohl lassen sich beginnend bei psychoedukativen Maßnahmen Zuordnungen treffen, die es rechtfertigen, die Psychotherapie als festen Bestandteil psychiatrischer Tagesbehandlung zu definieren. Ist Psychoedukation heute „Anleitung“ von damals? Sind regelmäßige Aktivitäten nicht Gruppentherapien, insbesondere wenn Rollenspiel und Gruppentraining sozialer Kompetenzen einbezogen werden? Ist interpersoneller Kontakt, ohne dass einzeln oder in Gruppen darüber geredet wird, denkbar? Wohl kaum: wesentlich ist, dass Psychotherapie heute einen ungeheuer weiten Bereich von Konfliktbearbeitung über Problemlösung bis zur Übung sozialer Kompetenzen umfasst.

Wie sichert man die Partizipation? Regelmäßige Befragungen und Diskussionen der Patienten mit dem Team oder untereinander sichern ihre Partizipation und Erfolgschancen. Es gibt empirische Untersuchungen, die ein solches Vorgehen stützen. Organisationsgruppen, Befragungen, Patientenbeiräte und andere Foren sind geeignet, diesen Impetus aufzunehmen. Aber auch Ansätze der Empowermentbewegung sind hilfreich. Patienten- Senioren können jüngere Betroffene beraten und unterstützen. Es empfiehlt sich nachgerade möglichst viel Verantwortung für den Therapieprozess auf die PatientInnen zu übertragen. Als klassisches Beispiel mag das Zuspätkommen oder Nichterscheinen gelten. Einzelne Kranke können es übernehmen, sich morgens auf die Recherche begeben, warum und wann diese Patienten fernblieben. Kranke können bei der Erstellung des Therapieprogramms und seiner Ausführung ebenso Beiträge leisten. Regelmäßige Evaluationen des Programms durch die Nutzer erscheinen ebenso sinnvoll. Im Grundgedanken wird der Weg in die Zukunft deutlich: alle Beteiligten sind verantwortlich für das Gelingen der Therapie.

Psychotherapie und Trialog

Erweitert wird diese Perspektive durch das trialogische Element: Welchen Einfluss hat die Berücksichtigung der Ansichten und Auffassungen der Angehörigen auf psychotherapeutische Vorgehensweisen? Dürfen sie überhaupt Einfluss haben? Oder bedeuten Tageskliniken noch heute das, was Kirchen im Mittelalter für Flüchtlinge waren: Sicherheit vor psychiatrischer Klinik und Familien? Diese Betrachtung hat heute nur noch historischen Wert, weil Kliniken nicht mehr diesen Schreckenscharakter haben und Angehörige nicht mehr „Ungehörige" wie einst sind. Trialog heißt vielmehr konstruktive Auseinandersetzung zwischen Patienten, Professionellen und Familien.

Angehörige tragen wesentlich zur Erhebung der Vorgeschichte, zur Bestimmung der Therapieziele, zur Therapiemotivation des Patienten und zur Evaluation der Erfolge bei. Dieser Beitrag ist unverzichtbar. Können sie aber Diagnostik und Therapie darüber hinaus optimieren? Oder hemmen und blockieren sie die möglichen Fortschritte und das Vorgehen? Was, wenn eine Kooperation mit den Familien unmöglich erscheint, wenn die Familie die gemeinsame Planung unterläuft durch Pseudokooperation und fortgesetztes Ausagieren der intrafamiliären Konflikte? Das ist selten der Fall, so dass hier nur skizzenhaft auf diesen Sonderfall eingegangen werden soll. Gegen die Familien kann eine tagesklinische Behandlung nicht erfolgreich ausgeführt werden. Hier kann sich also eine Indikation für eine vollstationäre Therapie, eine Therapiepause oder eine ambulante Behandlung ergeben.

Die Chancen liegen andererseits in einer Approximation der Therapie an realistische Ziele. Angehörige sind die dauerhaftesten Partner der Patienten, die intimen Kenner und Unterstützer aller Bemühungen. Auf ihre Hilfe kann also im positiven Falle kaum verzichtet werden. Sie spiegeln die Realität des Patienten in effektiver Weise, sie verstärken die therapeutischen Initiativen und tragen auf Dauer zum Erfolg bei. Sie können langfristig zu Verstärkern der Therapie werden und somit mehr leisten, als jeder kurzfristige Eingriff erlaubt. Sie können sogar bei der Gestaltung der therapeutischen Möglichkeiten und der Ausbildung der Mitarbeiter mitwirken. Im negativen Falle gilt es, durch langfristige Bemühungen doch die Zusammenarbeit mit den Familien zu erreichen; mindestes Ziel ist der „Waffenstillstand", also eine für eine Zeit erreichte Zurückhaltung der Angehörigen.

Psychotherapiepraxis in der Tagesklinik

Psychotherapie zählt zu den wichtigsten Aufgaben der teilstationären Komplexbehandlung. Zu unterscheiden ist zunächst zwischen Einzel- und Gruppenpsychotherapie, wobei beides nebeneinander regelhaft Anwendung findet. In der Praxis gibt es kaum noch Institutionen, die entweder das eine oder das andere nutzen. Gruppentherapien werden dabei vielfältig modifiziert verwandt und dünnen sich an den Rändern in soziale Aktivitäten aus: reine sog. themenzentrierte Gesprächsgruppen wechseln mit thematisch freien sog. interaktionellen oder streng nach tiefenpsychologischem Muster organisierten Gruppen. Daneben finden sich Info-Gruppen, Ansätze des Rollenspiels, Training sozialer Kompetenzen und Freizeitgruppen. Von hieraus ergeben sich Übergänge zu post-tagesklinischen Gruppentherapien, zu Angehörigengruppen oder ambulanter Einzelbehandlung. Spielrunden oder informelle Treffen der Patienten außerhalb der Tagesklinik schließen sich an die Freizeitaktivitäten an. Psychotherapie hat also einen sehr viel größeren und umfassenderen Stellenwert erhalten. Ferner muss ein individueller von einem *bifokalen Ansatz* getrennt werden. Tendenziell gilt bei komplizierten Erkrankungen, dass auch die Angehörigen oder weitere Schlüsselpersonen entweder punktuell oder bei dauerhaften Schwierigkeiten langfristig zu beteiligen sind. Schließlich kann sich Psychotherapie ausschließlich an die Umwelt, also in erster Linie die Angehörigen oder Schlüsselpersonen, wenden (Tabelle 7).

Wesentlich ist ferner die *psychotherapeutische Grundhaltung* des gesamten Teams, der ein höherer Stellenwert als der einzelnen Technik oder dem einzelnen Setting (Gruppe) zugeordnet werden kann. Mehr noch als im stationären Rahmen bedarf es initial der Schaffung einer gemeinsamen Arbeitsgrundlage mit dem Patienten. Auf welcher Basis kommen Therapeuten und Patienten zusammen? Welche Ziele werden in welcher Zeiteinheit mit welchen (dritten) Personen und welchen Methoden angestrebt. Hierzu bedarf es des geduldigen, optimistischen Zugehens auf den Patienten und sein Umfeld, die gleichzeitig genug Gelegenheit bekommen sollten, ihre eigenen Vorstellungen einzubringen. Gerade bei chronisch psychisch Kranken sind besonders Vorsicht und Ausdauer als wichtige Teilkomponenten zu nennen (vgl. Eikelmann 1998). Regelmäßiger Austausch der Mitarbeiter in Teamsitzungen, interne und externe Supervision sind zwingend erforderlich, um die komplexe psychotherapeutische Aufgabe der Tagesklinik im Team erfolgreich zu absolvieren. Alle Mitarbeiter erhalten Gelegenheit zum Austausch und zur Supervision. Psychotherapeutisches Grundwissen ist bei allen therapeutischen Mitarbeitern in Ansätzen vorhanden!

Tabelle 7: Die wichtigsten Psychotherapiemethoden in der tagesklinischen Behandlung:

- **Individuelle Ansätze**:
- supportive Psychotherapie: Kurze, niederfrequente Sitzungen zur Bearbeitung aktueller Konflikte und Fragen (z.B. Rockland 1992, Hogarty et al. 1995, Dührssen 1988)
- Kognitive-strukturierende Psychotherapie (z.B. Bellack und Mueser 1993)
- Expositions- und Konfrontationsbehandlung (Fiedler et al. 1994)
- Interaktionelle Psychotherapie (Heigl & Ott 1996)
- Tiefenpsychologische fundierte Psychotherapieansätze (z.B. Benedetti 1987, Mentzos 1991)
- Psychoedukative Therapieansätze für Patienten und Angehörige (z.B. McGorry 1995, Wienberg et al. 1995, Hornung & Buchkremer 1992)
- Skills training (z.B. Scott & Dixon 1995)
- **Bifokale Ansätze** unter Einbeziehung von Patient und Familie:
- „Supportive family intervention" (z.B. Falloon et al. 1996)
- Psychoedukativ-psychotherapeutische Behandlung des Patienten und seiner Familie (z.B. Hornung et al. 1995)
- Angehörigentherapie (Hornung & Buchkremer 1992)
- **Strategische Orientierung**:
- Bewältigungsorientierte Psychotherapie (z.B. Wiedl 1994),
- Bedürfnisorientierte Psychotherapie für Patienten und Familien (z.B. Alanen et al. 1985, Lehtinen 1994).

Komplikationen und Fehler in der Psychotherapie in der Tagesklinik können hier nicht erschöpfend angeführt werden. Beispielhaft sei als häufigster Fehler genannt: Psychotherapie wird anstelle einer bio-psychosozialen Komplextherapie als Lückenbüßer, aber auch als Beitrag zur Verleugnung der Schwere einer psychiatrischen Störung eingesetzt. Ein gängiges Beispiel sei angeführt: eigentlich liegen beim Patienten alle Anzeichen einer schizophrenen Psychose vor, man einigt sich jedoch (z.B. dem Patienten, den Eltern, dem Team zu Liebe) auf Borderline-Störung, um anstelle eines integrativen Ansatzes aus zahlreichen Verfahren einer teilstationären Psychotherapie den Vorzug zu geben. Diese allein eingesetzt überfordert den Kranken und bedingt einen Behandlungsabbruch. Linn et al. (1979) verglichen Tageskliniken der US-amerikanischen Veterans Administration, in denen ausschließlich schizophrene Männer behandelt wurden. Sie fanden, dass Kontakte mit Sozialarbeitern und Psychologen, ferner ein gesteigertes Maß an Psychotherapie die Tageskliniken mit schlechtem Outcome auszeichneten. Hierbei ist zu bedenken, dass aufdeckend psychotherapeutische Arbeit bei diesen Patienten sicher eher zu einer Überstimulation und damit zu einem schlechten Ausgang führten. Das Ergebnis kann jedoch nicht gegen Psychotherapie überhaupt ins Feld geführt werden. Tagesklinische Behandlung ohne Psychotherapie ist schwer vorstellbar, wobei es Ausdünnungen bishin zu minimalen Aktivitäten geben muss. Gerade unerfahrene Therapeuten geraten jedoch bei Psychosekranken in Gefahr, morbusnahe psychische Auffälligkeiten als psychodynamische Fakten fehlzuinterpretieren und sie der „verschärften" Durcharbeitung zu unterwerfen. Andererseits werden Patienten, die zum wiederholten Male aufgenommen wurden, gerne als refraktär und „chronisch" bezeichnet, um ihnen eine Behandlung im Gespräch vorzuenthalten. Auf der Ebene der einzelnen Technik besteht die Gefahr der Absolutierung dieses Zugangs, der dann im Team nicht selten gegenüber anderen Zugängen und Verfahren herausgehoben oder (mit stillem Ehrgeiz) verschwiegen wird.

Zusammenfassung

Psychotherapie ist eine der gängigen Methoden der Psychiatrie; sie ist deswegen auch notwendiger Bestandteil der Behandlung psychisch Kranker in Tageskliniken. Es soll an dieser Stelle ausdrücklich darauf verzichtet werden, wie Grawe (1995) es getan hat, die einzelnen Methoden in ihrem wissenschaftlichen Wert gegen einander aufzurechnen. Wichtiger erscheint eine Formulierung der Grundtendenzen: Psychotherapie richtet sich zuerst an den Einzelnen, dann an die Gruppe der Betroffenen; sie muss aber häufig das „System" bedenken und gelegentlich einbeziehen, in dem der Patient sich sozial verortet und bewähren muss. Dazu zählen Familien, Schlüsselpersonen, Kollegen usw..

Methodisch haben sich sowohl tiefenpsychologisch fundierte, interaktionelle als auch die diversen verhaltenstherapeutischen Techniken empfohlen. Es zeichnet sich wie überall sonst ein Methodenpluralismus ab, der im Alltag psychiatrischer Institutionen der puristischen Anwendung einzelner Verfahren überlegen zu sein scheint. Ähnlich wichtig ist das bi- oder multifokale Vorgehen. Ferner hat sich bewährt, mit den Patienten und ihren Angehörigen zu konkreten Vereinbarungen über Ziele der Behandlung zu gelangen. Tendenziell sollten den Patienten möglichst viel Verantwortung für den Therapieprozess übertragen werden, was in Einzelheiten dargestellt werden konnte.

Kritisch bleibt daher anzumerken, dass sich Anhalte für eine differentielle Indikation einzelner Verfahren oder ihrer Kombination nicht finden, so dass Versuch und Irrtum das Vorgehen bestimmen. Hier liegt eine wichtige Aufgabe der nächsten Zukunft: es gilt, Therapieprogramme zu untersuchen und zu bewerten, vielmehr aber noch einzelne Bausteine des komplexen Programms auf Nutzen und Schaden zu analysieren. Das ist richtig für Psychotherapiemethoden wie für soziotherapeutische Elemente; in der Psychopharmakotherapie liegen Ergebnisse für stationäre Bedingungen vor, sie fehlen für tagesklinische Behandlung in toto. Die im Aufkommen begriffene Differenzierung der Tageskliniken in Sucht-, gerontopsychiatrische und allgemeinpsychiatrische Einrichtungen wird weiteren Forschungsbedarf nach sich ziehen, zu dessen Befriedigung es große Anstrengungen braucht, damit sich auf Sicht diese moderne, besonders effektive Behandlungsweise zum Schwerpunkt der Versorgung psychisch Kranker entwickeln kann.

Pharmakotherapie schizophrener Störungen im tagesklinischen Setting

Martin Lambert, Fritz-Michael Stark, Dieter Naber

Einleitung

Mit der Einführung der Neuroleptika Mitte der 50er Jahre kam es zu einer schlagartigen Verbesserung der langzeittherapeutischen Behandlungsmöglichkeiten schizophrener Störungen. Dadurch konnte die früher übliche hohe Rezidivrate dieser schweren psychiatrischen Erkrankung drastisch gesenkt werden (Davis et al., 1980). Dass dies von entscheidender Bedeutung für den Verlauf der schizophrenen Störung ist, zeigten Studien von Crowe et al. (1986) und Loebel et al. (1995). Sie stellten fest, dass die Behandlung mit zunehmender Erkrankungshäufigkeit immer schwieriger und langwieriger wird. Trotz der nachgewiesenen rezidivprophylaktischen Wirkung der Neuroleptika kommt es zu einer Vielzahl von Rückfällen. Als eine der Hauptgründe hierfür hat sich die mangelnde Medikamenten-Compliance herausgestellt. Van Putten (1974) und Maurer und Biehl (1988) schätzten, dass 45 - 60% der psychiatrischen Patienten die Medikamente von sich aus absetzen. Diese Befunde allein unterstreichen schon die Notwendigkeit, die Problematik der Medikamentenkompliance systematisch in die Therapieplanung mit einzubeziehen.

Teilstationäre Angebote sind ein fester Bestandteil psychiatrischer Versorgungs- und Therapieangebote. In diesem Setting leben die Patienten zu Hause, abends und am Wochenende, sind also direkt in ihrem jeweiligen sozialen Kontext eingebettet. Dies ist eine günstige Voraussetzung für einen schnelleren Transfer der therapeutisch bearbeiteten Lebensthemen in den individuellen sozialen Kontext der Patienten. Im Vordergrund der zu bearbeitenden Themen steht auch der Umgang mit Medikamenten. Dies insbesondere deshalb, weil die meisten Patienten zu einem Zeitpunkt in die Tagesklinik kommen, an dem die Akutsymptomatik schon weitgehend abgeklungen ist. Zu diesem Zeitpunkt stellt sich für die Patienten die Frage, nach dem in der Allgemeinbevölkerung verbreiteten Medikamentenkonzept - Medikamente muss man nur solange nehmen, wie man krank ist -, ob sie die Neuroleptika weiter einnehmen sollen. Ein weiterer Grund, sich mit dem Thema Medikamente auseinanderzusetzen, ist die Beobachtung der Patienten hinsichtlich möglicher Nebenwirkungen. Solange sie akute Krankheitssymptome wahrgenommen haben, ist die Bereitschaft, auch Nebenwirkungen in Kauf zu nehmen, intrinsisch motivierbar. Nach Abklingen der Akutsymptomatik stellt sich jedoch die logische Frage, für welchen Nutzen sie diese Nebenwirkungen in Kauf nehmen sollen.

Die von den Patienten an die tagesklinische Behandlung herangetragenen allgemeinen Ziele ähneln teilweise der einer stationären Behandlung im Sinne von allgemeiner Reduktion der Psychopathologie, Verkürzung und Verhinderung stationärer Wiederaufnahmen, allgemeiner psychischer Stabilisierung, aber darüber hinaus auch der Wiedergewinnung einer äußeren und inneren Struktur und einer zufriedenstellenden Lebensqualität sowie guter sozialer Integration außerhalb der psychiatrischen Institution. Darüber hinaus lassen sich jedoch spezifische Ziele tagesklinischer Arbeit definieren, die allerdings abhängig sind von der jeweils vorhandenen therapeutischen Haltung. Als mögliche spezifische Ziele wären zu nennen:

- die Förderung von Krankheitsverständnis
- die Förderung eines adäquaten Umgangs mit Medikamenten
- die Förderung der Alltagsbewältigung und der sozialen und emotionalen Kompetenz der Patienten
- die Förderung einer produktiven Auseinandersetzung mit der Familie
- die Förderung der Motivation für weitergehende Behandlung
- das Erreichen einer Zufriedenheit mit der Behandlung.

Der Umgang mit Medikamenten nimmt dabei eine zentrale Rolle ein. Die Tagesklinik zeigt auch in dieser Aufgabenstellung ihre Schnittstellenfunktion. Patienten kommen in der Regel mit einer noch dem Bedarf im ausgeklungenen Akutstadium angepassten Medikamentendosis in die Tagesklinik. Entlassen werden Sie dann in die ambulante Weiterbehandlung mit einer möglichst schon angepassten Langzeitdosis. Die Akzeptanz einer Langzeitdosis, die primär prophylaktischen Charakter hat, erfordert jedoch das Durchlaufen eines komplexen Motivierungsprozesses bei den Patienten. Während der Akutbehandlung ist der Sinn der die Akutsymptome reduzierenden Medikamentengabe noch direkt spürbar und damit einsehbar. Mit zunehmenden Abklingen der Akutsymptome jedoch schwindet diese intrisische Begründbarkeit.

Jetzt ist es erforderlich, mit den Patienten ein der individuellen Situation entsprechendes Krankheitskonzept zu erarbeiten, das dem Patienten ermöglicht, aus einsichtiger Eigenverantwortlichkeit, das empfohlene Medikamentenregime auch ambulant weiterzuführen. Auch die Rolle der Angehörigen mit ihren (Vor-)urteilen und Meinungen zur Medikamentengabe müssen berücksichtigt werden. Auch Freunde und Arbeitskollegen mögen spezifisch auf die Tatsache reagieren, dass der Betreffende Medikamente nimmt, nachfragen, hinterfragen, abraten, abqualifizieren etc.

Im folgenden sollen grundlegenden Verfahrensweisen der antipsychotischen Langzeitbehandlung unter Berücksichtigung des tagesklinisch-zentrierten Umgangs mit der Medikamentenkompliance besprochen werden. Hierbei soll ein besonderer Fokus auf die Anwendung atypischer Antipsychotika gelegt werden.

Die neuroleptische Langzeitbehandlung

Die Wahl des Antipsychotikums

Hinsichtlich der Wahl der zur Langzeitbehandlung verwendbaren Antipsychotika sollte man sich an den Kriterien der Akuttherapie orientieren. Neben der dauerhaften Behandlung bzw. Prävention der produktiven Symptomatik stellt die Auswahl des Antipsychotikums zur Langzeitbehandlung auch noch besondere Anforderungen. Hierzu gehören, neben eine stärkeren Berücksichtigung der subjektiven Wirkungen des Antipsychotikums, das Problem der Compliance, die v.a. in der Langzeittherapie auftretenden affektiven und kognitiven Beeinträchtigungen durch die Neuroleptika und deren Einfluss auf die Befindlichkeit und Lebensqualität der schizophrenen Patienten. Diese Effekte sind für den behandelnden Psychiater oft nur diskret, beeinflussen jedoch aufgrund der eingeschränkten Emotionalität und Lebensfreude entscheidend die Compliance. Da es sich in vielen Fällen um eine mehrjährige Therapie handelt, ist dieser Gesichtspunkt bei der Auswahl des Antipsychotikums von entscheidender Bedeutung.

Zur Förderung von Patienten mit offensichtlichen Komplianceproblemen stehen bei der Langzeitbehandlung länger wirksame, injizierbare Antipsychotika zur Verfügung - die sogenannten Depotneuroleptika. Deren Vorteile liegen im Wegfall einer mehrmals täglichen Medikamenteneinnahme, einer im Vergleich zur oralen Applikation besseren Verfügbarkeit und stabileren Plasmaspiegeln (Kapfhammer & Rüther 1987), einer erniedrigten Dosierung aufgrund der Umgehung des „first pass-Effektes" sowie der erleichterten Überprüfbarkeit der Compliance, v.a. im teilstationären und ambulanten Bereich. Damit wäre theoretisch zu erwarten, dass durch den vermehrten Einsatz von Depotneuroleptika bessere Therapieresultate zu erzielen wären. Allerdings weisen die Ergebnisse kontrollierter Studien nicht immer eindeutig in diese Richtung (Schooler et al. 1980). Nachteile dieser Langzeitbehandlung sind die Applikationsform, die viele Patienten abschreckt, das „early peak"-Phänomen sowie die mangelhafte Korrigierbarkeit der Dosis, v.a. bei auftretenden Nebenwirkungen. Im Fall der Entscheidung für eine Depotprophylaxe sollte schon im Rahmen der Akuttherapie ein orales Präparat gewählt werden, das auch als Depot zur Verfügung steht. Die Umstellung von oral auf parenteral (Depot) sollte überlappend und erst dann erfolgen, wenn eine gewisse Stabilitätsphase erreicht ist. Festzuhalten bleibt, dass hinsichtlich der Rezidivrate in den meisten Studien kein Unterschied zwischen den oral angewendeten und den injizierbaren Neuroleptika gefunden wurde (Hogarty et al. 1976; Schooler et al. 1980).

Im Hinblick auf die Langzeittherapie mittels eines oralen Antipsychotikums sollte heute den atypischen Neuroleptika der Vorzug gegeben werden. Diese Präparate bieten eine Reihe von Vorteilen im Vergleich zu klassischen Neuroleptika (siehe Tabelle 8).

Tabelle 8: Vorteile atypischer- im Vergleich zu konventionellen Antipsychotika in der Langzeitbehandlung schizophrener Erkrankungen

Breiteres therapeutisches Spektrum
- Weniger residuale Positivsymptomatik (Therapieresistenz)
- Effektivität in der Behandlung der Negativsymptomatik
- Antidepressiva und angstlösende Wirkung
- Verbesserung kognitiver Funktionen

Reduzierte Nebenwirkungsrate
- Geringere EPS-Inzidenz
- Geringeres Spätdyskinesierisiko
- Weniger emotionale Beeinflussungen

Bessere Compliance
- Erniedrigte Rehospitalisierungsrate

Höhere Lebensqualität

Verbesserte Psychorehabilitation
- Bessere soziale Integration bzw. Reintegration

Dafür sprechen eine Reihe von spezifischen Eigenschaften dieser Antipsychotika, die eng mit einer Verbesserung der Compliance assoziiert sind. Neben guter antipsychotischer Wirkung weisen diese Neuroleptika eine reduzierte Rate an extrapyramidal-motorischen Nebenwirkungen auf (Weiden et al. 1996), beeinflussen die Minussymptomatik günstig (Tollefson et al. 1997), verbessern kognitive Funktionen (Goldberg & Weinberger 1996), werden von den Patienten subjektiv besser vertragen (Naber 1995) und verbessern im Vergleich zu klassischen Neuroleptika die Lebensqualität (Awad & Hogan 1994, Naber 1995). Diese Faktoren erhöhen die Compliance (Lieberman 1996; Weiden et al. 1996) zur Gesamtbehandlung und verkürzen damit die Behandlungsdauer (Buckley & Schulz 1996) bzw. senken die Rehospitalisierungsrate (Lieberman 1996).

Die Dosierung des Antipsychotikums

Hinsichtlich der richtigen Dosierung zur Langzeittherapie gilt die Maxime der Optimierung der neuroleptischen Effektivität auf einem möglichst geringen Nebenwirkungsniveau. Gerade die tagesklinische Behandlung bietet hier die Gelegenheit eines längeren Beobachtungszeitraumes. Unter dem Gesichtspunkt der Dosisabhängigkeit möglicher Nebenwirkungen und der Compliance sollte die Langzeitbehandlung in einer möglichst niedrigen Dosierung und an einem Einnahmezeitpunkt pro Tag durchgeführt werden. Nach Fleischhacker (1995) sollte die Langzeittherapie schizophrener Störungen, unabhängig von der Applikationsform, mit einer Dosis zwischen 5-15 Haloperidol- oder 200-400 Chlorpromazinäquivalenten pro Tag durchgeführt werden, wobei hier eine hohe interindividuelle Variabilität anzunehmen ist.

Die Dauer der Rezidivprophylaxe

Die rezidivprophylaktische Wirkung der Neuroleptika ist mittlerweile unbestritten. Davis et al. (1980) fanden in ihrer Zusammenfassung über plazebokontrollierte Studien bei 3500 Patienten eine Rückfallrate von 55% bei Patienten unter Plazebo im

Vergleich zu 19% bei Patienten unter neuroleptischer Behandlung. In einer weiteren Übersichtsarbeit berichtete Kane (1997) von einer Plazebo-Verum-Differenz von etwa 58%, wobei sich die meisten Studien auf einen Beobachtungszeitraum von maximal 2 Jahren beziehen (siehe Abbildung 3).

Abbildung 3: Rezidivprophylaxe mit oralen Neuroleptika im Vergleich zu Plazebo (modifiziert nach Kane 1972)

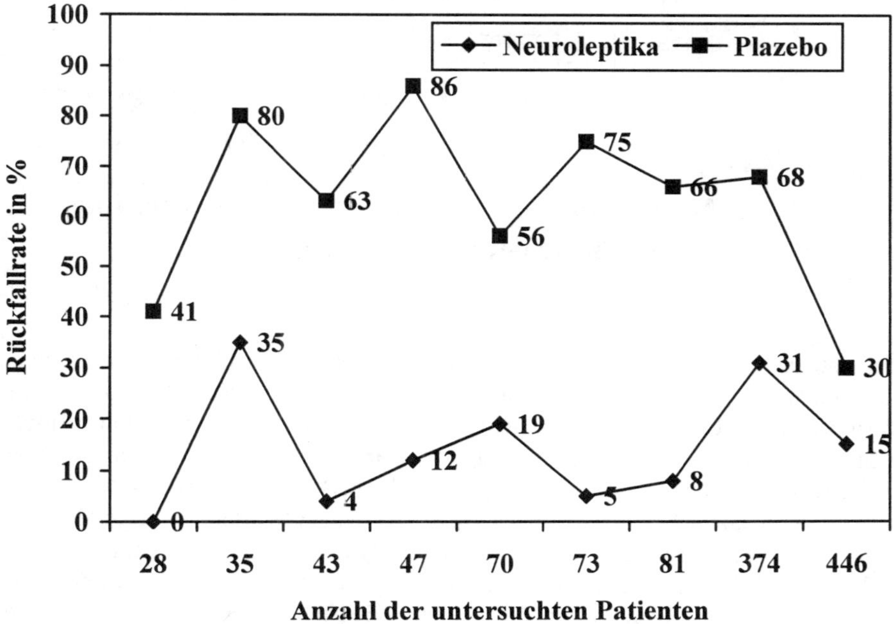

Dass jedoch auch nach dem 2-Jahreszeitraum ein erhebliches Rückfallrisiko besteht, zeigten sog. Absetzstudien von Hogarty et al. (1976) und Cheung (1981; siehe Abbildung 4). Hogarty untersuchte Patienten, die 2-3 Jahre rezidivfrei geblieben waren und nachfolgend das Neuroleptikum abgesetzt hatten. Demnach lag die 1-Jahresrezidivquote nach Absetzen bei 65%, wobei sich die meisten Rezidive im Zeitraum zwischen dem 3. bis 7. Monat nach Absetzen ereigneten. Vergleichbare Rezidivraten wurden auch von Cheung (1981) berichtet, wobei er Patienten 3-5 Jahre nach erfolgreicher Rezidivprophylaxe untersuchte (62% Rezidive nach Absetzen). Daraus folgt, dass die antipsychotische Rezidivprophylaxe über einen Zeitraum von mindestens 5 Jahre durchgeführt werden sollte.

Alternativ zur kontinuierlichen Langzeitmedikation stehen heute zwei Verfahren der medikamentösen Prophylaxe zur Verfügung: die Niedrigdosierungs- und die Frühinterventionsstrategie. Aufgrund der Behandlungs- und Medikationserfahrungen

Abbildung 4: Absetzstudien (modifiziert nach Möller 1998)

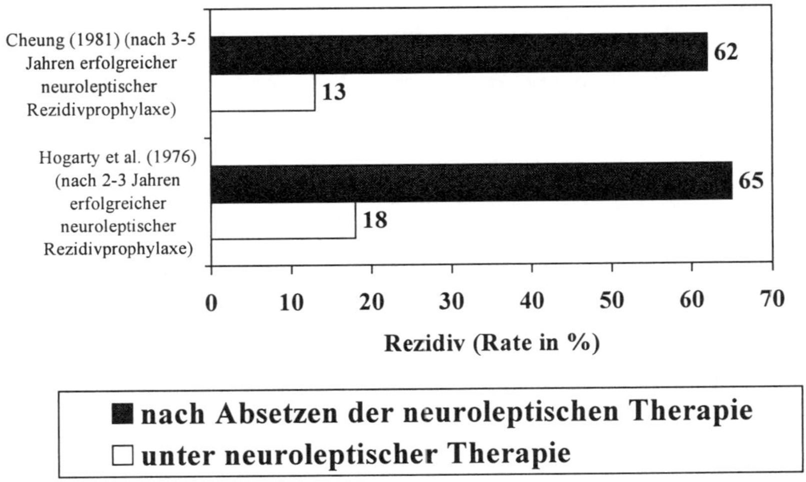

bei intensiver Milieutherapie und hochfrequenter Familienintervention/-therapie kann davon ausgegangen werden, dass je besser das therapeutische Milieu ist, um so geringer ist die Höhe der erforderlichen neuroleptischen Dosis (z.B. Haloperidol 4 ±2mg: McEvoy 1991; Risperidon 2mg: McGorry 1996). Allerdings muss darauf hingewiesen werden, dass eine zu stark reduzierte Dosis nicht mehr ausreichenden rezidivprophylaktischen Schutz bieten kann. So konnten Marder et al. (1984) zeigen, dass eine Niedrigdosierungsbehandlung im Vergleich zu einer Hochdosistherapie sich in der 1-Jahresrezidivquote nicht unterscheidet, wohingegen im zweiten Jahr signifikant höhere Rezidivraten unter einer Niedrigdosierungsstrategie gefunden wurden (36% Ws 69%). Andererseits bietet die Niedrigdosierungsstrategie auch eine Reihe von Vorteilen: Der Gebrauch von Anticholinergika, die einen negativen Effekt auf eine Reihe kognitiver Funktionen haben, wird reduziert, postpsychotische Depressionen bzw. durch Neuroleptika ausgelöste dysphorische Reaktionen treten seltener auf (McGorry et al. 1996) und das Spätdyskinesierisiko wird aufgrund einer verminderten kumulativen Gesamtdosis gesenkt (Kane et al., 1995). Insgesamt kann die Effektivität der Niedrigdosierungsstrategie, u.a. aufgrund der selektierten Patientenauswahl, nicht abschließend beurteilt werden. Insofern sollte sie vornehmlich bei Patienten angewendet werden, die unter starken Nebenwirkungen leiden oder eine Fortsetzung der bisherigen Therapie grundsätzlich ablehnen.

Als weitere Alternative zur kontinuierlichen Rezidivprophylaxe ist die Frühinterventionsstrategie zu nennen. Unter dieser Therapieform wird nach Abklingen der akutpsychotischen Symptomatik das Antipsychotikum langsam ausgeschlichen und erst beim Auftreten sog. Frühwarnsymptome (z.B. Schlafstörungen oder Unruhe) wieder angesetzt. Grundgedanke dieser antipsychotischen Behandlungsform ist, den Patienten die dauerhafte Einnahme von Neuroleptika und damit die Belastung durch mögliche Nebenwirkungen zu ersparen.

Inzwischen existieren eine Reihe von Studien (Pietzcker et al. 1993), die Vor- und Nachteile beider Behandlungsformen untersucht haben. So sprechen die bisher vorliegenden Studien dafür, dass der bessere rezidivprophylaktische Schutz durch eine kontinuierliche Langzeitmedikation gegeben ist, da die Frühinterventionsstrategie im Vergleich zur kontinuierlichen Therapie ein höheres Rezidivrisiko in sich birgt (siehe Abbildung 5). Als Grund für höhere Rezidivraten unter der Frühinterventionsstrategie könnte die mangelhafte Vorhersagbarkeit des Rezidivzeitpunktes durch die Erfassung von Frühwarnsymptomen verantwortlich sein. Auch die Hoffnung, durch die Frühinterventionsstrategie das Spätdyskinesierisiko zu senken, hat sich nicht erfüllt.

Abbildung 5: Rückfallraten bei kontinuierlicher Langzeitmedikation vs Frühinterventionsstrategie (modifiziert nach Kane 1997)

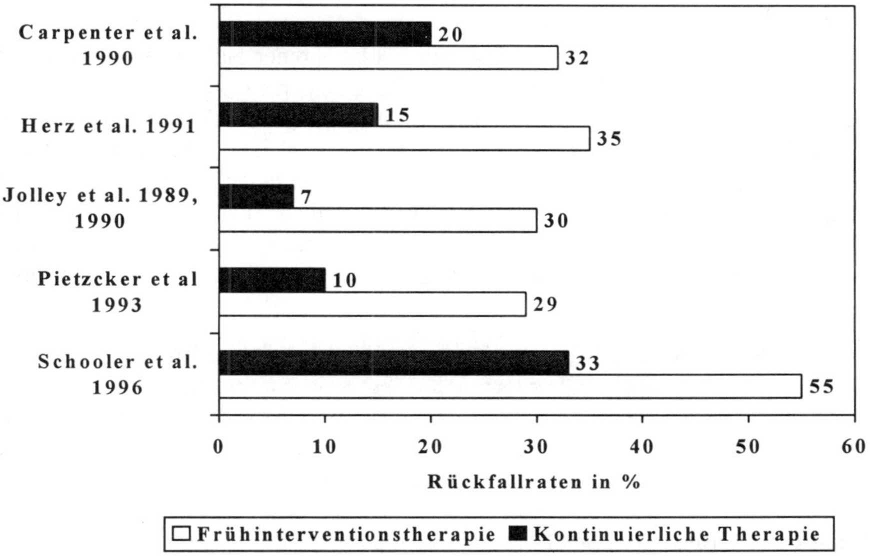

Während also die rezidivprophylaktische Wirksamkeit einer kontinuierlichen Behandlung mit Neuroleptika in zahlreichen Studien eindeutig nachgewiesen werden konnte, werden unter Routinebehandlungen Rückfallquoten von 50% schon im ersten Jahr nach Erkrankungsbeginn beobachtet (Gaebel & Pietzcker 1985, Gaebel 1997). Auch der weitere Verlauf ist gekennzeichnet von einer hohen Rezidivrate, so dass schizophrene Patienten zwischen 15% bis 20% ihrer Zeit in psychiatrischen Krankenhäusern verbringen (Maurer & Biehl 1988). Die Hauptursache für diese hohe Rezidivquote ist sicher u.a. in der inkonsequenten neuroleptischen Rückfallprophylaxe zu sehen. Daraus folgt, dass die Verbesserung der Langzeitbehandlung schizophrener Patienten, neben einer Komplementierung der therapeutischen Bemühungen durch psychoedukative, psychosoziale und psychorehabilitative Maßnahmen, nur durch eine konsequente Aufklärung der Patienten und deren Angehörigen erreicht werden kann. Insbesondere diese Aufklärung sollte optimalerweise schon im vollstationären Setting beginnen, ist aber eine Domäne der tagesklinischen Behandlung, da hier bei den Patienten auch die kognitiven Voraussetzungen, nach Abklingen der Akutsymptomatik, für das Verständnis langfristiger rezidivprophylaktischer Verhaltensweisen gegeben sind.

Behandlung der Negativsymptomatik

Eine weitere Domäne der tagesklinischen Behandlung stellt die Therapie der Negativsymptomatik dar. Betrachtet man die pharmakotherapeutische Forschung zur Schizophrenie über die letzten Jahre, so lässt sich feststellen, dass das Hauptaugenmerk der Behandlung der Positivsymptomatik bzw. der Vermeidung des Wiederauftretens produktiv psychotischer Symptome und der Rückfallprophylaxe galt. In den letzten Jahren rückten jedoch auch andere Aspekte der Behandlung schizophrener Patienten in den Vordergrund. Dazu gehört vor allem die Behandlung der Negativsymptomatik.

Vor Beginn der medikamentösen Therapie schizophrener Negativsymptomatik sollten folgenden Fragen geklärt werden: (1) Zusammenhang zwischen negativer und produktiv psychotischer Symptomatik, (2) Vorliegen einer sekundären Negativsymptomatik im Rahmen einer akuten Exazerbation, ausgelöst durch neuroleptische Nebenwirkungen oder aufgrund sozialer Unterstimulation, (3) Beginn der Negativsymptomatik und (4) Klärung möglicher milieu- und soziotherapeutischer Verfahren im Rahmen des Gesamtbehandlungskonzeptes mit besonderer Fokussierung individueller medikamentöser Risikofaktoren (u.a. Alter, Compliance, erhöhte Sensibilität gegenüber EPS).

Zudem scheint auch die Höhe der Dosierung eine besondere Rolle in der Behandlung der Negativsymptomatik zu spielen. Liegt eine kombinierte Plus- und Minussymptomatik vor, sollte eine Neuroleptikadosierung zwischen 400 bis 700 Chlorpromazineinheiten verabreicht werden. Dagegen wird die vorherrschende Negativsymptomatik mit niedrigeren Dosierungen behandelt (siehe Tabelle 9).

Tabelle 9: Therapie der primären Negativsymptomatik mit atypischen Antipsychotika (modifiziert nach Möller 1998)

Antipsychotikum	1. Schritt	2. Schritt
☐ Olanzapin	12,5 – 17,5 mg/Tag	- 20mg/Tag
☐ Risperidon	2 - 4 mg/Tag	- 6 mg/Tag
☐ Clozapin	100 – 200 mg/Tag	- 600 mg/Tag
☐ Zotepin	50 – 150 mg/Tag	-200 mg/Tag
☐ Ziprasidon	80 – 120 mg/Tag	- 160 mg/Tag
☐ Sertindol**	16 – 20 mg/Tag	- 24 mg/Tag
☐ Amisulprid	50 – 300 mg/Tag	- 800 mg/Tag
☐ Quetiapin	300 – 400 mg/Tag	- 600 mg/Tag

** Weitere Zulassung gegenwärtig (Ende 1998) ungewiss

Aus differentialdiagnostischer und therapeutischer Sicht ist die Differenzierung der Negativsymptomatik in einen primären und einen sekundären Bereich von erheblicher klinischer Relevanz. Während die Negativsymptomatik im Rahmen einer akutpsychotischen Symptomatik zumeist eine Erhöhung der neuroleptischen Dosierung erfordert, ist bei nebenwirkungsbedingten negativen Symptomen eine Reduzierung der Neuroleptikadosis, eine Umstellung auf ein atypisches Antipsychotikum oder eine anticholinerge Zusatzmedikation notwendig. Dagegen sollten im Fall von negativen Symptomen im Rahmen sozialer Unterstimulation soziotherapeutische Maßnahmen intensiviert werden. Negative Symptome im Kontext dysphorisch-depressiver Affektzustände werden primär mit einer antidepressiven Zusatzmedikation behandelt.

Unter dem Aspekt, dass die günstige Wirkung bestimmter Neuroleptika auf die Negativsymptomatik mit der Serotonin-5-HT2-Blockade, der geringeren Inzidenz extrapyramidal-motorischer Nebenwirkungen und einer verbesserten antidepressiven- und anxiolytischen Wirksamkeit erklärt wird, sind für atypische Antipsychotika eine Reihe von Studien hinsichtlich der Effektivität in der Behandlung negativer Symptome durchgeführt worden.

Für Risperidon wurde von Marder & Meibach (1994) gezeigt, dass dieses atypische Antipsychotikum im Vergleich zu Haloperidol einen starken Effekt auf das primäre Defizitsyndrom (Carpenter 1996) hat. Unter Verwendung des beschrieben Pfadmodells konnte gezeigt werden, dass die Überlegenheit bezüglich der Negativsymptomatik nicht allein über stärkere Wirkung auf Positivsymptomatik oder über bessere extrapyramidal-motorische Verträglichkeit von Risperidon zu erklären war (Möller et al. 1995). Dieser direkte Effekt auf die Negativsymptomatik konnte jedoch in einer Nachfolgestudie nicht repliziert werden (Peuskens 1995). Für Olanzapin zeigte sich in einer Dosierung von 15mg täglich eine signifikant größere Effektivität in der Behandlung der direkten Negativsymptomatik besitzt als Plazebo oder Haloperidol. Im Hinblick auf die differentiellen Gesamttherapieeffekte waren im Vergleich zu Plazebo 55% des Gesamtverbesserung der Negativsymptomatik auf direkte Effekte zurückzuführen. Im Vergleich zu Haloperidol lag dieser prozentuale Anteil sogar bei 84% (Tollefson et al. 1997).

Neben Olanzapin und Risperidon wurde insbesondere Clozapin unter dem Aspekt der Negativsymptomatik hervorgehoben, obwohl dessen Einfluss auf die primäre Negativsymptomatik nach wie vor kontrovers diskutiert wird. So berichten Miller et al. (1994) über eine Besserung der Negativsymptomatik unabhängig von sekundären Einflussgrößen, während Breier und Mitarbeiter (1994) im Vergleich zu Haloperidol keinen Vorteil in der Behandlung mit Clozapin fanden. Im Fall einer Therapie mit Clozapin sollten Dosen von 100-200mg pro Tag zur Anwendung kommen. Ermutigende Ergebnisse liegen inzwischen auch für Zotepin vor, die sich u.a. auf Ergebnisse von Untersuchungen durch Barnas et al. (1992) und Petit et al. (1996) stützen. Spezielle Dosierungsempfehlungen für die Therapie der Negativsymptomatik mittels Zotepin wurden mit etwa 150-250mg pro Tag angegeben (Meyer-Lindenberg et al. 1997).

Für Sertindol zeigen die Ergebnisse der sogenannten „Landmark-Studie" (Zimbroff et al. 1997) einen stärkeren Rückgang der Negativsymptomatik im Vergleich zu Placebo bzw. Haloperidol in einer Dosierung von 16-20mg pro Tag, wobei jedoch auch Patienten mit gleichzeitiger Positiv- und Negativsymptomatik untersucht wurden. Eine Analyse der Daten mittels des Pfadmodells wurde bis dato noch nicht durchgeführt. Das Präparat ist jedoch gegenwärtig nur bedingt verfügbar.

Eine von der chemischen Struktur dem Sulpirid ähnliche Substanz ist das Amisulprid, das schon seit mehreren Jahren in Frankreich zur Anwendung kommt. Loo und Mitarbeiter (1997) konnten in einer doppelblinden Plazebo-kontrollierten Studie eine signifikante Besserung der Minussymptomatik durch Amisulprid im Vergleich zu Plazebo nachweisen, wobei eine Amisulprid-Dosis von 100mg pro Tag verabreicht wurde. Aufgrund der Patientenselektion - es wurden nur remittierte Patienten mit negativer Symptomatik untersucht - kann das Ergebnis als Hinweis auf die Wirksamkeit beim Defizitsyndrom schizophrener Störungen gewertet werden.

In einer Übersichtsarbeit von King (1998) wurde die Effektivität von Quetiapin auf die schizophrene Negativsymptomatik dargestellt. Dabei fällt auf, im Gegensatz zu anderen atypischen Antipsychotika, dass die therapeutische Wirksamkeit von Quetiapin gegen schizophrene Negativsymptomatik nicht immer besser als die der Referenzsubstanzen aus der Gruppe der klassischen Antipsychotika ist. Zur Behandlung von negativen Symptomen wird Quetiapin in einer Dosierung von 300-400mg pro Tag empfohlen.

Ziprasidon ist ein weiterer Vertreter der atypischen Antipsychotika. Die Ergebnisse der Phase-III-Studien lassen eine gute antipsychotische Wirkung und Effekte bei der Behandlung der Negativsymptomatik erkennen Spezielle Dosierungsempfehlungen für die Therapie der Negativsymptomatik liegen nicht vor, jedoch wurde die beste Wirksamkeit auf die schizophrene Negativsymptomatik im Bereich von etwa 80-120mg pro Tag gesehen (Harrigan et al. 1996).

Insgesamt ist festzuhalten, dass aufgrund der vorliegenden wissenschaftlichen Ergebnisse nicht alle Medikamente aus der Gruppe der atypischen Antipsychotika für die Behandlung der primären Negativsymptomatik uneingeschränkt empfohlen werden können. Aufgrund der Tatsache, dass die Befunde zur Wirksamkeit auf die schizophrene Negativsymptomatik an Patienten mit akuten Exazerbationen gewonnen wurden, bedarf es weiterer klinischer Prüfungen, um zu klären, ob diese günstigen Ergebnisse auch auf die Negativsymptomatik im Rahmen chronischer Residualzustände übertragen werden können. Da jedoch die Reduktion der Positiv- und Negativsymptomatik sehr hoch miteinander korreliert, können die atypischen Antipsychotika über ihre günstigeren Effekte auf die sekundäre Negativsymptomatik zur Behandlung dieser und auch der primären Negativsymptomatik empfohlen werden.

Pharmakotherapie und Lebensqualität

Der Aspekt der Lebensqualität bei schizophrenen Patienten (engl.: Quality of Life = QoL) hat sich in den letzten Jahren bei der Beurteilung von Behandlungskonzepten bzw. deren Erforschung etabliert (Awad et al. 1995). Dies gilt insbesondere für die neuroleptische Behandlung, da nicht selten durch die auf die Symptomatik gerichtete Pharmakotherapie eine Einschränkung der Lebensqualität resultiert.

Entgegen dem klinischen Eindruck vieler Psychiater zeigen etliche Studien (u.a. Naber 1995), dass die meisten remittierten oder zumindest nicht mehr akut psychotischen schizophrenen Patienten in der Lage sind, ihr Befinden bzw. ihre Lebensqualität in Selbstbeurteilungsfragebögen adäquat zu äußern. Häufig zeigte sich auch, dass subjektives Wohlbefinden, insbesondere bezüglich des affektiven Erlebens, durch Fremdbeurteilung kaum bzw. nur eingeschränkt zu messen ist. Daher hat es sich bewährt, die Lebensqualität getrennt von der psychopathologischen Symptomatik zu erfassen.

In der ersten Studie, in der der Einfluss von Neuroleptika auf die Lebensqualität schizophrener Patienten untersucht wurde, zeigten Meltzer und Mitarbeiter (1990) nach offener Verabreichung von Clozapin über 6 Monate bei 38 therapieresistenten Patienten eine hochsignifikante Besserung. Die bisher einzige kontrollierte Studie, in der Untersuchungen bis hin zur 52. Woche durchgeführt wurden (Tollefson et al. 1997), weist in eine ähnliche Richtung. Die tägliche klinische Erfahrung, wonach auch andere atypische Neuroleptika die Lebensqualität schizophrener Patienten verbessern, wurde unterstützt durch eine Untersuchung von Franz und Mitarbeitern (1997), in der die subjektive Lebensqualität schizophrener Patienten unter atypischen Neuroleptika (Clozapin, Risperidon, Zotepin n=33) mit der unter typischen Neuroleptika (n=31) verglichen wurde. Die Patienten unter atypischen Neuroleptika, insbesondere die unter Clozapin und Risperidon, zeigten in dieser Studie über 4 Monate signifikant bessere Werte in den Bereichen körperliches Wohlbefinden, Sozialleben und Alltagsfunktionen.

Das Problem der Medikamentenkompliance

Ein essentieller Bestandteil der Behandlung schizophrener Patienten stellt die Compliance hinsichtlich des beschriebenen Medikamentenregimes dar. Wie oben dargestellt, können mit einer konsequenten Einnahme der Antipsychotika akute Zustandsbilder behandelt und psychotische Episoden verkürzt bzw. verhindert werden. Daraus resultiert eine bessere Prognose der schizophrenen Erkrankung.

Compliance kann jedoch nicht ausschließlich auf die Bereitschaft zur Medikamenteneinnahme reduziert werden. Vielmehr ist damit der Grad der Therapieoptimierung (Linden 1987) oder der „Grad der Übereinstimmung zwischen gesundheitsfördernden und medizinischen Ratschlägen und dem Verhalten eines Menschen" (Haynes 1979) oder auch die Bereitschaft zur Befolgung bestimmter Verhaltensregeln gemeint, z.B. einem regelmäßigen Arztbesuch oder die Teilnahme an vorbeugenden Gesundheitsmaßnahmen.

Hinsichtlich der Inzidenz von Medikamenten-Non-Compliance bei schizophrenen Patienten, die eine längerfristige ambulante Behandlung benötigen, wurden von Maurer & Biehl (1988) Raten von 45-60% mitgeteilt. Dabei gilt es zu beachten, dass bei somatisch erkrankten Patienten ähnliche Non-Kompliance-Inzidenzen gefunden wurden, so dass Non-Compliance nicht als spezifisch psychiatrisches oder schizophrenes Problem angesehen werden kann (Elixhauser et al. 1990, Berg et al. 1993). Weiterhin wurde festgestellt, dass die Kooperationsbereitschaft mit zunehmenden zeitlichen Abstand zur Entlassung kontinuierlich abnimmt. Während im ersten Jahr noch 50% der Patienten regelmäßig Medikamente einnehmen, fällt diese Rate im zweiten Jahr schon auf 15% (Blackwell 1976). Jedoch nehmen auch bereits 15-33% der stationär behandelten schizophrenen Patienten weniger Neuroleptika als verordnet ein. Bei ersterkrankten schizophrenen Patienten scheint die medikamentöse 1-Jahres-Abbruchrate mit 75% noch höher zu sein (Gaebel & Pietzker 1983). Im Vergleich zwischen oralen und injizierbaren Neuroleptika scheint die orale Applikationsform mit einer niedrigeren Akzeptanz einherzugehen (25 vs 41%; Young et al. 1986). Zudem ist der Missbrauch von psychoaktiven Substanzen mit 30-40% unter Schizophrenen deutlich häufiger verbreitet als in der Gesamtbevölkerung und ist, da er den therapeutischen Bemühungen entgegenwirkt, ebenfalls als Manifestation von Non-Compliance aufzufassen. In diesem Zusammenhang wurde auch gezeigt, dass es bei schizophrenen Patienten, die missbräuchlich Drogen konsumieren, häufiger zu Compliance-Problemen bei der neuroleptischen Therapie kommt als bei abstinenten Patienten. Mehrere Studien konnten zudem zeigen, dass 38-68% der schizophrenen Patienten mit einem Rezidiv die Medikation vorzeitig abgesetzt hatten (Herz & Melville 1980). Zusammenfassend wurde unter Verwendung einer Vielfalt von Compliance-Definitionen und Untersuchungsskalen eine durchschnittliche 2-Jahres-Non-Compliance-Rate von 55% mitgeteilt (Buchanan 1992, Adams & Howe 1993; Owen et al. 1996). Hinsichtlich der Ursachen von Non-Compliance lassen sich die relevanten Determinanten unter drei übergeordneten Variablen subsumieren (siehe Tabelle 10).

Tabelle 10: Empirische Korrelationen der Non-Compliance schizophrener Patienten (modifiziert nach Fenton et al. 1997)

Patienten- und Krankheitsbezogene Variablen
Schwere der schizophrenen Symptomatik (v.a. Größenwahn)
Mangelnde Krankheitseinsicht
Komorbidität in Form von Alkohol- oder Drogenmissbrauch
Medikamentenbezogene Variablen
Subjektive Nebenwirkungen (Erleben der Medikation)
Komplexität des Medikamentenregimes
Subtherapeutische oder exzessiv hohe Dosierungen
Beziehungs- und Unterstützungsvariablen
Mangelhafte therapeutische Beziehung
Inadäquate u.v. familiäre Unterstützung
Praktische Hindernisse wie fehlende Finanzen oder Transportmittel

Patienten- und krankheitsbezogene Variablen

Einflussfaktoren, die im Zusammenhang mit der Medikamenten-Non-Kompliance genannt werden, beziehen sich u.a. auf patienten- und krankheitsbezogene Variablen. Eindeutige soziodemographische Trends bei nicht-complianten schizophrenen Patienten gibt es nicht. Unter den nicht-kooperativen Patienten finden sich eher jüngere (Razali & Yahya 1995) und männliche (Macpherson et al. 1996) Patienten als unter denen mit guter Kooperation. Beziehungen zwischen Non-Compliance und abweichendem Bildungsniveau bestehen ebenfalls nicht (Owen et al. 1996). Krankheitsbezogene Variablen beziehen sich auf Untersuchungen zur Krankheitsgeschichte, zur Schwere der Erkrankung, zur Krankheitseinsicht und zur Komorbidität mit dem Missbrauch psychoaktiver Substanzen.

In bezug auf die Zusammenhänge zwischen Compliance und Krankheitsgeschichte sind die Daten nicht eindeutig. Für den Erkrankungsbeginn, die Dauer der Erkrankung (Buchanan 1992) und das prämorbide Funktionsniveau (Adams & Howe 1993) wurden keine Korrelationen gefunden. Obwohl zu erwarten wäre, dass über psychoedukative Effekte eine Zunahme der Medikamenten-Compliance zu erreichen ist, wurde keine Verbesserung der Compliance in bezug auf die Anzahl früherer stationärer Aufnahmen gefunden (Sellwood & Tarrier 1994). Allerdings wurde festgestellt, dass nicht-compliante Patienten ein um 3-4fach erhöhtes Rehospitalisierungsrisiko aufweisen (McFarlane et al. 1995).

Hinsichtlich des Schweregrades der Erkrankung haben in der Mehrzahl der Studien unkooperative Patienten eine ausgeprägtere Psychopathologie (Bartko et al. 1988, Draine & Solomon 1994). Eine besondere Bedeutung kommt dabei auf symptomdeskriptiver Ebene dem Größenwahn zu, der bei über 90% der Patienten zu medikamentenablehnenden Haltung führte (Bartko et al. 1988). Aber auch Desorganisation, Feindseligkeit und Verfolgungswahn wurden mit Non-Compliance in Verbindung gebracht (Pristach & Smith 1990). Ein Zusammenhang zwischen unterschiedlichen schizophrenen Subtypen und Non-Compliance konnte nicht sicher nachgewiesen werden.

Hinsichtlich der Verbindung zwischen Medikamenten-Compliance und Krankheitseinsicht ergeben die meisten Untersuchungen, dass eine mangelhafte Krankheitseinsicht mit unkooperativen Verhalten einhergeht (Marder et al., 1983). Dabei zeigt sich die Krankheitseinsicht unabhängig von der Schwere der Symptomatik (Amador et al. 1994). Krankheitseinsicht und Non-Compliance sind keine dauerhaften Eigenschaften von schizophrenen Patienten, deshalb korrelieren Krankheitseinsicht und medikamentöse Compliance nur dann, wenn beide zum gleichen Zeitpunkt beurteilt werden.

Zum Einfluss eines gleichzeitigen Missbrauchs psychoaktiver Substanzen auf die Compliance belegen mehrere Studien eine hohe Korrelation zwischen Non-Compliance und Alkohol- und Drogenmissbrauch (Owen et al. 1996). Kashner et al. (1991) konnten zeigen, dass schizophrene Patienten mit einem Missbrauch psychoaktiver Substanzen ein 13fach erhöhtes Risiko zur medikamentösen Non-Compliance aufweisen. In einer Studie war ein im letzten Monat vorausgegangener Substanzmissbrauch der stärkste Prädiktor für spätere Non-Compliance (Owen et al. 1996).

Medikamentenbezogene Variablen

In diversen Studien konnte kein Zusammenhang zwischen Non-Compliance und unerwünschten Medikamentennebenwirkungen festgestellt werden (Pristach & Smith, 1990, Marder et al. 1983). Andere Studien kommen zu einem gegenteiligen Ergebnis: Hier geben 1/3 bis 2/3 der Patienten Nebenwirkungen als Ursache des Absetzens der Medikation an (del Campo et al. 1983). Vor allem für die initiale „dysphorische Reaktion" und die später auftretende Akathisie konnte ein direkter Zusammenhang mit der Verweigerung der Medikation nachgewiesen werden (Van Putten und May 1978). Eine positive Einstellung zur Medikation entwickeln vor allem Patienten, die unter Medikation die Erfahrung einer positiven Wirkung und eines größeren Wohlbefindens gemacht haben. Die Erhöhung der Compliancerate durch eine Depot-Medikation ist durch einige Studien gesichert (Young et al. 1986). Das Ausmaß der Verbesserung scheint aber eher gering zu sein und wurde unterschiedlich bewertet (Buchanan 1992). Zudem scheinen sich die Komplexität des Medikamentenregimes (Eisen et al. 1990) und die Einbeziehung des Patienten in das Medikamentenmanagement positiv auf die Compliance auszuwirken.

Beziehungs- und Unterstützungsvariablen

Die große Bedeutung einer guten therapeutischen Arzt-Patienten-Beziehung, insbesondere auch für eine medikamentöse Kooperationsbereitschaft, wurde in verschiedenen Studien nachgewiesen (Marder et al. 1983). Dagegen scheint Psychoedukation mit differenzierter Information über die Bedeutung der Medikation nur einen kurzfristigen Effekt auf die Kooperationsbereitschaft zu haben (Boczkowski et al. 1985, Brown et al. 1987). Wird die Weitergabe von Information mit einem konkreten Training zum Umgang mit Medikamenten verbunden, kommt es zu einer kurzfristigen Erhöhung der Compliance (Eckmann et al. 1990). Ein langfristig überdauernder Effekt lässt sich jedoch nicht nachweisen, eine einmal vermittelte Information bleibt vermutlich nur im Rahmen einer begleitenden Beziehung wirksam. Mehrere Studien finden zudem ein höheres Maß an medikamentöser Compliance bei Patienten, die in ihren Familien leben und deren Medikation von Angehörigen überwacht und kontrolliert wird (Buchanan 1992, Razali & Yahya 1995).

Maßnahmen zur Verbesserung der Compliance

Auseinandersetzung mit der Erkrankung

Einsicht kann man als einen kognitiven Mechanismus verstehen, der eine notwendige, aber nicht hinreichende Bedingung für eine adäquate Therapiekomplianz zu sein scheint. Einsicht und Erkenntnis in intra- und interpersonelle Zusammenhänge von psychischer Erkrankung können durch die unterschiedlichsten therapeutischen Zugänge vermittelt werden. Für den klinischen postakuten Bereich, vor allem für psychoseerkrankte Menschen hat sich u.E. das Stress-Vulnerabilitäts-Coping-Konzept von Zubin und Mitarbeitern (Zubin & Spring 1977) bewährt. Jeder chronisch erkrankte oder von einer langwierigen Erkrankung bedrohte Mensch steht vor der Herausforderung, seine Erkrankung in sein Lebenskonzept zu integrieren und sich damit an die veränderten Lebensumstände zu adaptieren. Bei der psychotischen

Erkrankung brauchen Patienten besondere Unterstützung, diese Erlebnisse in psychologisch verstehbare Erfahrungen zu übersetzen, um sie mit ihrer individuellen Lebensgeschichte verbinden zu können. In der Tagesklinik wird der neue Blickwinkel auf die Erfahrungen durch die Gruppensituationen gefördert, die die Universalität der generellen psychotischen Erlebnisse aufzeigt und damit eine Normalisierung und eine Realitätskontrolle erlaubt. Hier zeigen gemischte diagnostische Gruppen eine weitergehende Möglichkeit, psychotische Symptome zu entmystifizieren, indem sie im Sinne von seelischen Krisen mit speziellerer Symptomatik interpretiert werden. Insbesondere die Notwendigkeit mit geeigneten Medikamenten, den Aspekt der Vulnerabilität positiv zu beeinflussen, muss herausgearbeitet werden.

Bei schizophrenen Patienten gilt allerdings zu beachten, dass gerade diese diagnostische Gruppe krankheitsimmanente Behinderungen aufweist, die dem Verständnis dieser komplexen Zusammenhänge entgegenstehen. Der intellektuelle Prozess der Entwicklung eines adäquaten Krankheitsverständnisses und einer im entsprechenden Wissen und emotionalen Befinden verankerten Einsicht erfordert das komplexe Zusammenspiel von kognitiven und emotionalen Fähigkeiten in Verbindung mit den darauf abgestimmten Handlungsstrategien. Gerade in diesen Bereichen werden deutliche Defizite bei schizophrenen Patienten vermutet. Insofern ist es notwendig, einen besonderen Schwerpunkt auf die Vermittlung des Wissens und die Unterstützung der adäquaten emotionalen Verarbeitung zu legen. Gerade in der tagesklinischen Behandlung in ihrer Einbettung in psychosoziale Rahmenbedingungen kann dieser Ansatz erfolgversprechend durchgeführt werden.

Adäquater Umgang mit Medikamenten

Die Medikamente bzw. der therapeutische Umgang mit Medikamentenfragen steht für die meisten der Patienten stellvertretend für den eigentlichen therapeutischen Prozess. Schizophrene Patienten haben bis zum Beginn der tagesklinischen Behandlung den Umgang mit dem Medikamentenregime als zentralen therapeutischen Zugang zu ihrer Erkrankung empfunden. Patienten, nach ihren subjektiven Einschätzung befragt, welche therapeutische Maßnahme am meisten geholfen habe, geben zwar erst an dritter Stelle nach „strukturelle Bedingungen der Behandlung" und „interpersonelle Kontakte", aber immer noch mit einer Häufigkeit von mehr als zwei Dritteln die Medikamente an (Hoge 1988). Auch Axelrod (1989) weist darauf hin, dass als entscheidender Prädiktor für eine gute Compliance für alle weiteren Therapieschritte der kooperative Umgang mit Medikamenten ist. Dies unterstreicht die Wichtigkeit, in der tagesklinischen Behandlung auf eine bewusste Kooperation im Umgang mit Medikamenten zu achten. Den Patienten sollte auf dem Boden von adäquatem Wissen über Wirkungs- und Nebenwirkungsprofile sowie die Funktion der Medikamente im Gesamtbehandlungsplan das Gefühl vermittelt werden, mitentscheiden zu können.

Besonders in Fragen der Medikation kommt eine zentrale tagesklinische Therapiestrategie zum Tragen, nämlich Verhandlungen zu führen (Washburn 1979). Über diese Strategie - Verhandlungen zu führen - lernen die Patienten, sich adäquat mit bestimmten Problembereichen auseinanderzusetzen, ohne das eigentliche therapeutische Ziel aus den Augen zu verlieren. Anordnungen auf der Basis von hierarchischen

Strukturen werden die Patienten boykottieren, sobald sie den klinischen Rahmen verlassen haben. Therapieempfehlungen, die oft nicht kongruent mit den Wünschen und Voreinstellungen der Patienten sind, können nur durch Ernstnehmen der Bedürfnisse und (Vor)-urteile der Patienten und über den Weg der kontinuierlichen Verhandlungen umgesetzt werden. z.B. bei dem oft geäußerten Wunsch, Medikamente abzusetzen, können offen Vor- und Nachteile besprochen werden und notfalls muss auch ein Absetzen wider besseres fachliches Wissen ausprobiert werden. Dieses Austesten der Alternativen kann dann aber in einem geschützten Rahmen stattfinden. Negative Konsequenzen, wie ein erneutes Aufflackern von produktiver Symptomatik, können so schneller abgefangen werden als wenn der Patient dies nach der Entlassung alleine zu Hause ausprobiert..

Soziale Kompetenz und soziale Fertigkeiten

Für den Umgang mit Medikamenten in der Öffentlichkeit ist es wichtig, dass die Patienten in sozial kompetenter Form lernen, dass sie über einen längeren Zeitraum Medikamente einnehmen sollten. Hier bietet die Tagesklinik die Möglichkeit, sich in den Gruppengesprächssituationen wie im Rollenspiel mit diesem Thema auseinanderzusetzen und adäquate Handlungsstrategien einzuüben.

Umgang mit der Familie

Gerade bei den jungen schizophrenen Patienten spielen die Familie bzw. die Eltern eine wichtige Rolle. Die Einstellung, die die Angehörigen gegenüber Medikamenten einnehmen, spiegelt sich direkt in der Auseinandersetzung mit dem erkrankten Familienmitglied wider. Dies kann von Widerspruch nach dem Motto „Du bist doch jetzt gesund, warum musst Du noch Medikamente nehmen?“ bis zur Machtfrage „Wenn Du keine Medikamente nimmst, dann wollen wir nichts mehr mit Dir zu tun haben“ reichen. Eine unterstützende Haltung aufgrund eines differenzierten Verständnisses über die Funktionalität der Medikamente im Gesamtbehandlungsplan, ohne dies zu einer innerfamiliären Machtauseinandersetzung zu machen, kann die Compliance des Betroffenen fördern. Die Schulung der Angehörigen in diesen Punkten sollte selbstverständliche Aufgabe innerhalb der tagesklinischen Behandlungsstrategien sein.

Motivation zur weiteren Behandlung

Erickson (nach Stierlin 1985) schreibt, die Quelle der inneren Motivation sei, Neugier wecken zu können, eine positive Beziehung zur Gruppe etabliert zu haben und soziale Kompetenz zu lernen. Nach Woodside (1985) ist das höchste Ziel tagesklinischer Arbeit, Freiwilligkeit zur Teilnahme an den weiteren Anschlußheilbehandlungen zu erreichen. Eine Voraussetzung dafür ist die oft zu wenig beachtete Tatsache, dass, falls überhaupt sinnvolle Nachsorgeprogramme für chronifizierte oder chronifierungsgefährdete Patienten existieren, diese auch in inhaltlicher therapeutischer Kontinuität stehen.

Die Einzelkomponenten der Zielvorstellung therapeutischer Arbeit in einem tagesklinischen Kontext stehen in gegenseitiger Abhängigkeit und haben mehr als nur lineare Beziehungen. Ein interaktiver Prozess mit Feedback Schleifen wird als Modellvorstellung diesen Zusammenhängen am ehesten nahekommen (siehe Abbildung 6).

Abbildung 6: Modell zur interaktiven Beziehung der Einzelkomponenten

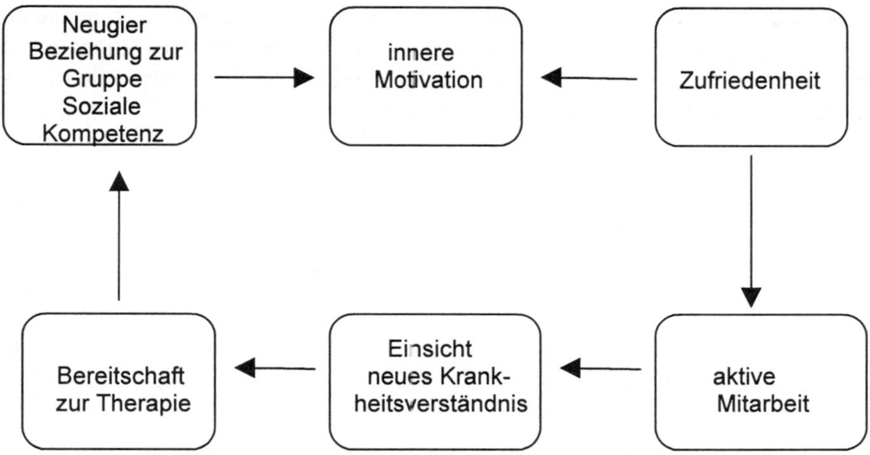

In einem ganzheitlich ausgerichteten Therapieansatz muss allen diesen Zielen gleiche Aufmerksamkeit zukommen, da sie sich gegenseitig bedingen und in starker Wechselwirkung zueinander stehen. Insbesondere Therapieabbrecher müssen genau betrachtet werden, Hinweise dazu kann schon die Arzt-Patient Beziehung nach der ersten Intervention geben (Stark et al. 1992).

Ein solches optimales tagesklinisches Therapieangebot muss aus der Sicht der Autoren nicht nur die unterschiedlichen Programmteile wie pharmakologische, psychosoziale, milieu- und psychotherapeutische Aspekte sowie Unterstützung für die Familie beinhalten, sondern dies auch mit dem außerklinischen Angebot vernetzen, um so Kontinuität zu gewährleisten. Als Orientierung für die inhaltliche Qualität kann die ständige Rücküberprüfung der jeweiligen Zwischenziele dienen. Ein solcher kontinuierlicher Feedbackprozess versteht die Entwicklung des Patienten als ständigen Wachstumsprozess. Patienten erwerben Kenntnisse und können im gegenseitigen Dialog mit dem Therapeuten anhand dieser Zwischenziele ständig überprüfen, inwieweit diese Erkenntnisse eigenverantwortlich auf die Handlungsebenen umgesetzt werden konnten.

Die tagesklinische Behandlung ermöglicht die notwendige Intensität und Kontinuität des therapeutischen Kontaktes, um bei den Patienten überhaupt die Bereitschaft zu entwickeln, ein Krankheitskonzept zu adaptieren, das die schizophrene Erkrankung als komplexen bio-psychosozialen Entwicklungsprozess versteht. Hierbei sollte dem Patienten genügend Zeit und Raum zur Entwicklung seiner persönlichen Therapieziele unter Vermittlung positiver Gründe für die Behandlung gegeben werden. Die Arzt-Patient-Beziehung, die aus empirischer Sicht wohl den stärksten Einfluss auf die Compliance besitzt, wird wesentlich dadurch geprägt, wie gut der Arzt sich in das Erleben des Kranken einfühlen kann. Nur wenn der Patient dieses Bemühen spürt, wird sich ein Vertrauensverhältnis entwickeln. Hiervon hängt die Bereitschaft des Kranken ab, ärztliche Anweisungen zu befolgen, sich also kompliant zu verhalten. Somit ist eine tragfähige Arzt-Patient-Beziehung, die den Patienten so weit wie möglich als mündigen Partner einbezieht, Grundvoraussetzung für eine Bereitschaft des Patienten, die Bedeutung der Medikation zu erkennen und eine eventuell erforderliche längerfristige Medikamenteneinnahme in sein Krankheitskonzept einzubauen. Ergeben sich hinsichtlich dieses Konzeptes entscheidende Differenzen zwischen Patient und Arzt wird ein Patient Widerstand gegen jegliche Vorschläge, die in diesem Kontext an ihn herangetragen werden, leisten.

Tagesklinische Problempatienten

Matthias Albers

Einleitung

Die Frage, welche Eigenschaften eines Patienten im Rahmen einer tagesklinischen Behandlung dazu angetan sind, Probleme hervorzurufen, die mit den Mitteln der Tagesklinik nicht lösbar sind, lässt sich in erster Näherung durch die Betrachtung der üblichen Ein- und Ausschlusskriterien beantworten. Voraussetzung auf Seiten des Patienten ist die Bereitschaft, sich auf die Behandlung mit positiver Motivation einzulassen, ferner die Fähigkeit, das Therapieangebot mit hinlänglicher Regelmäßigkeit wahrzunehmen, insbesondere die tägliche An- und Abfahrt zu bewältigen sowie das Vermögen, mit den Anforderungen umzugehen, die sich im Rahmen der Behandlung und zugleich im privaten Bereich ergeben. Von Seiten der Bezugspersonen des Patienten ist es deren Bereitschaft, die tagesklinische Behandlung zu unterstützen und ihr Vermögen zur Aufrechterhaltung der Wohn- und Lebensgemeinschaft mit dem Kranken während der therapiefreien Zeiten (BMG 1986). Als Ausschlussgründe werden genannt: schwere akute schizophrene und manische Psychosen, schwere Depressionszustände mit ausgeprägter akuter Suizidalität, mittlere und schwere Formen der geistigen Behinderung, hirnorganische Erkrankungen deutlichen Ausmaßes und schließlich erhebliche körperliche Erkrankungen oder Behinderungen (Eikelmann & Reker 1993).

In einer Untersuchung über die Auswahlkriterien zur Tagesklinikbehandlung fand sich eine Hierarchie von Ausschlussgründen im klinischen Entscheidungsprozess: Zunächst werden Patienten mit sehr großer Krankheitsschwere, die sich in ausgeprägter psychopathologischer Symptomatik und erheblich desorganisiertem Verhalten äußert und bei denen eine kontinuierliche Überwachung unter vollstationären Bedingungen für erforderlich gehalten wird, ausgeschlossen. Unterhalb dieses Niveaus trägt Krankheitsschwere nicht zur Entscheidung bei. Hier sind Alkohol- und Drogenmissbrauch, körperliche Krankheit oder Gebrechlichkeit sowie Aggressivität entscheidend. Auf der nächsten Stufe spielt die *Einstellung des Patienten zur Tagesklinik* sowie das Vorliegen sozialer Probleme, die die Asylfunktion des Krankenhauses erforderlich machen, die entscheidende Rolle (Dick et al. 1985). Dieser Algorithmus beschreibt sicherlich zutreffend das allgemein übliche Vorgehen. In randomisierten Studien taugten diese Kriterien allerdings nicht zur Vorhersage des Behandlungserfolges (Schene et al. 1993, Kluiter et al. 1992). In einer Evaluationsstudie fanden Vidalis und Baker (1986) keine Unterschiede zwischen den nach regelmäßiger, wenigstens vier Wochen dauernder Teilnahme am Tagesklinikprogramm und nach zwischenzeitlicher Verlegung in den vollstationären Bereich verglichenen Patienten. Es fiel jedoch auf, dass diejenigen Patienten, die angaben, unter den therapeutischen Angeboten die Gruppenaktivitäten gegenüber der Einzeltherapie zu bevorzugen, zu 90% wenigstens 4 Wochen blieben und zu 79% regelmäßig teilnahmen. Die Autoren vermuten, dass die *Motivation* des Patienten die wesentlichste Indikation darstelle und empfahlen daher die in vielen teilstationären Einrichtungen üblichen Probewochen als sinnvolle Maßnahme zur Motivationsdiagnostik.

Zusammenfassend lassen sich die *Ausschlussgründe* zu 3 Gruppen zusammenfassen: 1) im engeren Sinne medizinische Probleme wie Suchtkrankheiten, hirnorganische Störungen und körperliche Begleiterkrankungen, 2) Unfähigkeit, konstruktiv an einer Gruppe teilzunehmen, z.B. durch extreme Autonomieprobleme, andere Gruppenmitglieder überlastendes, massiv agierendes Verhalten oder andere schwerwiegende dauerhafte oder längerdauernde Beeinträchtigungen der sozialen Wahrnehmung oder Kompetenz und 3) ein soziales Umfeld, das erheblich oder entscheidend zur Aufrechterhaltung der Störung beiträgt.

Während die unter 1) genannten Probleme zum Teil durch auf die Zielgruppe abgestimmte Tagesklinikprogramme durchaus behandelbar sind (z.B. Tageskliniken für gerontopsychiatrische Patienten), zum Teil aber tatsächlich einer vollstationären Behandlung im Krankenhaus bedürfen, handelt es sich bei der Gruppe 2) zum großen Teil um Personen, deren Verhaltensdefizite erst in oder durch die Gruppensituation und die Notwendigkeit zur Beachtung von Regeln des Zusammenlebens in störendem Ausmaß manifest werden, die aber von einem individuellen, aufsuchenden Dienst nach dem Modell von Stein und Test (1980) im häuslichen Umfeld ohne die Notwendigkeit intensiver sozialer Interaktion durchaus zu behandeln wären. Im Fall 3) ist die Herausnahme aus dem aktuellen Lebensumfeld dringend indiziert, wenn jedoch die Möglichkeit besteht, von einer Krisenwohngruppe oder Pension aus am Programm der Tagesklinik teilzunehmen, wäre auch hier die vollstationäre Aufnahme entbehrlich (Sledge et al. 1996). Ihre bisherige Erforderlichkeit in solchen Fällen resultiert lediglich aus der sozialrechtlichen Verknüpfung von hoher Behandlungsdichte mit Krankenhausaufenthalt.

Problempatienten – eine Literaturübersicht

Es stellt sich die Frage, ob die Problempatienten der Tagesklinik sich von den stationären oder ambulanten Intensivpatienten unterscheiden. Diese Personen werden unter den Begriffen „heavy users of psychiatric services“, „Drehtür-Patienten“, neue und alte Langzeitpatienten sowie „young adult chronic patients“ beschrieben. Kent et al. (1995 a) untersuchten die englischsprachige Literatur nach Studien zu intensiven Nutzern psychiatrischer Dienste (heavy users of psychiatric services). 10-30% der untersuchten Patienten wurden der Gruppe der „heavy users“ zugeordnet. Auf diesen Personenkreis entfallen 50-80% der zur Verfügung stehenden Ressourcen. Dem entsprechen die Ergebnisse einer epidemiologischen Vollerhebung: in einer Verlaufsstudie verfolgten Lewis & Joyce (1990) alle psychiatrischen Erstaufnahmen in Neuseeland über 5 Jahre. Knapp 15% hatten mindestens 4 stationäre Aufnahmen in diesem Zeitraum und wurden als „Drehtür-Patienten“ bezeichnet. In einer schrittweisen logistischen Regression zeigten niedrigeres Alter bei Erstaufnahme und die

Diagnose einer psychotischen Störung jeweils für sich und in Interaktion eine erhöhte Wahrscheinlichkeit dafür an, ein Problempatient zu werden. Da nur eine Diagnose pro Patient berücksichtigt wurde, konnte zur Frage der Komorbidität nicht Stellung genommen werden. Kent et al. (1995 b) untersuchten 50 „heavy users" über 3 Jahre. Die jährlichen Behandlungskosten betrugen pro Patient $13.598,- (Australien) und entfielen zu 92% auf den stationären Sektor. Darüber hinaus machten diese Patienten überdurchschnittlich viel Gebrauch vom Notdienst des psychiatrischen Krankenhauses. Das Durchschnittsalter der Stichprobe betrug 34,9 Jahre, 60% waren unverheiratet, alle hatten eine niedrige Schulbildung, verfügten über ein geringes Einkommen und 82% waren langfristig arbeitslos. Die häufigsten Diagnosen waren Schizophrenie, schizoaffektive Störung und bipolare Störung. Komorbidität mit Persönlichkeitsstörungen und körperlichen Erkrankungen war häufig, oft bestand ein Alkohol- oder Drogenmissbrauch. Die häufigsten Persönlichkeitsstörungen waren Borderline- (BPS), antisoziale (APS) und histrionische Persönlichkeitsstörung.

Bruns (1991) beschrieb die in den Jahren 1984 und 1985 in Bremen nach dem dortigen PsychKG zwangseingewiesenen Patienten. Sie unterschieden sich von freiwillig eine stationäre Behandlung aufsuchenden darin, dass sie häufiger männlich, ledig, jung, ohne Berufsausbildung, arbeitslos, alleine oder noch im Elternhaus lebend waren, an einer Schizophrenie litten, in der Vergangenheit bereits mehrfach hospitalisiert waren, von Ärzten staatlicher psychiatrischer Einrichtungen eingewiesen wurden und länger stationär behandelt wurden. Der Schweizer Psychiater H. Hoffmann (1993) erstellte eine Übersicht zur Literatur über *„young adult chronic patients"* (YACP). Der Begriff bezeichnet die Teilgruppe chronisch psychisch kranker Personen, die sich trotz erheblicher Schwere der Störung überwiegend außerhalb psychiatrischer Institutionen aufhalten, im Gegensatz zu der *„new long stay"* Gruppe (NLS), die trotz eines ausgebauten gemeindepsychiatrischen Systems langfristig hospitalisiert ist (Lelliott et al. 1994). Als Kriterien der YACP werden Alter zwischen 18 und 35, das häufige Vorliegen einer Persönlichkeitsstörung (insbesondere BPS) bei ansonsten sehr breitem diagnostischen Spektrum sowie der Missbrauch von Alkohol und anderen psychotropen Substanzen genannt. Die Patienten sind gekennzeichnet durch mangelnde Stresstoleranz, affektive Instabilität, Aggressivität, Kleindelinquenz, autodestruktives oder Rückzugsverhalten und soziale Randständigkeit bei fehlendem natürlichen sozialen Netz sowie großen Schwierigkeiten stabile, tragende Beziehungen aufzubauen, ihr Leben positiv zu gestalten und aus den gemachten Erfahrungen etwas zu lernen. Behandlungsangebote werden in der Regel abgelehnt. Sie kommen erst in fortgeschrittenen Krisensituationen mit den verschiedensten Notfalleinheiten in Kontakt, wo sie sich feindselig, fordernd, agierend, manipulativ und unkooperativ verhalten. Oftmals entwickeln sie sich rasch zu „Drehtür-Patienten". Hoffmann betont die Bedeutung ungelöster Autonomiekonflikte für das Verständnis des Verhaltens dieser Patienten. Insbesondere seien sie nicht bereit, die Patientenrolle zu übernehmen oder andere Anpassungsschritte zu vollziehen. Die Relevanz von BPS und APS sowie einer Altersgrenze von 35 konnte an einer Stichprobe von 70 ambulanten Patienten bestätigt werden (Hoffmann et al. 1995).

Die eigene Arbeitsgruppe entwickelte hiervon ausgehend einen 21 Items umfassenden Score, der sich als geeignet erwies, stationäre Patienten anhand von einfachen soziodemographischen und Anamnesedaten nach Vorliegen von Kriterien für BPS und APS sowie Alter unter 35 Jahre zu differenzieren. Die so als YACP identifizierten Patienten zeigten signifikant mehr substanzinduzierte Störungen, Auffälligkeiten der Entwicklung und des Verhaltens, schwerwiegende Lebensereignisse vor dem 15. Lebensjahr und eine kürzere Hospitalisationsdauer (Albers et al. 1997).

Die Arbeitsgruppe von Wing führte eine Erhebung über NLS in Großbritannien durch. Es fanden sich zwei Teilgruppen: Junge NLS von 18-34 Jahren, überwiegend alleinstehende Männer, mit einer Anamnese von Gewalttätigkeit und Kriminalität und hoher Quote Zwangsuntergebrachter sowie eine Gruppe älterer NLS von 55-67 Jahren, überwiegend jetzt oder früher verheiratete Frauen mit schlechterer körperlicher Gesundheit und Tendenz zur Vernachlässigung der Selbstversorgung (Lelliott et al. 1994). Diese Patienten belegen unter 10% der stationären Behandlungsplätze (Lelliott & Wing 1994).

Nach der zitierten Literatur scheint es also keine kategorialen Unterschiede zwischen YACP und (zumindest den jungen) NLS zu geben, der wesentliche Unterschied scheint im Ausmaß von Delinquenz und Aggression zu liegen. Die Faktoren, die Patienten zu einem Problem für alle Einrichtungen des psychiatrischen Versorgungssystems machen, unterscheiden sich ebenfalls nicht von den für die Tagesklinik gefundenen.

Besonderheiten der nicht-stationären Versorgung

Ein spezielles Problem der Tagesklinik ist der - im Gegensatz zur Situation beim vollstationären Aufenthalt - weniger prägnante Übergang von Behandlung zu Betreuung. In Fällen, in denen eine Veränderungsdynamik vorliegt, die eher ein rehabilitatives Vorgehen als eine Behandlung im Sinne des Sozialrechts nahelegt (zum Problem der Sinnhaftigkeit der Abgrenzung von Behandlung und Rehabilitation in der Langzeitbehandlung chronischer psychischer Störungen in Albers 1998), aber die Akzeptanz von verbindlichen Regeln gegeben ist, sollte der Patient eher in einer Tagesstätte als in der Tagesklinik betreut werden. Während die sinnvolle Zuweisung zu diesen beiden Betreuungsmodalitäten in Großbritannien erhebliche Schwierigkeiten aufwirft (Vaughan 1985, Holloway 1991), scheint ein vergleichbares Problem in Deutschland nicht zu bestehen.

Um Patienten mit schweren, chronischen psychiatrischen Störungen in der Gemeinde statt in der Klinik behandeln zu können, entwickelten Stein & Test das „Training in Community Living" (TCL), ein aktiv aufsuchendes Behandlungsprogramm im Sinne akzeptierender Hilfe. Im angloamerikanischen Sprachraum wurden derartige Programme auch als „Assertive Community Treatment" (ACT), „Programme of Assertive Community Treatment" (PACT), „Daily Living Programme" (DLP) oder als „Intensive Case Management" bezeichnet. Sowohl das ursprüngliche Programm in Madison, Wisconsin (Stein & Test 1980), als auch Replikationsstudien in Sydney (Hoult 1986) oder London (Marks et al. 1994) belegten Durchführbarkeit, Wirksamkeit und Wirtschaftlichkeit dieses Ansatzes.

Ein derartiges ACT Programm wurde über 18 Monate an einer Stichprobe von 212 chronisch psychisch kranken Patienten, die speziell a) nach hohem Wiederaufnahmerisiko (mindestens 3 Aufnahmen in den vorangehenden 2 Jahren und 5 überhaupt) sowie b) geringer Inanspruchnahme psychiatrischer Dienste oder c) Wirkungslosigkeit der bisherigen Betreuung ausgewählt worden waren, geprüft. Die Anzahl stationärer Aufnahmen wurde um ein Drittel reduziert, die Anzahl der stationären Behandlungstage um 50% (McGrew et al. 1995). Mit geringen Modifikationen kann ein derartiger Dienst auch wohnungslose Personen mit schwerer Komorbidität von Substanzmissbrauch erfolgreich betreuen (Lehman et al. 1997).

Zuweilen wird die Frage aufgeworfen, ob, nachdem ACT Programme anwendungsreif vorliegen, Tageskliniken noch eine Existenzberechtigung haben oder ob sie nur ein inzwischen überholter Zwischenschritt auf dem Wege der Entinstitutionalisierung waren. Hierzu ist zu sagen , dass es bei der Indikationsstellung für einen aufsuchenden Dienst nach dem ACT Modell oder den Besuch der Tagesklinik darum geht, ob der Patient durch das Setting der Tagesklinik, vor allem das therapeutische Gruppenmilieu und den Anspruch, pünktlich, regelmäßig und zuverlässig teilzunehmen, d.h. in Beziehung zu anderen zu treten und verbindliche Regeln anzuerkennen, überfordert oder entscheidend gefördert wird. Inzwischen liegen Berichte über äußerst günstige Ergebnisse zum beruflichen Rehabilitationsprogramm des ACT Programms aus Madison County vor (Russert & Frey 1991), die Anlass geben, traditionelle Vorgehensweisen in der Arbeitsrehabilitation zu überdenken. Dennoch ist der Schritt in eine formale Rehabilitation oder auch direkt in eine neue Berufstätigkeit von der Tagesklinik aus für viele Patienten vermutlich und besonders hierzulande leichter.

Behandlungsprogramme nach dem ACT Modell stehen daher nicht in einer Konkurrenz zur Tagesklinik, sondern in einem komplementären Verhältnis, da sie sich entweder an eine andere Patientengruppe oder auch an die gleichen Patienten, aber zu einem anderen Zeitpunkt, richten. Beide Behandlungsmodalitäten vermögen vollstationäre Behandlungen zu ersetzen. Gemeinsam ist ihnen auch der Versuch, eine ökologisch validere Behandlung als in der Klinik durchzuführen und an den allgemeinen menschlichen Grundbedürfnissen der Patienten anzusetzen statt an der Krankheitssymptomatik. Sie unterscheiden sich in dem Ausmaß, in dem sie einerseits pathologisch übersteigerte Autonomieprobleme und sozial störendes Verhalten tolerieren können und andererseits zur Anpassung an gesellschaftliche Normen bereite und fähige Personen in dieser fördern können. Anders formuliert unterscheiden sie sich darin, ob die subjektiven Bedürfnisse des Patienten im Sinne einer „Überlebenshilfe" bzw. „harm reduction" oder die Hilfe zur Anpassung an die gesellschaftlichen Normen das vorrangig handlungsleitende Ziel sind.

Ansätze dazu, in Deutschland Behandlungsangebote nach dem ACT Modell zu schaffen, entwickeln sich bisher vor allem im durch Sozialhilfe finanzierten Bereich (§§ 39 und 72 BSHG), da derartige Leistungen im ambulanten, nach Einzelleistungen abgerechneten und vorwiegend ärztliche Leistungen refinanzierenden Budget der Gesetzlichen Krankenversicherung nicht realisierbar wären und auch die Möglichkeiten dessen, was über multiprofessionelle Teams in Institutsambulanzen erbracht werden kann, weit überschreiten. Tageskliniken, die Zugang zum Komplexleistungen durch multiprofessionelle Teams erlaubenden Budget des stationären Sektors haben, könnten mit innovativen Konzepten, die allerdings eine tiefgreifende Veränderung gewohnter Arbeitsabläufe bedingen, ebenfalls eine wesentliche Rolle bei dieser Entwicklung spielen.

Zur Evaluation psychiatrischer Tagesbehandlung

Bernd Eikelmann

Wissenschaftliche Forschung zur Tagesbehandlung

Empirische Untersuchungen im Bereich der Versorgungsforschung evaluieren eine komplexe Praxis. So stellen viele Studien Kompromisse zwischen methodischen Postulaten und praktischen Notwendigkeiten dar. In der Regel handelt es sich deswegen um explorative Untersuchungen, die der Hypothesenbildung dienen. Diese können ihrerseits in anderen ähnlichen Untersuchungen konfirmiert und repliziert oder, was in diesen Zusammenhängen leider seltener passiert, falsifiziert werden (Gmür 1986). Der Wissenszugewinn ist nur langsam und äußerst kompliziert zu realisieren. Cowen (1978) stellte hierzu fest, dass „letzte Schlüsse über die Effektivität von Gemeindeprogrammen kumulativ und langsam aufkommen können und auf Gemeinsamkeiten aus vielen weniger-als-idealen Studien basieren". Creed et al. (1989) führen mit Blick auf *Studien zur psychiatrischen Tagesklinik* zu Recht an, dass diese in toto durch kleine Fallzahlen, durch oftmals fehlende Randomisierung, fehlende Kontrolle der Diagnose, soziodemographischer Variablen sowie der Behandlungsbedingungen und durch zahlreiche Dropouts eingeschränkt sind. Dem muss aber entgegengehalten werden, dass die meisten Untersuchungen unter „naturalistischen" Versorgungsbedingungen und nicht in experimentellen Settings ausgeführt wurden (vgl. Tabelle 11). Eine wichtige zukünftige Aufgabe wird daher sein, diese Bedingungen (Patientenvariablen, Programme, Mitarbeiterzahl, Milieutyp der Tagesklinik etc.) möglichst genau zu definieren und zu kontrollieren.

Weiter hat sich gezeigt und muss als Einschränkung multizentrischer Studien gewertet werden, dass die Qualität der Einrichtungen und ihrer Arbeit interinstitutionell erheblich abweichen kann (Hsu et al. 1983, Milne 1984, Linn et al. 1979). Es gibt nicht die Tagesklinikbehandlung schlechthin, sondern je unterschiedliche und offenbar erfolgreiche bzw. erfolglose Behandlungen. Insbesondere die Untersuchungen, welche einzelne Tageskliniken miteinander verglichen haben (z.B. Linn et al. 1979, Milne 1984, Tyrer & Remington 1979), zeigten erhebliche Qualitätsunterschiede, die es für die Praxis rechtfertigen, extensive Formen der Dokumentation, eine externe Prozessbeobachtung bzw. Evaluation und auch Formen der externen Qualitätssicherung durchzuführen. Hier ist ein grundlegendes Defizit der Evaluationsforschung zu sehen: abgesehen davon, dass sie im Bereich der psychiatrischen Therapie gegenwärtig außerhalb der pharmakologischen Behandlung kaum stattfindet, ist sie noch zu sehr Ausnahmetatbestand und mit Grundfragen beschäftigt, als dass sie sich dem Vergleich zwischen tagesklinischen Behandlungsprogrammen widmen könnte. Es ist gegenwärtig leider nicht von ferne erkennbar, was denn eine gute von einer schlechten tagesklinischen Praxis unterscheidet.

Methodik und Ergebnisse wissenschaftlicher Studien

Betrachtet man einige Studien zur Effektivität und Indikation der psychiatrischen Tagesbehandlung (Tabelle 13), dann imponiert die Vielfalt der Ansätze, mit der versucht wurde, der Komplexität des Untersuchungsgegenstandes zu begegnen. Wir finden im wesentlichen longitudinale Prä-Post-Vergleiche mit differenzierten statistischen Analysen; sie schließen das Goal-Attainment und Follow-Ups ein (Eikelmann 1991, Herz et al. 1971, Unrein 1990). Häufig handelt es sich um Querschnittsvergleiche, die Populationen in Klinik und Ambulanz zum Vergleich heranziehen (Hogg & Brooks 1990, Bellak et al. 1984). Wir entdecken ferner Vergleichs- und Kontrollstudien (z.B. Matched-Pairs), die Patienten der Tagesklinik mit Krankenhaus oder Ambulanz zum Teil im Multizenteransatz (z.B. Linn et al. 1979) vergleichen. Randomisierte Kontrollstudien zählen zu den Ausnahmen, wurden aber auch in den letzten Jahren wiederholt gefertigt (Kluiter et al. 1992, Wiersma et al. 1995). Schließlich sind qualitative Studien anzuführen (Engelke 1989).

Tabelle 11: Probleme der Evaluationsforschung

- Psychisch Kranke werden mehrdimensional behandelt. Es ist enorm schwierig und nahezu unmöglich, die Einflüsse verschiedener pharmakologischer, psychotherapeutischer, soziotherapeutischer Maßnahmen zu differenzieren.
- Empirische Untersuchungen im Bereich der Versorgungsforschung evaluieren eine komplexe Praxis. So stellen viele Studien Kompromisse zwischen methodischen Postulaten und praktischen Notwendigkeiten dar.
- In der Regel handelt es sich deswegen um explorative Untersuchungen, die der Hypothesenbildung dienen.
- Diese können ihrerseits in anderen ähnlichen Untersuchungen konfirmiert und repliziert oder, was in diesen Zusammenhängen leider seltener passiert, falsifiziert werden (Gmür 1986).
- Der Wissenszugewinn ist nur langsam und äußerst kompliziert zu realisieren.
- Cowen (1978) stellte hierzu fest, dass "letzte Schlüsse über die Effektivität von Gemeindeprogrammen kumulativ und langsam aufkommen können und auf Gemeinsamkeiten aus vielen weniger-als-idealen Studien basieren".

Als deren Quintessenz lässt sich festhalten, dass bei Beachtung der Selektionskriterien (vgl. Kluiter et al. 1992) die Ergebnisse der tagesklinischen Behandlung den Vergleich mit der vollstationären Therapie nicht zu scheuen brauchen: Die Tagesbehandlung erwies sich in vielen Belangen (z.B. dem psychopathologischen Outcome) der Klinikbehandlung als ebenbürtig und in mancher Hinsicht sogar überlegen (Eikelmann 1991). Insbesondere die Entwicklung der sozialen Kompetenz der Patienten war günstiger (z.B. Herz et al. 1971, Meltzoff & Blumenthal 1966). Das erklärt sich einerseits aus dem Verbleiben der Patienten in ihrem sozialen Kontext, andererseits aus der Tatsache, dass psychiatrische Tagesbehandlung viele kompetenzfördernde Programmteile umfasst. Entscheidender Mangel bleibt die fehlende Gewichtung und Evaluation der besonderen Kombination und Milieugestaltung der Tagesbehandlung.

Tabelle 12: Methodologie für die Evaluationsstudien zur tagesklinischen Behandlung

- Randomised Control Trials sind selten.

häufiger sind

- Prospektive Vergleiche zwischen:
- Prä-Post-Behandlung
- eventuell Spiegelzeitraum- oder Follow-Up-Analyse
- Behandlung und Nichtbehandlung (Wartegruppe)
- Behandlung A und B (Tagesklinik vs. Arbeitsrehabilitation)
- Behandlung und Minimalbehandlung (Tagesklinik versus Ambulanz)
- Behandlung und Abbruch
- mehreren Zentren

Wer sich besonders in den 80er Jahren praktisch und wissenschaftlich mit dem Thema Tagesklinik auseinandergesetzt hat, der weiß, dass Tageskliniken überwiegend auf (chronisch und rezidivierend) schizophrene Patienten zugeschnitten waren. Das ist heute nicht mehr in dem Masse der Fall, auch weil dieser „Problemberg" abgearbeitet worden ist: Enthospitalisierungen zuvor langfristig stationär behandelter Patienten sind nur noch in geringem Umfang erforderlich. Auch viele der wissenschaftlichen Erkenntnisse wurden aus der Praxis mit schizophrenen Patienten gewonnen; allerdings gibt es mehr und mehr Studien auch zu anderen Diagnosegruppen (Tabelle 13).

Quintessenz vergleichender Studien

Die Tagesklinikbehandlung erwies sich im Vergleich zu vollstationärer Behandlung, wie gesagt, als äquieffektiv. Allerdings haben sich hier mit der Entwicklung der psychiatrischen Versorgung Änderungen ergeben: von extrem kurzen stationären Behandlungen sind Effekte auf die Rollenperformanz nicht zu erwarten. Komplementäre Einrichtungen und ambulante Dienste drängen sich zunehmend als Konkurrenten zur Behandlung in der Tagesklinik auf: als Beispiel sei die ambulante Arbeitstherapie angeführt, die für manche Patienten eine ernstzunehmende Alternative darstellt.

Der Vergleich der Behandlung in der Tagesklinik mit ambulanter Therapie ist problematischer und von noch größeren methodischen Einschränkungen belastet. Zum einen nehmen die unkontrollierbaren „Störgrößen" und Imponderabilien zu. Zum anderen lassen sich ein bis vier Therapiesitzungen im Monat wohl kaum mit einem multimodalen, ganztägigen Behandlungsprogramm vergleichen. Im Sinne des oben Gesagten fehlen umfassende entlastende und stützende Angebote, aber auch vielschichtige intensive Interventionsschritte, die einer tagesklinischen Behandlung zu eigen sind. Die Untersuchungen von Dick et al. (1985), Glick et al. (1986), Piran et al. (1989) und Tyrer et al. (1987) lassen aber deutlich werden, dass die Tagesklinikbehandlung nur im Falle komplizierter und protrahierter Erkrankungen wirklich sinnvoll ist. Ähnlich lassen sich auch die Untersuchungen von Linn et al. (1979) und Guy et al. (1969) interpretieren: wo ein intensiver Behandlungsbedarf besteht, wo zusätzlich Formen der sozialen Unterstützung (Arbeitstherapie, Familientherapie etc.) angezeigt sind, da ist eine Behandlung in einer Tagesklinik ambulanten Bemühungen deutlich überlegen.

Tabelle 13: Übersicht einzelner aktueller Studien zur psychiatrischen Tagesklinik

Autoren, Jahrgang	Patienten	Methode	Ergebnisse
Meltzoff et al. (1966)	36 chronisch Schizophrene	RCT; ambulant vs Tagesklinik	TK: soziale Anpassung +; weniger Rehospitalisierungen
Herz et al. (1971)	90 aus 424 Akutaufnahmen	Halbrandomisiert; 1 Jahres-Follow-Up	TK: soziale Anpassung +; weniger Rehospitalisierungen
Linn et al. (1979)	162 chronisch Schizophrene	Multizenterstudie; Nachsorge in Tagesklinik oder ambulant; 4 Follow-Ups in 24 Monaten	Community survival gleich. TK: Soziale Anpassung +. Psychopathologie gleich. Gute und schlechte Tks.
Newton (1983)	92 schizophrene Männer	Matched pairs zum Vergleich Tagesklinik vs. stationäre Behandlung, Prä-Post und Follow-Up nach 3 Monaten	Tk: Outcome +; Kosten -
Bellak et al. (1984)	40 chronisch Schizophrene	RCT; 20 TK vs. 20 TK mit social skills Training	Überlegenheit der kombinierten Vorgehensweise
Glick & al. (1986)	79 nicht-chronisch Psychosekranke	RCT; TK vs. ambulante Gruppentherapie	TK = Gruppe, Kosten größer
Unrein (1990)	59 TK-Pat., 58 KH-Pat. 32 schizophrene Patienten	Matched pairs; 2 Jahres-Follow-Up; Prä-Post, Goal-Attainment	71% befanden sich auch nach 2 Jahren in gebessertem Zustand
Hogg & Brooks (1990)	19 chronisch Schizophrene. TK vs. 24 KH-Pat.	Matched-pairs; Fremd- und Selbsteinschätzung	Beide Gruppe ließen sich nicht diskriminieren; Vorzug der Gemeindebehandlung
Eikelmann (1991)	80 schizophrene eines Jahrgangs	Prä-Post-Vergleich; 24 Monate Follow-Up	Deutliche Symptomreduktion; Verbesserung der Kompetenz; auch nach 24 Monaten

RCT= randomisierte, kontrollierte Studie; += besser; -=schlechter oder geringer

Fortsetzung Tabelle 13:

Kluiter et al. (1992)	160 Patienten, 103 TK-Patienten, 57 KH; akut Kranke	RCT; Einweisung (aus stationärer,. Setting) in Tagesklinik, so bald wie möglich. Zielkrterium: Zahl der Nächte zuhause.	40% der TK-Pat. kamen zurecht, 40% gar nicht. Probleme bei hohem Überwachungsbedarf, körperlichen Kompl. und depressiver Symptomatik
Piper et al. (1993)	165 Patienten, mit affektiven und Persönlichkeitsstörungen	Randomisierter Prä-Post-Vergleich Verum- mit Wartegruppe in 17 Bereichen	In 7 von 17 Bereichen Verbesserung: soziale Funktion, Familienfunktion, interpersonelles Verhalten, Stimmung, Lebensqualität, Selbstbewusstsein und Schweregrad der Störung
Wiersma et al. (1995)	70 Patienten, 36 schizophrene, 34 Affektiv Kranke; 33 Kontrollen	Halbrandomisiert; Zuweisung in TK oder KH	Ergebnisse gleich. Kosten gleich. TK-Behandlung wurde besser akzeptiert

RCT= randomisierte, kontrollierte Studie; += besser; -=schlechter oder geringer

Kosten und Nutzen der tagesklinischen Behandlung

Matthias Albers

Weltweit besteht das Problem knapper Ressourcen im Gesundheitswesen. Besonders krass betroffen ist die Psychiatrie, da in vielen Ländern, so auch in Deutschland, das Niveau der psychiatrischen Versorgung auch während Phasen relativ unproblematischer Verfügbarkeit von Geldern hinter dem der anderen medizinischen Fächer zurückblieb, jetzt aber in gleicher Weise wie diese von Budgetdeckelungen und -kürzungen betroffen ist. Wenn eine Ausweitung des absoluten Budgets politisch nicht durchsetzbar ist, müssen Wege gefunden werden, die vorhandenen Mittel, soweit möglich, wirksamer einzusetzen. Hier haben Vorgehensweisen und Strukturen, die mit geringerem Aufwand den gleichen (oder besseren) Erfolg erreichen, eine wichtige Rolle, und, sofern sie in der Vergangenheit durch ein Festhalten an vertrauten Strukturen nicht im eigentlich gebotenen Umfang eingeführt wurden, eine zweite Chance. Dies trifft sicherlich auf die psychiatrische Tagesklinik zu.

Bereits die ersten Tageskliniken, die in den dreißiger Jahren in der Sowjetunion eröffnet wurden, entstanden, weil Möglichkeiten fehlten, die stationären Behandlungskapazitäten dem Bedarf entsprechend auszuweiten (Parker & Knoll 1990). Sie waren also bereits eine Antwort auf das Problem zu knapper Ressourcen im Krankenhausbereich. Finzen formulierte 1986: „Die Grundidee der Tagesklinik ist ebenso überzeugend wie einfach: Wozu brauchen Patienten, die nicht körperlich pflegebedürftig sind, für die aber ambulante Behandlung nicht ausreicht, ein Krankenbett?" Auf den ersten Blick scheint es evident und keiner weiteren Überprüfung mehr bedürftig, dass die Tagesklinik die kostengünstigere Alternative im Vergleich zur vollstationären Behandlung ist: Die sogenannten „Hotelkosten", also die Kosten für Unterkunft und Verpflegung, sind erheblich niedriger, da die Patienten in der eigenen Wohnung übernachten und sich dort am Wochenende auch selbst verpflegen, weiterhin sind die Investitionskosten entscheidend geringer, da selbst bei der Neuerrichtung eines Gebäudes für die Nutzung als Tagesklinik kein Bettentrakt gebaut werden muss, oftmals aber sogar mit geringem Aufwand ein bereits vorhandenes, für einen anderen Zweck erstelltes Gebäude hergerichtet werden kann (vgl. S. 51).

Es müssen jedoch die Fragen beantwortet werden, ob 1) die tagesklinische Behandlungsform gleich wirksam ist wie die vollstationäre Behandlung, ob 2) sie tatsächlich in der Lage ist, einen relevanten Anteil stationärer Behandlungskapazität zu ersetzen und ob 3) die Vorteile der niedrigeren Kosten pro Behandlungswoche nicht durch eine längere Behandlungsdauer wieder aufgewogen werden. Zur Beantwortung dieser Fragen sollen kurz die bisher vorliegenden Studien zur Tagesklinikbehandlung zusammenfassend dargestellt werden.

Empirische Studien zur Effektivität

Viele der frühen Studien leiden daran, dass nur ein sehr kleiner Anteil der Ausgangsstichprobe tatsächlich randomisiert der Experimental- (im Folgenden E) und der Kontrollbedingung (im Folgenden K) zugeteilt werden konnte. Deshalb werden hier diese Untersuchungen nicht diskutiert. Informative Übersichten, die die Arbeiten vor 1990 berücksichtigen, finden sich bei Eikelmann und Reker 1993 und Kluiter 1992.

Eine Ausnahme unter diesen Studien bildet die erste publizierte kontrollierte, randomisierte Studie zum Thema von Zwerling und Wilder (1964), zu der auch eine Nachuntersuchung nach 24 Monaten durchgeführt wurde (Wilder et al. 1966). Es wurden alle Akutaufnahmen des „Bronx Municipal Hospital Center" entweder zu Tagesklinikbehandlung (mit der Möglichkeit, ein „Krisenbett" zu nutzen) oder zur konventionellen vollstationären Behandlung randomisiert. Es resultierten zwei Vergleichsgruppen von je 189 Patienten. Etwa 60% der zur Tagesklinikbehandlung randomisierten Patienten konnten dort tatsächlich behandelt werden. Die Hälfte der dort nicht Behandelbaren litt an akuten oder chronischen organischen Störungen. Von den Patienten mit nicht-organischen Störungen konnten wenigstens 75% tagesklinisch behandelt werden. Sechzig Prozent der Tagesklinikpatienten benötigten das Krisenbett nicht. Zum Zwecke der Nachuntersuchung wurden alle zur Tagesklinik randomisierten Patienten mit nicht-organischen Störungen, unabhängig davon, ob sie dort tatsächlich behandelt worden waren, mit den vollstationär behandelten verglichen (intent-to-treat Analyse). Es konnten insgesamt 276 (2x138) Patienten erreicht werden. Der Median ihres Indexaufenthaltes war 57 Tage (E) vs. 20 Tage (K). Der Median der kumulativen Rehospitalisationen betrug 78 (E) gegenüber 64 (K). Dabei wurden die tatsächlich 5 Behandlungstage als 7 Kalendertage berechnet. Während sich die Dauer der Indexbehandlung signifikant unterschied, war dies für die Rehospitalisationen nicht der Fall. Bezüglich sozialer Anpassung ergaben sich keine Unterschiede. Die Patienten der E-Gruppe wie ihre Angehörigen beurteilten die Behandlung als hilfreicher. Ausgehend von den Hospitalisationsdaten der Gesamtgruppe (E im Mittel 140 Tage, K 160 Tage) schließen die Autoren, dass die Tagesklinik die kostengünstigere Behandlungsoption ist, da eine Behandlung an 7 Stunden an 5 Tagen notwendig preiswerter sei als eine an 24 Stunden an 7 Tagen, weisen aber auch daraufhin, dass eine Woche Behandlung im zuständigen „state hospital" in jedem Fall noch billiger sei.

Erwähnt werden soll auch eine Modellrechnung eines Krankenkassenvertreters, der ein Modellprojekt zur Finanzierung von Tagesklinikbehandlung auswertete (Guillette et al. 1978). Er schloss, unter der Annahme gleicher Verweildauer, auf ein Einsparpotential von bis zu 62% gegenüber vollstationärer Behandlung.

Ein interessantes Modell stellt das Versorgungssystem des „Massachusetts Mental Health Center" dar. Dort wurden anstelle der bisherigen psychiatrischen Klinik eine Tagesklinik, eine Pension und eine klinische Intensivbehandlungseinheit eingerichtet. Hierzu liegen zwei Untersuchungen vor. In einer retrospektiven Kohortenstudie wurden Daten über alle 1114 Aufnahmen aus den 19 Monaten vor der Neustrukturierung mit denen der 1126 Aufnahmen aus den 19 Monaten danach verglichen. Der

Median der Behandlungsdauer nahm um 20% ab (von 20 auf 16 Tage). Die Wiederaufnahmerate blieb konstant. Entweichungen nahmen um 64% und Gewalttätigkeiten gegen das Personal um 17% ab. Das auf 24 Stunden bezogene Risiko für Zwangsmaßnahme wie Isolierung, Fixierung oder Zwangsmedikation verringerte sich um 50% (Gudeman et al. 1985). Eine detaillierte ökonomische Untersuchung zweier kleinerer Kohorten (282 bzw. 380 konsekutive Aufnahmen) über 12 Monate bestätigte im Wesentlichen diese Ergebnisse. Es kam zu einer Kostenersparnis von 31% (Dickey et al. 1989).

Creed hat mit seiner Arbeitsgruppe in Manchester (UK) eine kontrollierte und zwei randomisierte, kontrollierte Studien durchgeführt. In der kontrollierten Studie wurden 41 tagesklinisch mit 69 vollstationär behandelten Patienten verglichen. Nach Ausschluss der zwangseingewiesenen Patienten ergaben sich weder bezüglich psychopathologischer Symptomatik, sozialer Behinderungen noch Behandlungsergebnis nennenswerte Unterschiede zwischen den Gruppen, bis auf eine geringere Belastung der Angehörigen durch die tagesklinisch behandelten Patienten (Creed et al. 1989).

Die erste randomisierte Untersuchung wurde an zwei Zentren durchgeführt: In Manchester wurden von 175 gescreenten Patienten 102 randomisiert, in Blackburn 70 von 143. Die Patienten wurden bei Aufnahme sowie nach 3 und 12 Monaten untersucht. Bezüglich psychopathologischer Symptomatik und sozialer Anpassung zeigten sich zu keinem Zeitpunkt relevante Unterschiede zwischen den Gruppen (Creed et. al. 1990, Creed et. al. 1991). Für die zweite Untersuchung wurden 187 Patienten randomisiert. Aus administrativen Gründen und nachträglichem Bekanntwerden von Ausschlusskriterien reduzierte sich die Stichprobe auf 179, davon 90 tagesklinisch und 89 vollstationär Behandelte. Diese Patienten wurden einer „intent-to-treat" Analyse unterzogen. Nach 6 und 12 Monaten waren in beiden Gruppen psychopathologische Symptomatik und soziale Anpassung signifikant gebessert ohne Gruppenunterschiede. Nach 2 und 4 Wochen war die Symptomatik bei den Kontrollen bereits stärker abgeklungen, nach 12 Monaten schätzten die Angehörigen der E ihre Belastung durch den Patienten als geringer ein. Die Kontrollen befanden sich während der 12 Monate der Studie im Mittel 62 Tage in vollstationärer und 7 Tage in tagesklinischer Behandlung gegenüber 32 Tagen Tagesklinik und 21 Tagen vollstationär bei den E-Patienten. Bezüglich der direkten Kosten für den Kostenträger, den Central Manchester Health Care Trust, war die Differenz im Median 1923 Pfund Sterling. Unter Einbezug aller monetär zu bewertenden direkten Kosten stieg die Kostendifferenz auf 2165 Pfund Sterling und war bei 0,001 statistisch signifikant. Wurden auch indirekte Kosten wie der Einkommensverlust der Angehörigen und deren Fahrtkosten zu Besuchen des Patienten in der Klinik berücksichtigt, betrug die Kostendifferenz im Median 1994 Pfund Sterling zugunsten der Tagesklinikbehandlung (Creed 1997).

In den Niederlanden wurden in Utrecht und Assen zwei randomisierte Studien durchgeführt, in der von der Abteilung Sozialpsychiatrie der Universität Groningen in Assen (Provinz Drenthe) durchgeführten Studie wurden auch ein Kostenvergleich durchgeführt (Wiersma & Schene 1992).

In Utrecht wurden von 534 zur stationären Behandlung zugewiesenen Patienten 222 randomisiert. Die Patienten verteilten sich auf 99 E und 123 K. Symptomatik, soziale Funktion und soziales Netzwerk wurden bei Aufnahme, bei Entlassung und 6 Monate nach Entlassung gemessen. Vollständige Datensätze lagen von 56 E und 51 K vor. Bezüglich soziodemographischer Basisdaten und Diagnose gab es keine relevanten Unterschiede zwischen den Gruppen. Bis zur Entlassung stellten sich in beiden Gruppen deutliche, aber nicht unterschiedliche Besserungen in allen gemessenen Bereichen ein. Während die Therapieintensität für K höher war, betrug die mittlere Behandlungsdauer der E 37,6 Wochen gegenüber 24,9 K. Die Behandlungszufriedenheit der Tagesklinikpatienten war höher. Es ließen sich keine Prädiktoren für tagesklinische oder vollstationäre Behandlung identifizieren (Schene 1993).

In Assen wurden über einen Zeitraum von 16 Monaten von 219 Aufnahmen aus den 8 Gemeinden der Experimentalregion insgesamt 160 Patienten im Verhältnis 9:5 zur experimentellen bzw. Kontrollkondition randomisiert. Hieraus resultierte eine Experimentalgruppengröße von 103 bei 57 Kontrollen. Es wurden lediglich zur Begutachtung eingewiesene forensische Patienten und Patienten mit jeder Form von Demenz ausgeschlossen. Alle anderen Patienten konnten unabhängig von Alter, Unterbringungsstatus oder anderen Merkmalen aufgenommen werden. Von den 160 randomisierten Patienten lehnten 25 die Teilnahme an der Studie ab, weitere 27 konnten aus verschiedenen Gründen bei Aufnahme nicht interviewt werden, so dass für die Verlaufsuntersuchung eine Ausgangsstichprobe von 108 Patienten (73 E, 35 K) zur Verfügung stand. Nach 12 Monaten konnten 81, nach 24 Monaten 85 nachuntersucht werden. Psychopathologische Symptomatik und soziale Funktion wurden bei Aufnahme und nach 12 und 24 Monaten gemessen. Außerdem wurden die Behandlungszufriedenheit des Patienten und seiner Angehörigen sowie die Belastung der Angehörigen erfasst.

Die psychopathologische Symptomatik bei Aufnahme entsprach in ihrer Schwere der bei Creed (1990) wegen zu ausgeprägter Symptome von der Randomisierung ausgeschlossenen Patienten. Fast 50% waren psychotisch. Experimental- und Kontrollpatienten besserten sich bezüglich psychopathologischer Symptomatik und sozialer Behinderungen deutlich bis zur Nachuntersuchung. Zwischen beiden Gruppen fand sich nur ein einziger Unterschied: bei den Experimentalpatienten besserte sich die Fähigkeit zur häuslichen Selbstversorgung mehr. Im Mittel waren Kontrollpatienten im Verlauf des zweijährigen Untersuchungszeitraums 166 Tage in stationärer oder teilstationärer Behandlung, Experimentalpatienten 203 Tage. Knapp 40% der E konnten durchschnittlich mehr als 4 Nächten pro Woche zu Hause verbringen und waren somit für tagesklinische Behandlung geeignet. Der Versuch, die Eignung für die tagesklinische Behandlung vorherzusagen, erbrachte unerwartete Ergebnisse: Substanzabhängigkeit oder -missbrauch, Zwangseinweisung, hohes Lebensalter sowie Alleinleben sprachen nicht gegen eine Durchführbarkeit der Tagesklinikbehandlung. Der beste Einzelprädiktor war das liberalste Betreuungsniveau, das der Patient in der ersten Behandlungswoche erreichte. Mit 11% Varianzaufklärung war die Tatsache, von einem Facharzt für Psychiatrie im Gegensatz zu einem in Weiterbildung befindlichen Arzt behandelt worden zu sein, ein weiterer wesentlicher Einzelprädiktor. Eine multiple Regressionsanalyse identifizierte 4 Prädiktoren mit zusammen 39% Varianzaufklärung: liberalstes Betreuungsniveau in der ersten Behandlungswoche, depressive Symptome als entscheidender Aufnahmegrund und Erstbehandlung erhöhten die Wahrscheinlichkeit erfolgreicher Tagesklinikbehandlung, Vorliegen einer körperlichen Erkrankung reduzierte sie. Bei Vergleich der erfolgreich tagesklinisch behandelbaren mit den nicht tagesklinisch behandelbaren Patienten ergab sich eine Diskriminanzfunktion aus den 4 Faktoren der multiplen Regressionsanalyse und der Variable des Weiterbildungsstatus des behandelnden Arztes, die 74% der Fälle richtig klassifizieren konnte (Kluiter 1992, Nienhuis 1994). Die Kosten für die teil- oder vollstationäre Behandlung beliefen sich auf ca. 95% der Gesamtkosten.

Die Feststellung der Kosten für den Klinikbereich erfolgte anhand der mit der Krankenversicherung abgerechneten Pflegesätze, die für voll- und teilstationäre Behandlung gleich waren, nicht aufgrund einer analytischen Erfassung der tatsächlichen Kosten. Die Kosten für die gesamte Experimentalgruppe lagen im ersten Jahr mit Hfl 34.000,- über denen der Kontrollgruppe mit Hfl 26.000,- pro Jahr pro Patient. Allerdings lagen die Kosten für diejenigen Patienten der Experimentalgruppe, die tatsächlich tagesklinisch behandelbar waren, im ersten Jahr um 5 % unter denen der Kontrollgruppe, im zweiten Jahr sogar um 25%. Diese Unterschiede waren jedoch statistisch nicht signifikant. Die Experimentalgruppe verursachte zusätzliche Kosten durch Fahrtkosten. Bezüglich der vom Personal mit den Patienten verbrachten Zeit fand sich kein statistisch signifikanter Unterschied zwischen E und K. Für die ersten 15 Wochen der Indexaufnahme waren die täglichen Kontaktzeiten mit dem therapeutischen Personal bestimmt worden. Im Mittel entfielen pro Behandlungswoche auf jeden K 19 Stunden 12 Minuten, auf jeden E 18 Stunden 57 Minuten. Bei Einteilung der Experimentalgruppe in tagesklinisch behandelbare und nicht behandelbare Patienten lag der durchschnittliche wöchentliche Therapeutenkontakt der tagesklinisch behandelbaren bei 16 Stunden 34 Minuten (und damit unter dem Wert der Kontrollgruppe), der der nicht tagesklinisch behandelbaren Patienten bei 22 Stunden 44 Minuten (Wiersma et al. 1992). Für Teilstichproben aus dieser Untersuchung von 50 schizophrenen Patienten (Wiersma et al. 1991) bzw. 70 Patienten mit affektiven Störungen und Schizophrenien (Wiersma et al. 1995) wurden detaillierte Kostenvergleiche zwischen E- und K durchgeführt. Für diese Patienten beliefen sich die zusätzlichen Kosten durch Fahrtkosten auf unter 0,3% der Gesamtkosten. Patienten mit affektiven wie schizophrenen Störungen der Experimentalgruppe hatten etwa doppelt so viele Kontakte wie die Kontrollgruppe zu den ambulanten Diensten, dies machte aber unter 2% der Gesamtkosten aus. Es wurden keine zusätzlichen Kosten für den Patienten oder seine Familie beobachtet. Zu allen Untersuchungszeitpunkten waren die Patienten der Experimentalgruppe und ihre Angehörigen signifikant zufriedener mit der Behandlung als die der Kontrollgruppe (Wiersma et al. 1991, 1995).

In New Haven, Connecticut wurde eine kontrollierte Studie zur Wirksamkeit einer Kombination von Tagesklinik mit der Möglichkeit zur Nutzung eines Krisenwohnheims als Alternative zur vollstationären Behandlung durchgeführt. So sollten auch wohnungslose Personen und solche aus destruktiven sozialen Umfeldern tagesklinisch behandelt werden können. Weiterhin standen klinische Krisenbetten zur Verfügung. Von 791 sich vorstellenden Patienten waren 254 (32%) für die Studie geeignet, hiervon konnten schließlich 225 rekrutiert und 197 (25%) untersucht werden. Davon entfielen 93 auf die Experimentalgruppe und 104 auf die Kontrollgruppe. Die Aufenthaltsdauer während der Indexaufnahme der E-Gruppe war mit 18,8 Tagen signifikant kürzer als die der K-Gruppe mit 25,5 Tagen. Bezüglich der Behandlungsergebnisse über den 10 monatigen Katamnesezeitraums fanden sich keine wesentlichen Unterschiede. Die E-Gruppe verursachte insgesamt um 20% niedrigere direkte Kosten. Dies beruhte auf einer kürzeren Dauer der Indexbehandlung und niedrigeren „per-unit" Kosten. Die Indexbehandlung selber war sogar um 43% günstiger. Die Kostenunterschiede beruhen nicht auf unterschiedlichen Personal- oder Kapitalkosten, sondern auf den um 51% höheren Betriebs- bzw. Allgemeinkosten des Krankenhauses. Beim Vergleich verschiedener Diagnosegruppen zeigte sich, dass die Kostenvorteile bei nichtpsychotischen Störungen am größten waren (Sledge et al. 1996 a,b). Diese Untersuchung hebt sich durch eine außerordentlich differenzierte und umfassende Methodik der Kostenerfassung aus den anderen Kostenstudien heraus.

In Ottawa (Kanada) wurde eine Akutbehandlungstagesklinik für Patienten mit depressiven Störungen mit 8 Plätzen und einer auf maximal 3 Wochen (15 Behandlungstage) begrenzten Aufenthaltsdauer eingerichtet. Während der ersten 16 Monate wurden von 239 zugewiesenen Patienten 160 aufgenommen. Im Vergleich zu einer parallelisierten Stichprobe von 100 vollhospitalisierten Patienten war die Wiederaufnahmerate über 6 Monate gleich. Die Behandlungsdauer war mit 14,3 gegenüber 18,7 Tagen (vollstationär) signifikant kürzer (Russell et al. 1996).

Eine randomisierte Studie befasst sich mit Tageskliniken für Patienten mit Neurosen und Persönlichkeitsstörungen. Dick und Mitarbeiter aus Dundee (Schottland) konnten von insgesamt 334 relevanten Aufnahmen 242 auf Eignung prüfen. 101 wurden als zu krank angesehen, 39 als zu gesund und 27 verweigerten die Kooperation. Die Stichprobe von 91 Patienten, die gleichmäßig auf beide Konditionen randomisiert wurden, entspricht also 27% der Ausgangspopulation. Die Behandlungsergebnisse über den gesamtem 12 monatigen Beobachtungszeitraum waren vergleichbar, aber die Behandlungszufriedenheit der E war signifikant höher. Trotz über doppelt so langer Behandlungsdauer (46 gegenüber 20 Tagen) betrugen die Kosten der E nur etwa 65% der vollstationären.

Aus Deutschland liegt als einzige größere Untersuchung eine Evaluationsstudie mit 2-Jahres-Katamnese von Eikelmann vor. Bei den vorwiegend schizophrenen Patienten kam es im Verlauf der Behandlung in der Tagesklinik zu einer massgeblichen Besserung der psychopathologischen Symptomatik, die in der Folge auf niedrigem Niveau stagnierte. Während die Wohnsituation unverändert blieb, besserte sich die Arbeitsintegration, nach 2 Jahren waren 60% der Patienten wieder auf dem allgemeinen Arbeitsmarkt beschäftigt. Im Vergleich zum Vorzeitraum waren Zahl und Dauer psychiatrischer Klinikaufenthalte reduziert (Eikelmann 1991). Im Gegensatz zu den internationalen Studien, die sich auf die Tagesklinik als Ort der Behandlung akuter Krankheitsepisoden und Krisen beziehen, wird hier der Situation in Deutschland entsprechend, die Tagesklinik in ihrer rehabilitationsvorbereitenden Funktion betrachtet.

Tagesklinische versus ambulante Behandlung

Abschließend soll noch auf zwei Studien, die tagesklinische mit ambulanter Behandlung verglichen, hingewiesen werden. Diese Studien unterscheiden sich von den bisher referierten darin, dass hier nur solche Patienten untersucht wurden, für die eine ambulante Therapie ausreichend gewesen wäre.

Eine britische Arbeitsgruppe aus Nottingham untersuchte eine Stichprobe von Patienten mit Phobien, depressiven und Angstneurosen (ICD-8) über 24 Monate mit einem originellen Design. Die Patienten wurden randomisiert drei Behandlungskonditionen zugewiesen: ambulante Behandlung (n= 58), psychotherapeutische Tagesklinik (n=25), allgemeinpsychiatrische Tagesklinik (n=23). Von 264 potentiell geeigneten Patienten wurden 158 ausgeschlossen, so dass 106 (40%) in die Studie aufgenommen wurden. Psychopathologische Symptomatik und soziale Funktion besserten sich in allen 3 Gruppen in gleicher Weise (Tyrer et al. 1987).

Eine New Yorker Arbeitsgruppe verglich ein tagesklinisches Nachsorgeprogramm für nicht-chronische Patienten (d.h. maximal 2 frühere Klinikaufnahmen) mit einer einmal wöchentlich stattfindenden ambulanten Nachsorgegruppe. Von 109 zugewiesenen Patienten wurden 30 (28%) ausgeschlossen, weil sie die Mitarbeit verweigerten oder nach klinischem Urteil mehr Nachsorge als in der Kontrollkondition benötigten. Während die Ergebnisse nach 6 und 12 Monaten gleich waren, waren die direkten Kosten der Nachsorgetagesklinik wesentlich höher (Glick et al. 1986).

Zusammenfassung

Die zu Anfang gestellte Frage, ob die tagesklinische Behandlung gleich wirksam ist wie die vollstationäre, kann eindeutig mit ja beantwortet werden. In allen bisher publizierten Studien waren die Behandlungsergebnisse der tagesklinisch behandelten Patienten gleich gut wie die derjenigen, die vollstationär behandelt wurden. Bemerkenswert ist, dass sich alle randomisierten Untersuchungen auf Tagesklinikprogramme zur Akutbehandlung als Alternative zur vollstationären Aufnahme beziehen, während die Tagesklinik für postakute Patienten nur wenig untersucht ist.

Die Frage nach dem Anteil an der stationären Akutbehandlungskapazität, der durch tagesklinische Angebote ersetzt werden kann, beläuft sich auf bis zu 40%. Diese Aussage stützt sich vor allem auf die in bezug auf den geringfügigen Anteil von der Randomisierung ausgeschlossener Patienten herausragenden Studien von Zwerling und Wilder (1964) und der Arbeitsgruppe von Wiersma (Kluiter 1992, Wiersma & Schene 1992), steht aber in guter Übereinstimmung mit den Ergebnissen der anderen Untersucher.

Die dritte Frage nach den Kosten der Tagesklinikbehandlung im Vergleich zur vollstationären ist dagegen etwas schwerer zu beantworten. Selbst die direkten Kosten des Gesundheitswesens, also jene Kosten die für die Behandlung des Patienten eingesetzt werden, sind sehr schwer zu erfassen. Wenn, wie dies auch in einigen der hier referierten Studien geschehen ist, der von den zuständigen Leistungsträgern vergütete Geldbetrag als Maß der Kosten eingesetzt wird, kann dieser sehr viel mehr von den zur Verfügung stehenden Budgets, dem Verhandlungsgeschick der Vertragspartner oder anderen äußeren Faktoren bestimmt werden als von dem tatsächlichen pro Fall im Mittel erforderlichen Personal- und Sachaufwand. Ein wirklich sinnvoller Kostenvergleich zwischen teil- und vollstationärer Behandlung setzt eine detaillierte Erfassung der tatsächlich entstehenden und nicht nur eine Summation der vergüteten Kosten voraus, wie dies beispielhaft in der Untersuchung von Sledge et al. (1996) der Fall ist. In jedem Fall müssen auch Kosten, die aus dem stationären ins ambulante Budget oder aus dem Gesundheitssystem in andere Bereiche verlagert werden, erfasst werden. Methodische Probleme bei der Bestimmung von Kosten diskutieren Beecham, Knapp und Fenyo (1991). Die Erfassung indirekter Kosten (z.B. Produktivitäts- und Verdienstausfall des Patienten oder Fahrtkosten seiner Angehörigen) erscheint wesentlich, wirft aber einige bisher weitgehend ungelöste Probleme auf, da hier Vorannahmen, Schätzungen und Hochrechnungen eine wesentliche Rolle spielen. Es scheint sinnvoller, statt die Kosten zweier Behandlungsmodalitäten zu vergleichen, anzugeben, welches Ausmaß besserer Behandlungsergebnisse welchen finanziellen Mehraufwand erfordert (ein Beispiel dieses Typs von Kosten-Effektivitäts-Analysen ist die Arbeit von Johnston et al. „Intensive case management: a cost-effectiveness analysis"). Diese Vorgehensweise macht deutlicher, dass es sich nicht um rein finanzielle Abwägungen handelt, sondern um politische Wertentscheidungen.

Trotz aller methodischen Probleme lassen sich einige Eckdaten festhalten: Je selektiver bei der Auswahl der Patienten vorgegangen wird, desto größer scheinen die Einsparmöglichkeiten gegenüber der stationären Behandlung zu sein. Je mehr psychotische Patienten mit ausgeprägten sozialen Behinderungen aufgenommen werden, desto geringer fällt die Einsparung aus. Gerade die Personalkosten, die bekanntlich einen entscheidenden Anteil der Gesamtbehandlungskosten in der Psychiatrie ausmachen, unterscheiden sich bei intensiven Akutbehandlungsprogrammen kaum noch von denen für vollstationäre Behandlung. Alle erfolgreichen teilstationären Programme, die sich an alle allgemeinpsychiatrischen Diagnosegruppen richten, bieten in einer oder der anderen Form eine 24-Stunden-Erreichbarkeit und die Option von klinischen Krisenbetten. Bemerkenswert ist in jedem Fall, dass dennoch in der Studie von Dickey (1989), die als bisher einzige ein gesamtes Versorgungssystem untersuchte, ein relevanter Kostenvorteil für die Tagesklinik zu finden war. In keiner Studie haben die Tagesklinikkosten die der vollstationären Behandlung überschritten. Obwohl in keiner der neueren Studien ein durchschlagender Vorteil der Tagesklinikbehandlung in Bezug auf die Förderung sozialer Kompetenzen nachzuweisen war, fand sich in allen Studien, in denen dies untersucht wurde, dass Patienten wie Angehörige die Tagesklinikbehandlung positiver beurteilten und sich Angehörige weniger belastet fühlten als bei stationärer Behandlung.

Gerontopsychiatrische Tageskliniken

Dirk K. Wolter-Henseler

Die gerontopsychiatrischen Tageskliniken in Deutschland können bei Erscheinen dieses Buches auf eine fast 25jährige Geschichte zurückblicken: 1976 wurde am Allgemeinen Krankenhaus Ochsenzoll in Hamburg die erste gerontopsychiatrische Tagesklinik eröffnet, in einem Gebäudeteil, der ursprünglich als Chefarztsuite vorgesehen war, wie Hans Lauter, damals ärztlicher Leiter, sich erinnert: Es war nicht so, dass damit gezielt Konzepte der 1975 erschienen Psychiatrie-Enquête umgesetzt werden sollten, vielmehr stand hinter beidem - Enquête und Tagesklinikgründung - dieselbe Motivation, nämlich die Empörung über die „elenden, menschenunwürdigen Umstände“ in den psychiatrischen Kliniken. Dass dieser reformerische Impetus sich in Hamburg „zunächst noch nicht in anderen psychiatrischen Bereichen niederschlug, sondern der Versorgung psychisch kranker alter Menschen zugute kam, hing zwar mit den Interessenschwerpunkten einiger Beteiligter zusammen, war aber doch eher zufällig“ (Lauter 1997).

Während die Zahl der gerontopsychiatrischen Tageskliniken zunächst nur langsam wuchs, nahmen die Neueröffnungen seit 1991 rasant zu (Tabelle 14); in den letzten Jahren erschweren allerdings Finanzierungsprobleme weitere Neugründungen. Wichtige Charakteristika der Entwicklung sind eine abnehmende durchschnittliche Größe bei zunehmender Personalstärke (Folge der Psychiatrie-Personalverordnung, Psych-PV - Kunze & Kaltenbach 1994), Differenzierung der therapeutischen Angebote sowie die Entstehung von Tageskliniken auch in ländlichen Regionen. Zwei Drittel der Tageskliniken sind auf dem Gelände der „Mutterklinik" angesiedelt, ein Drittel ausgelagert in der Gemeinde. Zwei Fünftel der Tageskliniken befinden sich in Nordrhein-Westfalen.

Tabelle 14: Gerontopsychiatrische Tageskliniken in Deutschland, nach Wächtler 1995, Wächtler u.a. 1996, aktualisiert ohne Anspruch auf Vollständigkeit

Rein gerontopsychiatrische Tageskliniken

	Ort, Träger	eröffnet	Plätze	Art
1	Hamburg, Klinikum Nord Ochsenzoll	1976	30	gp, in
2	Berlin, Freie Universität		12	gp, in
3	Mönchengladbach, Rhein. Kliniken		12	gp, in
4	Düsseldorf, Rhein. Kliniken/Uniklinik	1977	15+10	gp, in
5	Mannheim, Zentralinst. F. seel. Gesundheit	1979	12	gp, in
6	Köln, Rhein. Kliniken		18	gp, in
7	Darmstadt, Elisabethenstift	1982	12	gp, in
8	Bremen, Zentralkrankenhaus Ost	1984	18	gp, ex
9	Düren, Rhein. Kliniken	1985	12	gp, ex
10	Erlangen, Bezirkskrankenhaus	1986	22	gp, in
11	Herten, Westf. Zentrum f. Psychiatrie	1987	20	gp, in
12	Bielefeld, v. Bodelschwingh'sche Anstalten	1988	16	gp, ex
13	Gütersloh, Westf. Klinik	1991	20	gp, ex
14	Marienheide, Kreiskr'haus Gummersbach		8	gp, in
15	Kleve, Rhein. Kliniken Bedburg-Hau	1992	15	gp, ex
16	Marburg, Psychiatrisches Krankenhaus		10	gp, in
17	Aachen, Alexianer Krankenhaus		10	gp, ex
18	Bonn, Rhein. Kliniken	1993	16	gp, in
19	Ansbach, Bezirkskrankenhaus		15	gp, in
20	Hildesheim, Nieders. Landeskrankenhaus		10	gp, in
21	Kassel, Ludwig-Noll-Krankenhaus		12	gp, ex
22	Lüneburg, Nieders. Landeskrankenhaus	1994	10	gp, in
23	Göttingen, Nieders. Landeskrankenhaus		20	gp, in
24	Osnabrück, Nieders. Landeskrankenhaus		12	gp, in
25	Eberswalde, Landesklinik		20	gp, in
26	Kempten, Bezirkskrankenhaus	1995	8 (-10)	gp, in
27	Tübingen, Uniklinik		20	gp, ex
28	Kropp, Diakoniewerk	1996	10	gp, in
29	Langenfeld, Rhein. Kliniken		16	gp, ex
30	Münster, Alexianer Krankenhaus		12	gp, ex
31	Ludwigsburg, Kreiskrankenhaus	1997	18	gp, ex
32	Berlin, W.-Griesinger-Krankenhaus	1998	10	gp, in
33	Leipzig, Park-Krankenhaus		10	gp, in
34	Münster, Westf. Klinik	1999	12	gp, in
35	Viersen, Rhein. Kliniken		12	gp, in
35	Paderborn, Westf. Zentrum f. Psychiatrie		12	gp, ex
37	Wuppertal, Tannenhof Remscheid (Planung)		15	gp, ex
38	Stuttgart, Bürgerspital (Planung)	2000	20	gp, ex

Fortsetzung Tabelle 14:
Gemischte und integrierte gerontopsychiatrische Tageskliniken

		eröffnet	Plätze gp/andere	Art
39	Schwerin, Nervenklinik	1989	15/4	anp, in
40	Saarbrücken, Sonnenberg-Klinik	1993	12/4	gp/ger, ex
41	München, Techn. Universität	1980	10	gp/ap, ex
42	Freiburg, Uniklinik	1991	7/8	gp/ap, in
43	Neuruppin, Neuruppiner Klinikum	1992	3/7	gp/ap, in
44	Bensheim, PKH Heppenheim		8/12	gp/ap, ex
45	Berlin, Krankenhaus Spandau		6/18	gp/ap, in
46	Regensburg, Bezirkskrankenhaus	1994	16/24	gp/ap, in
47	Kaufbeuren, Bezirkskrankenhaus	1995	5	Station
48	Dortmund, Westf. Klinik		4	Station

Abkürzungen:
gp - gerontopsychiatrisch, ap - allgemeinpsychiatrisch, anp - altersneuropsychiatrisch, ger - geriatrisch, Station - stationär integriert, ex - außerhalb des Klinikgeländes, in - innerhalb des Klinikgeländes

Der Entwicklungsprozess ist beschrieben und analysiert von Steinhart & Bosch (1984), Wächtler & Herber (1993), Wächtler et al. (1994) sowie Wächtler (1995); einen breiten Überblick ermöglicht der Tagungsband zum 20jährigen Jubiläum der Hamburger Tagesklinik (Wächtler 1997), und eine Informationsbroschüre (Wächtler et al.)[1], vorgelegt anlässlich dieses Jubiläums, gibt detaillierte Auskünfte über die einzelnen Einrichtungen.

Gerontopsychiatrische Tageskliniken sind damit zwar keine exotischen Singularitäten mehr, nach wie vor aber „Außenseiter". Nur in wenigen Regionen leisten sie einen massgeblichen Beitrag zur Versorgung. Die Relation der vorhandenen Tagesklinikplätze zur Gesamtkapazität der (voll- und teil-) stationären gerontopsychiatrischen Behandlungsplätze liegt bei etwa 1:45 oder 2,2% mit starken Schwankungen zwischen den Bundesländern. Seit der Psychiatrie-Enquête (1975) wird aber ein Tagesklinikanteil von rund 15%, in jüngerer Zeit von 20-25% empfohlen, der in kleinräumigen Versorgungsregionen mit dichter Besiedlung und leistungsfähiger ambulanter Versorgung sogar noch höher liegen kann (BAG 1997, Bergener 1991, Wächtler 1995, Wolter-Henseler 1996). Die Empfehlungen der Psychiatrie-Enquête zur Gesamtkapazität sind dabei immer weiter nach unten korrigiert worden; sie liegen derzeit bei rund 20 pro 100.000 Einwohner, der Ist-Zustand im Bundesdurchschnitt liegt mit 11,6 pro 100.000 deutlich darunter (BAG 1997, Wolter-Henseler 1996).

---

[1] Die Informationsbroschüre kann bezogen werden über: Dr. C. Wächtler, Ltd. Arzt der V. Abt. für Psychiatrie und Psychotherapie - Gerontopsychiatrie, Klinikum Nord / Ochsenzoll, Langenhorner Chaussee 560, 22419 Hamburg.

Die BAG (1997) fasst zusammen: „Insgesamt ist das tagesklinische Angebot extrem defizitär“ (S. 16). Diese Situation unterscheidet sich jedoch kaum von der in den übrigen europäischen Ländern, wo gerontopsychiatrische Tages*kliniken*, gerontopsychiatrische Rehabilitation und Psychotherapie im Alter ebenfalls keine besondere Rolle spielen; allerdings sind in manchen Staaten, namentlich in den Niederlanden und in Dänemark, Formen der Tages*pflege* deutlich weiter entwickelt als in Deutschland (Bergener & Kruse 1996, Bleeker 1997).

Patienten und Arbeitsweise

Auch in der Gerontopsychiatrie liegt die Bedeutung der Tageskliniken nicht nur in der Verkürzung vollstationärer Behandlungen, sondern darüber hinaus in der Behandlung alternativ zur Klinik, in der Diagnostik sowie in der Vorbereitung und Einleitung von Rehabilitationsmaßnahmen; dabei sind im Bereich der Geriatrie und Gerontopsychiatrie die Grenzen zwischen medizinischer Behandlung und Rehabilitation fließend (Bergener & Kruse 1996). Eine weitere Funktion ist die Wiederauffrischung und Stabilisierung von zuvor erzielten Rehabilitationseffekten durch die Aufnahme in die Tagesklinik in angemessenen Abständen („respite admission“), was allemal kostengünstiger ist als die Unterbringung im Altenheim oder die vollstationäre Behandlung (Expertenkommission 1988). Noch fungieren die meisten Tageskliniken als nachstationäre Behandlungsangebote, zunehmend gewinnt jedoch die Direktaufnahme an Bedeutung (Wächtler 1995).

Frauen sind in den gerontopsychiatrischen Tageskliniken im Vergleich zu den Männern im Verhältnis 2 zu 1 überrepräsentiert (Wächtler 1995). Dies entspricht den demographischen Verhältnissen und der in unserer Kultur üblichen Rollenverteilung: Frauen haben einerseits eine um 6 bis 7 Jahre höhere Lebenserwartung als Männer, andererseits sind sie im Durchschnitt etwa 4 Jahre jünger als ihre männlichen Ehepartner; hilfsbedürftige Männer werden eher von ihren (jüngeren) Ehefrauen versorgt und betreut als umgekehrt, ältere Frauen sind häufiger alleinstehend und damit auf institutionelle Hilfen angewiesen als ältere Männer (Wolter-Henseler 1996).

Indikationen

Die häufigste Diagnose stellen nach wie vor depressive Störungen dar: „Ganz überwiegend (in 19 von 20 Tageskliniken an erster Stelle) werden Patienten mit „Depressionen“ unterschiedlicher Genese behandelt" (Wächtler 1995), manche sehen hier ausdrücklich ihren Schwerpunkt. Paranoide Syndrome und Suchterkrankungen spielen eine deutlich geringere Rolle. Leicht- bis allenfalls mittelgradige Demenzerkrankungen finden sich in manchen Tagesklinken mittlerweile recht häufig - mitunter in einer ähnlichen Größenordnung wie depressive Störungen -, die meisten lehnen die Aufnahme von Patienten mit fortgeschrittenen Demenzen ab, eine Ausnahme stellt hier die Gütersloher Tagesklinik dar. Patienten mit hirnorganischen Beeinträchtigungen nach Schädel-Hirn-Trauma, Reanimation oder Schlaganfall stellen kleine Sondergruppen dar, denen in einigen wenigen Tageskliniken besonderes Augenmerk gilt. (Adler et al. 1997, Baumgarte 1997, Ernst & Wächtler 1983, Fuchs et al. 1993, Hewer et al. 1993, Küppers 1997, Leucht 1997, Netz 1996, Schoofs-Pelz 1990, Stosberg & Lösch 1997, Wächtler et al. 1994, 1996, Werner et al. 1995). Die weitere Öffnung der Tagesklinik für Demenzkranke ist eine wesentliche Forderung der Deutschen Gesellschaft für Gerontopsychiatrie und -psychotherapie (Wächtler et al. 1998).

Die häufigsten *Ausschlussgründe* für eine tagesklinische Behandlung sind fortgeschrittene Demenzerkrankungen mit ausgeprägten psychiatrischen Begleitsymptomen und Weglauftendenzen, primäre Suchterkrankungen und Suizidgefährdung, aber auch aggressives Verhalten; manche Tageskliniken tun sich aber auch mit körperlichen Behinderungen (Rollstuhl) oder pflegerischen Problemen (Inkontinenz) schwer (Wächtler 1995, Wächtler et al. 1996).

Für die gerontopsychiatrischen Tageskliniken standen unabhängig von der Diagnose schon immer die Konzepte der Wiedererlangung, der Förderung und Erhaltung der psychosozialen und alltagspraktischen Kompetenz im Vordergrund des Behandlungsplans mit dem Ziel, die Integration der Patienten in ihrem gewohnten Lebensumfeld zu erhalten. Die *aktivierende Pflege* ist dabei ein zentrales Behandlungsinstrument. Für gerontopsychiatrische Patienten bedeutet Kompetenz im besonderen Maß auch Umgang mit Defiziten, Kompensation von Leistungseinbußen, Zurückgreifen auf verschüttete Ressourcen und Akzeptierenkönnen von Hilfe. Die Tagesklinik ist für ein solches rehabilitatives Vorgehen besonders geeignet, weil die Regressionsanreize und -möglichkeiten hier im Vergleich zum vollstationären setting geringer sind (Küppers 1997, Stuhlmann 1997).

Die *Behandlungskonzepte* umfassen die gesamte Palette psychiatrischer Methoden. Alle Tageskliniken räumen der Psychotherapie große Bedeutung ein, manche sehen hier ihren Schwerpunkt. Psychotherapie wird in Gruppen- und zunehmend auch Einzelsettings angewandt, wobei die bevorzugten psychotherapeutischen Methoden von Ort zu Ort unterschiedlich sind; tiefenpsychologisch fundierte und kognitiv - verhaltenstherapeutische Konzepte werden am häufigsten genannt, manche Tagesklinken haben kein bevorzugtes Verfahren. Entspannungsübungen und Ergotherapie gehören regelmäßig zum Programm, aber auch krankengymnastisch-physiotherapeutische Angebote und Gymnastik sind - angesichts körperlicher Erkrankungen und im Sinn der aktivierenden Pflege - von großer Bedeutung. Musik- und kreativtherapeutische Ansätze lassen sich noch nicht überall verwirklichen. Das Trainieren von kognitiven Funktionen, alltagspraktischen Fertigkeiten und sozialer Kompetenz, auch in Form von Außenaktivitäten, spielt jedoch überall eine große Rolle. Ruhe- und Aktivierungsphasen sollen sich abwechseln, Rituale (Morgenrunde, Kuchenbacken und Kaffeetrinken zum Wochenausklang usw.) haben sich bewährt. Der Supervision wird grundsätzlich große Bedeutung beigemessen, sie ist aber noch nicht überall realisiert. (Herber 1997a, Kankowski 1996, Steinwachs 1997, Stosberg & Lösch 1997, Wächtler 1995, Wächtler et al. 1994, 1996, Wächtler & Herber 1993) Einen typischen Wochenplan zeigt Tabelle 15.

Tabelle 15: Wochenplan der gerontopsychiatrischen Tagesklinik Langenfeld

ZEIT	MONTAG	DIENSTAG	MITTWOCH	DONNERSTAG	FREITAG
8.00	Frühstück	Frühstück	Frühstück	Frühstück	Frühstück
9.00	Morgenrunde	Morgenrunde	Morgenrunde	Morgenrunde	Morgenrunde
9.30	Gymnastik		Gymnastik	Gymnastik	Gymnastik
10.00	Visite Gruppe A	Außenaktivitäten in der Region	Entspannung I	Gesprächsgruppe „Lebensinhalte“	Backen (Kleingruppe)
			Kochen (Kleingruppe)		
10.15	Ergotherapie II		Ergotherapie II	Ergotherapie II	Ergotherapie II
11.15	Ergotherapie I		Ergotherapie I	Ergotherapie I	Ergotherapie I
	Entspannung II				
12.15	Mittagessen	Mittagessen	Mittagessen	Mittagessen	Mittagessen
12.45	Mittagsruhe	Mittagsruhe	Mittagsruhe	Mittagsruhe	Mittagsruhe
13.30			Gespräch mit Pfarrer	Entspannung I + II	
14.00	Systemische Familiengespräche	Visite Gruppe B	Supervision	Meditatives Malen	Vorbereitung auf das Wochenende bei Kaffee und Kuchen
	Kaffeetrinken	Gedächtnistraining I + II	Intervisionskonferenz		
			Kurvenvisite i. Wechsel		
14.30				Interpersonelle Psychotherapie	
15.00	Kaffeetrinken	Kaffeetrinken	Kaffeetrinken	Kaffeetrinken	
17.00		Angehörigengruppe (14-tägig)			

Selbstverständlich sind diese komplexen Aufgaben nur von einem multiprofessionellen Team zu bewältigen. Auf Grundlage der Psychiatrie-Personalverordnung (Psych-PV) (Kunze & Kaltenbach 1994) ergeben sich für eine gerontopsychiatrische Tagesklinik mit 20 Plätzen und 90%iger Belegung im Jahresdurchschnitt (d. h. 18 Patienten pro Behandlungstag) unter der Annahme von Ausfallzeiten in der Höhe von 20% die folgenden Stellenanteile bzw. Verhältniszahlen:

Arzt im Stationsdienst	0,83
Oberarzt	0,25
Ärzte insgesamt	1,08 (1 : 16,7)
Pflegedienst	3,47 (1 : 5,2)
Psychologen	0,77 (1 : 23,4)
Ergotherapeuten	1,56 (1 : 11,5)
Bewegungstherapeuten und Krankengymnasten	0,24 (1 : 75)
Sozialarbeiter	0,64 (1 : 28,1)

Die Größe der Tagesklinik ist abhängig von der Besiedlungsdichte der Versorgungsregion; betriebswirtschaftlich optimal sind 15 bis 25 Plätze. Der Tagesklinik müssen alle medizinischen und psychiatrischen diagnostischen sowie therapeutischen Möglichkeiten zur Verfügung stehen, die auch das psychiatrische Krankenhaus einsetzt, d. h.: internistisches und neurologisches Fachwissen muss ständig und unmittelbar verfügbar sein. Die technisch - apparativen Möglichkeiten (Neurophysiologie, Sonographie, EKG, Labor, Röntgen inkl. CT) des Krankenhauses müssen ebenfalls jederzeit uneingeschränkt nutzbar sein. Alle weiteren notwendigen diagnostischen Verfahren sollten als Konsiliarleistung zur Verfügung stehen. (Bruder et al. 1995)

Der Raumbedarf beträgt 15 bis 20 qm Nutzfläche pro Behandlungsplatz (Untersuchungs- und Behandlungsräume, Aufenthalts- und Gruppentherapieräume, Diensträume). Ruheliegen sind in ausreichender Zahl vorzuhalten. Die Ausstattung muss behindertengerecht, eine Dusche (für Patienten mit Kontinenzproblemen) vorhanden sein (Bruder et al. 1995).

Der Weg zur Tagesklinik stellt für alte Menschen mit eingeschränkter Mobilität oft ein Problem dar. Wenn sie nicht selbst kommen oder von Angehörigen gebracht werden können, muss das Taxi oder der hauseigene Fahrdienst genutzt werden. Im letztgenannten Fall sollte sichergestellt sein, dass zwischen der Ankunft des ersten und dem Eintreffen des letzten Patienten nicht mehr als eine Stunde vergeht und die Fahrzeit nicht länger als 30 Minuten ist. Insbesondere in ländlichen Regionen können die langen Wegstrecken den Fahrdienst vor unlösbare organisatorische Probleme stellen (Baumgarte 1997). So überrascht es nicht, dass etwa zwei Drittel der Tageskliniken auf das Taxi oder ein beauftragtes Transportunternehmen zurückgreifen; die Kostenübernahme außerhalb des Pflegesatzes ist durch eine Vereinbarung der Spitzenverbände des Gesetzlichen Krankenversicherung geregelt.

Die Evaluation der gerontopsychiatrischen Tageskliniken steckt noch in den Kinderschuhen. Erste Ergebnisse in Erlangen zeigen günstige Auswirkungen auf kognitive Funktionen, Alltagskompetenz und Lebenszufriedenheit, nachgewiesen durch psychometrische Verfahren, Fremdbeurteilung durch Pflegepersonal und Angehörige sowie in der Selbstbeurteilung der Patienten (Adler et al. 1997, Kretschmar 1997, Steinwachs 1997, Stosberg & Lösch 1997).

Die durchschnittliche teilstationäre gerontopsychiatrische Behandlungsdauer liegt etwa doppelt so hoch wie die vollstationäre (BAG 1997). Dabei sind offenbar drei Faktoren von Bedeutung:

- Die Involvierung in (therapeutische) Gruppenprozesse, in der kleinen Organisationseinheit Tagesklinik von größerer Bedeutung und intensiver als in der vollstationären Regelversorgung, nimmt Zeit in Anspruch, bei alten Menschen mehr noch als bei jüngeren;
- in der gerontopsychiatrischen Tagesklinik werden häufig Patienten mit einer sozial isolierten, vereinsamten Lebenssituation behandelt - das Wiederanknüpfen an soziale Netze oder das Neuknüpfen erfordert Zeit;
- in der gerontopsychiatrischen Tagesklinik werden häufig Patienten mit chronischen depressiven oder paranoiden Störungen mit schwierigem Verlauf behandelt, die in Ermangelung geeigneter Tagesbetreuungsangebote mit suffizienter ärztlich-psychiatrischer Versorgung nicht frühzeitig entlassen werden können (Küppers 1997, Wächtler 1995).

Offenbar ist es nicht immer einfach, den betroffenen Patienten, ihren Angehörigen und den potentiell zuweisenden Ärzten Sinn und Nutzen der tagesklinischen Behandlung plausibel zu machen: vor allem in der Anfangszeit haben gerontopsychiatrische Tageskliniken häufig mit Belegungsproblemen zu kämpfen (Hirsch et al. 1993, Korte et al. 1989, Stosberg & Lösch 1997). Eine intensive, zugehende und die Kooperation fördernde ambulante Arbeit kann diese Schwierigkeiten deutlich verringern.

Gerontopsychiatrische Tageskliniken - integriert oder spezialisiert?

Die Gerontopsychiatrie hat sich als psychiatrische Spezialdisziplin entwickelt, weil

- psychosoziale Lebensumstände und Beziehungskonstellationen des *Alters* und die Anforderungen des *Alterns* im Vergleich zur Allgemein- bzw. Erwachsenenpsychiatrie besondere Akzentuierungen aufweisen,
- gleichzeitig bestehende körperliche Erkrankungen („Multimorbidität") die Entstehung und den Verlauf psychischer Störungen modifizieren und die Behandlung komplizieren können und weil
- hirnorganische Störungen, namentlich Demenzerkrankung, in besonderer Häufung auftreten.

Gleichwohl lässt sich Gerontopsychiatrie nicht auf „Demenzpsychiatrie" oder pflegerische Betreuung reduzieren, wie dies früher in Form der „Siechenabteilungen" gang und gäbe war: gerontopsychiatrische Fachabteilungen definieren sich heute in aller Regel über das Lebensalter, das eine ungefähre Eingrenzung der eben skizzierten Problematiken erlaubt, wenn es auch im Einzelfall natürlich immer wieder Abweichungen hiervon geben mag. Selbst bei der Behandlung von Suchtkranken nimmt beispielsweise mit zunehmendem Alter die Bedeutung altersspezifischer Aspekte zu, die Bedeutung suchtspezifischer Aspekte hingegen ab, d. h. gerontopsychiatrisch ausgerichtete Behandlungssettings sind nützlicher als klassisch suchttherapeutische (Gastpar & Schulz 1998, Wolter-Henseler 1997).

Es leuchtet von daher ein, dass auch tagesklinische Behandlungsangebote für ältere und alte Menschen in dieser Weise spezialisierte Angebote sein sollten. Gleichwohl wird gelegentlich versucht, ältere und jüngere Patienten gemeinsam zu behandeln, nicht selten allerdings, weil die Ressourcen für getrennte Angebote nicht ausreichen. Schließlich kann die integrierte Behandlung auch Vorteile bieten: die Intergenerationenperspektive kann systemisch-strukturelle Verständnisweisen erleichtern, gegenseitiges Lernen durch Rollentausch ermöglichen und durch die jüngeren Patienten „mehr Leben" in die therapeutischen (Gruppen-) Prozesse bringen. Nachteilig kann sich andererseits auswirken, dass die Älteren als die in mancher Hinsicht Schwächeren von den Jüngeren dominiert werden, dass sie - im Fall verminderter körperlicher oder kognitiver Leistungsfähigkeit - durch überhöhte Kompetenzerwartungen überfordert werden und dass es zu massiven Rollenkonflikten kommen kann; außerdem können sensorische Defizite (Schwerhörigkeit und Sehminderung) Probleme aufwerfen, und die Kooperation mit der Altenhilfe kann sich schwieriger gestalten, wenn sie sich nur auf einzelne Patienten beschränkt. Die Erfahrung ist, dass Jüngere sich eher gegen Ältere abschotten als umgekehrt (Herber 1997b, Stuhlmann 1997).

Angesichts dieser Überlegungen kann es nicht überraschen, dass die Erfahrungen mit „gemischten" Tageskliniken widersprüchlich ausfallen. Positiven Erfahrungen in Freiburg und Schwerin stehen negative in Bensheim und Kaufbeuren gegenüber, wo die Einrichtung spezialisierter gerontopsychiatrischer Tageskliniken geplant ist bzw. schon vollzogen wurde (Wächtler 1995). Auch in Mönchengladbach und Düren haben sich aus ursprünglich integrierten spezialisierte Tageskliniken entwickelt.

Wenig problematisch erscheint eine Mischung dann, wenn die gerontopsychiatrische Tagesklinik sich für Patienten im 6. oder am Ende des 5. Lebensjahrzehnts mit depressiven oder Angststörungen, vielleicht auch noch für bestimmte Patienten mit chronischen schizophrenen oder Suchterkrankungen öffnet (Fuchs et al. 1993, Herber 1997b, Leucht 1997, Stuhlmann 1997). In diesen Fällen ist es u. U. schwierig zu unterscheiden, ob man es zu tun hat mit einer gerontopsychiatrischen Tagesklinik, die sich im Einzelfall für Jüngere öffnet, oder aber mit einer „gemischten"; diese Unsicherheit kommt beispielsweise darin zum Ausdruck, dass die Münchener Tagesklinik von Wächtler (1995) bei den „gemischten", von Wächtler et al. (1996) hingegen bei den „rein gerontopsychiatrischen" eingeordnet wird. Eine solche „begrenzte" Altersmischung nehmen viele gerontopsychiatrischen Tageskliniken im Grunde schon automatisch durch eine untere Altersgrenze zwischen 50 und 60 Jahren (Durchschnitt 1991: 56 Jahre – Wächtler et al. 1994) vor.

Ein besonderes Problem stellen gemischt gerontopsychiatrisch-geriatrische Tageskliniken dar, von denen es in Deutschland nur eine einzige gibt (Saarbrücken). Tagesklinischer Behandlung wird auch in der Geriatrie seit einigen Jahren eine große Bedeutung beigemessen, insbesondere im Zusammenhang mit dem zunehmend strapazierten Begriff der geriatrischen Rehabilitation; es gibt in Deutschland etwa gleich viel geriatrische wie gerontopsychiatrische Tageskliniken (Hofmann 1997, Steinhagen-Thiesen et al. 1994). Die Saarbrücker Erfahrungen sind aus gerontopsychiatrischer Sicht ernüchternd: somatische und psychotherapeutische Orientierung verhalten sich zueinander wie zwei „unterschiedliche Welten", und die erste droht häufig die zweite zu dominieren. Eine der beiden geriatrischen Abteilungen, die die Tagesklinik gemeinsam mit der gerontopsychiatrischen nutzten, hat sich ins „Mutterhaus" zurückgezogen, weil die organmedizinisch-physiotherapeutischen Ressourcen in der Tagesklinik nicht ausreichten; die gerontopsychiatrischen Plätze konnten dadurch aufgestockt werden.[2]

Demenzkranke in der gerontopsychiatrischen Tagesklinik

Ähnlich kontrovers wie in der Allgemeinpsychiatrie die Frage: Sektorisierung versus Spezialisierung wird in der Gerontopsychiatrie die Frage: spezialisierte oder integrierte Behandlung von Demenzkranken diskutiert.

Die separate Behandlung erlaubt die Anwendung gezielter, auf die speziellen Bedürfnisse von Dementen zugeschnittener Konzepte. Die Konzentration und Ausschließlichkeit von Demenzkranken an einem Ort birgt jedoch die Gefahr, dass ein von Resignation geprägtes „Siechenabteilungs-" Klima entsteht, in dem Rehabilitationsanstrengungen versiegen.

Bei der integrierten Behandlung besteht die Gefahr, dass auf die speziellen Bedürfnisse der Demenzkranken nicht genügend eingegangen wird. Für die Integration sprechen allerdings ethische Überlegungen: Es geht darum, die Ausgrenzung der am schwersten beeinträchtigten Patienten in einem Ghetto zu vermeiden, im Gegenteil durch die Mischung und die Orientierung an der Normalität - alt und jung gehören zum menschlichen Leben - die Solidarität untereinander zu fördern: Jüngere kümmern sich um Ältere, nicht kognitiv beeinträchtigte Patienten helfen den Desorientierten; Demenz wird als zum menschlichen Leben dazugehörig akzeptiert und nicht in eine separate Anstalt und damit aus der Sichtweite verbannt.

In manchen Einrichtungen funktioniert dieses Miteinander tatsächlich, immer wieder aber begegnen fortgeschritten Demente bei Mitpatienten, aber auch bei manchen Mitarbeitern erheblichen emotionalen Vorbehalten. Auf diese Ablehnung reagieren sie häufig mit ratlosem Rückzug, Angst oder gereizter Verstimmung, wodurch es zu einer weiteren Eskalation kommen kann. Gerade Demenzkranke sind aber besonders empfindlich gegenüber einer emotional angespannten Atmosphäre.

Entscheidend ist offenbar das Mischungsverhältnis: der Anteil der Demenzkranken sollte nicht zu groß sein, ein häufig genannter Erfahrungswert liegt bei etwa einem

---

[2] R. Kortus, pers. Mitteilung.

Fünftel. „Antisoziale" Verhaltensweisen stellen besondere Belastungen dar. Entscheidend ist aber auch, dass die Demenzkranken auf sie zugeschnittene Angebote erhalten und von manchen Programmteilen befreit werden. Denn das konsequente Kompetenztraining oder intellektuell anspruchsvollere psychotherapeutische Elemente, wie sie allenthalben zum Programm gerontopsychiatrischer Tageskliniken gehören, führen leicht zu Überforderungssituationen, und im unvermeidlichen Vergleich mit den kognitiv nicht beeinträchtigten Mitpatienten registrieren die Demenzkranken ihre Einbussen. Solche Misserfolgserlebnisse aber sind Gift für Demenzkranke (Kipp & Kortus 1996, Kortus 1998, Kretschmar 1997, Leidinger et al. 1995, Wächtler & Herber 1993, Wolter-Henseler 1996).

Die Möglichkeit der tagesklinischen Behandlung ist Demenzkranken, der am stärksten benachteiligten Gruppe gerontopsychiatrischer Patienten, bisher weitgehend verschlossen (s.o.). Dabei liegen auch hier die Vorteile auf der Hand: Der Verbleib in der gewohnten Umgebung bedeutet für sie den Erhalt von Orientierungsmöglichkeiten. Ortswechsel hingegen führen zu Orientierungslosigkeit, verschlechtern die kognitive und affektive Befindlichkeit nachhaltig. (Deshalb sollten vollstationäre Aufnahmen von Demenzkranken nur im äußersten Notfall erfolgen!) Schon allein aus diesem Grund - neben ethischen (Gleichbehandlung) und gesundheitspolitischen (Demenz-Epidemiologie) - erscheint die tagesklinische Behandlung von Demenzkranken sinnvoll. Die günstigen Auswirkungen spezieller soziotherapeutischer Konzepte kommen auch im teilstationären setting zur Geltung, wie die Düsseldorfer Erfahrungen zeigen. Dort wurden 1995 zehn zusätzliche Tagesklinikplätze für Demenzkranke eingerichtet, die sich mit 15 Nichtdementen eine ehemalige Bettenstation teilen; das Raumangebot ist so großzügig, dass die beiden Gruppen ein weitgehend getrenntes Tagesprogramm durchlaufen und sich nur bei wenigen Gelegenheiten, z.B. beim Essen, treffen. Der Weg zur Tagesklinik und zurück kann zwar bei Dementen - weil ebenfalls ein Ortswechsel - zu Irritationen führen und im Einzelfall den Behandlungserfolg schmälern, er wird aber von den Patienten häufig analog dem Weg zur Arbeit konstruktiv in das Erleben integriert, die Irritation durch das förderliche therapeutische Milieu und die Rückkehr in die gewohnte Umgebung ausgeglichen. Die Düsseldorfer Erfahrungen besagen aber auch, dass die Tagesklinik nur für leicht- bis allenfalls mittelgradig Demente geeignet ist; insbesondere bei intensiver Begleitung durch Angehörigenarbeit bieten sich hier wichtige Ansatzpunkte für die Frühintervention (Kretschmar 1997).

Mitunter wird in der Diskussion um die Funktionen der teilstationären Behandlung in der Gerontopsychiatrie die Tages*stätte* gegen die Tages*klinik* ausgespielt. Dies geschieht insbesondere unter Hinweis auf die Patienten mit höhergradigen dementiellen Erkrankungen: für diese Gruppe sei der geeignete Ort die Tagesstätte bzw. Tagespflegeeinrichtung, nicht die Tagesklinik (z. B. Kreuzer & Veltin 1991, Wächtler & Herber 1993).

Dieser Kontroverse liegt jedoch eine falsche Fragestellung zugrunde: natürlich ist die gerontopsychiatrische Tagesklinik nicht der Ort für die *dauerhafte* Betreuung von Demenzkranken, hier ist in der Tat die Tagespflegeeinrichtung (Tagesstätte) als Ergänzung bzw. Entlastung der Angehörigen oder als Alternative zum Heim (bei leider ähnlich hohen Kosten, die z.T. durch die Pflegeversicherung getragen werden) die richtige Einrichtung. Gleichwohl ist die *zeitlich begrenzte* Behandlung von Demenzkranken in der Tagesklinik durchaus möglich und sinnvoll, etwa zur gründlichen Diagnostik (Assessment), zur Krisenintervention oder zur Überbrückung von Betreuungslücken.

Tagespflegeeinrichtung und Tagesklinik schließen einander also nicht aus. Im Gegenteil sollte ein regionaler gerontopsychiatrischer Versorgungsverbund über beide Angebote verfügen, und zwar nicht nur für die Demenzkranken, sondern auch für chronisch Wahnkranke und chronisch Depressive. Die enge Kooperation erweist sich dabei als sehr fruchtbar. Herkömmliche Tagespflegeeinrichtungen der Altenhilfe sind den besonderen Anforderungen der gerontopsychiatrischen Klientel häufig nicht gewachsen (Kreuzer & Veltin 1991, Küppers 1997, Wächtler 1995; Wächtler & Herber 1993).

Die Gerontopsychiatrische Tagesklinik als Teil des Gerontopsychiatrischen Zentrums

Die Psychiatrie-Enquête hat 1975 erhebliche Mängel auch in der gerontopsychiatrischen Versorgung beschrieben. Zur Abhilfe forderte sie die Einrichtung Gerontopsychiatrischer Zentren, bestehend aus Poliklinik (Ambulanz), Tagesklinik und stationärer „Assessment-Unit“. Obwohl bis dahin kein einziges Gerontopsychiatrisches Zentrum entstanden war, vertrat auch die Expertenkommission (1988) diese Konzeption und entwickelte sie weiter: das Assessment soll nicht im stationären Rahmen, sondern ausgehend von der Ambulanz durch Hausbesuche oder in der Tagesklinik erfolgen. Statt dessen ist als dritter Baustein nun eine niedrigschwellige Beratungsstelle vorgesehen (ausführlich bei Wolter-Henseler 1996).

Das Gerontopsychiatrische Zentrum als Ganzes soll dabei neben der unmittelbaren ambulanten und teilstationären Versorgungsarbeit, neben konsiliarischer Beratung und Angehörigenarbeit in der Versorgungsregion die Kooperation fördern, Öffentlichkeitsarbeit leisten, durch Fortbildungsangebote als Multiplikator von gerontopsychiatrischem know how zur Verfügung stehen; es soll als Motor der (Weiter-) Entwicklung gerontopsychiatrischer Versorgungsstrukturen fungieren und in den regionalen politischen Gremien mitwirken.

Der Begriff des Gerontopsychiatrischen Zentrums ist in eben diesem beschriebenen Sinn zu verstehen: Zentrum bedeutet nicht, dass hier eine neue Spezialinstitution zentral und exklusiv die gesamte Palette gerontopsychiatrischer Angebote vorhielte. Zentrum bedeutet vielmehr, dass ein zentraler Knotenpunkt inmitten der verschiedenen Dienste und Institutionen deren Kooperation und Koordination fördert. Es geht also nicht um eine neue Superinstitution, es geht auch nicht um Konkurrenz zu bereits vorhandenen Diensten oder Abwerbung von Patienten/Klienten, sondern um Ergänzung und Verbesserung der Versorgungsqualität. Letztendliches Ziel ist ein gerontopsychiatrischer Versorgungsverbund im Schnittfeld von Psychiatrie, geriatrischer Medizin und Altenhilfe (Bergener 1991, Hirsch 1996, 1997, Hirsch et al. 1993, Leidinger & Werner 1995, Wächtler et al. 1998, Wolter-Henseler 1996).

Eine wesentliche Aufgabe eines Gerontopsychiatrischen Zentrums ist das gerontopsychiatrische *Assessment*, d. h. die individuelle Abklärung von Problemen einerseits und Ressourcen andererseits in mehrfacher Hinsicht: somatisch, psychiatrisch, sozial, finanziell, Vorhandensein von Hilfsmöglichkeiten und Unterstützungssystemen, Bewältigungsstile. Daraus resultiert schließlich ein individueller Interventionsplan („Versorgung nach Maß"), dessen Anliegen es ist, Unterversorgung ebenso zu vermeiden wie Überversorgung oder Fehlversorgung (Hirsch 1997, Hofmann et al. 1995, Pientka 1995, Runge & Rehfeld 1995). Die Tagesklinik allein kann dieser komplexen Aufgabe, die eine flexible und aufsuchende Arbeitsweise erfordert, nicht gerecht werden.

Bisher existieren erst acht „offizielle" Gerontopsychiatrische Zentren (Bonn, Gütersloh, Kaufbeuren, Münster, Kempten, Eberswalde, Osnabrück, Leipzig), von denen die meisten aus gerontopsychiatrischen Krankenhausabteilungen hervorgegangen sind, wobei die Tagesklinik die Keimzelle darstellte; an 16 bis 18 Orten gibt es de facto Gerontopsychiatrische Zentren, die jedoch nicht diese Bezeichnung führen, teilweise weil Träger oder Klinikleitungen dies nicht gestatten (Hirsch 1997, Vollhardt u. Hirsch 1997). Die Gründe für diese schleppende Entwicklung sind vielfältig. Dabei spielen Missverständnisse bei Wohlfahrtsverbänden, Kommunen, Trägern und Professionellen eine Rolle: das Missverständnis vom Gerontopsychiatrischen Zentrum als übermächtiger Monopolinstanz, die Befürchtung einer verstärkten Ausgrenzung psychisch kranker alter Menschen durch diese spezialisierte Einrichtung (und umgekehrt die Idee, sie könnten in herkömmlichen geriatrischen oder Altenhilfeeinrichtungen ausreichend versorgt werden - eine Idee, die sich in der Praxis gewöhnlich als Trugschluss erweist), die Sorge vor zu großer Arztlastigkeit bei anderen Berufsgruppen, aber auch ein negatives Altersstereotyp und Defätismus gegenüber Problemen des Alterns oder fehlendes Interesse an der Gerontopsychiatrie bei Klinikleitungen (Hirsch 1996, 1997).

Viele dieser Befürchtungen werden durch die Ergebnisse der Gütersloher Evaluation widerlegt: Dem Gerontopsychiatrischen Zentrum gelingt die Verlagerung von intramuralen zu extramuralen Versorgungsstrukturen, hiervon profitieren insbesondere auch schwerer Kranke. Voraussetzung ist die Verfügbarkeit von informellen Unterstützungsnetzwerken, die allerdings teilweise durch formelle (professionelle) kompensiert werden können. Die Zusammenarbeit mit Hausärzten und niedergelassenen Nervenärzten ist gut, es hat sich ein kollegialer Austausch entwickelt. Schließlich werden durch das Gerontopsychiatrische Zentrum mehr ambulante Dienste eingeschaltet (Netz 1996, Werner et al. 1995).

Ausblick

Die gerontopsychiatrischen Tageskliniken haben ihre Bewährungsprobe als sinnvolles und effektives Element der Versorgung sicherlich bestanden. An zahlreichen Orten sind Neugründungen im Gange oder geplant. Eine wesentliche Aufgabe für die Zukunft wird darin bestehen, dieses Instrument vermehrt auch für Demenzkranke zu nutzen. Die Mittlerfunktion an der Schnittstelle zwischen ambulantem, komplementärem und stationärem Bereich können sie jedoch allein nicht wahrnehmen. Hier bedarf es der Ergänzung durch weitere Bausteine zum Gerontopsychiatrischen Zentrum, das die Primärversorger unterstützt und für eine bessere Koordination aller Leistungsanbieter Sorge trägt.

Tagesklinik für Suchtkranke

Thomas Wefelmeyer

Tagesklinische Behandlungsstätten für psychisch Kranke werden unter zwei Gesichtspunkten gerechtfertigt. Sie verdankten, unter ökonomischem Aspekt, ihre Entstehung zunächst einmal „Versorgungsnotständen." „So versuchte man ... in der revolutionsgeschwächten Sowjetunion bereits in den 30er Jahren dem Mangel an Krankenhausbetten mit Tageskliniken zu begegnen. In der Zeit wirtschaftlicher Not und des Wiederaufbaus nach dem Zweiten Weltkrieg ... entstanden vor allem in Kanada und Großbritannien Tageskliniken." (Pittrich 1996) Tagesklinische Behandlung kann also preiswerter Ersatz für vollstationäre Behandlung sein. Doch hat sie sich nicht bloß als billiger Notbehelf erwiesen. Sie kann, mit spezifischen Möglichkeiten, auch die therapeutisch bessere Alternative sein. Diese therapeutische Begründung entspringt letztlich der Kritik an der „Anstalt" (Finzen 1977). „Does the concept of hospitalization and the corollary use of beds encourage regressive dependencies, and do these regressive-dependent trends foster chronic disease, custodialism and other undesirable consequences?" (Kramer 1962)

Heute ist der Nutzen tagesklinischer Behandlung unbestritten; sie ist „als ein Teil der psychiatrischen Krankenversorgung ... anerkannt und verbreitet. ... Fast alle psychiatrischen Krankheiten sind für die Behandlung in der Tagesklinik geeignet." (Eikelmann 1998)

Stand der suchttagesklinischen Behandlung in Deutschland

In der Behandlung Alkoholabhängiger freilich spielt tagesklinische Behandlung eine nur marginale Rolle. Verbreitet sei „schlichtes Nichtwissen", schrieb einer ihrer Exponenten noch 1993 (Kielstein 1993). Erste Berichte wurden bereits in den 60er Jahren publiziert, z.B. in Zagreb (Hudolin 1964). Seit den 70er Jahren kamen Berichte aus den USA (Alterman et al. 1992), Großbritannien (Pallett 1976), Indien (Cherian 1986) hinzu. Nach 1980 erschienen auch in Deutschland die ersten Veröffentlichungen. „Die Dichte der Publikationen war allerdings gering und ihr Gewicht hat noch nicht zu einer umfassenden Meinungsbildung beigetragen." (Kielstein 1993)

Die ersten Erfahrungen wurden in der ehemaligen DDR gemacht. Auch hier dürften nicht nur therapeutische Überlegungen, sondern auch beschränkte Ressourcen Motor der Entwicklung gewesen sein. Die „Wende" habe „eine weitgehende Zerschlagung des gut funktionierenden tagesklinischen Behandlungssystems zur Folge" gehabt.

(Westermann et al. 1996) „Im Bericht zur Lage der Psychiatrie in der ehemaligen DDR vom 30.5.91 wurde vergessen, die vorhandenen Tageskliniken für Suchtkranke überhaupt zu erwähnen", bemerkte Kielstein: „Dabei war die tagesklinische Behandlungsstrategie bei uns beileibe kein sozialistisches Machwerk, sondern eher ein Husarenstück engagierter Kolleginnen und Kollegen, die vorhandene Nischen und den Mangel an Finanzierungszwängen im Interesse ihrer Patienten nutzten." (Kielstein 1993)

In der Bundesrepublik hingegen hatte die Psychiatrie-Enquete 1974 angenommen: „Spezielle Tageskliniken für Suchtkranke erübrigen sich. Auf eine tagesklinische Betreuung angewiesene Suchtkranke sind verhältnismäßig selten. Derartige Patienten können in der Regel in allgemeinen psychiatrischen Tageskliniken und Tagesstätten betreut werden." (Bericht über die Lage der Psychiatrie in der Bundesrepublik Deutschland 1974; vgl. auch Müller 1981)

Beide Argumente gelten heute als widerlegt. Zum einen erscheint sogar prinzipiell wünschenswert, Abhängige nicht in allgemeinpsychiatrischen, sondern suchtspezifischen Therapieeinrichtungen zu behandeln. Ob „für die Suchtpatienten die Auseinandersetzung mit psychotischen Patienten ... eine Überforderung" (Wagner 1996) darstellt, oder nicht vielmehr diese von jenen überfordert werden, sei dahingestellt. Suchtkranke jedenfalls wurden nach Möglichkeit aus psychiatrischen Tageskliniken ausgeschlossen (Malla 1985; Bock 1985; Bosch 1982, zit. in Bock 1985); dennoch waren sie dort stets in großer Zahl anzutreffen (Bock 1985). Zum anderen „sind abhängige Patienten, die tagesklinisch behandelt werden können, nicht so selten wie damals angenommen." (Kruse et al. 1996) Befürchtungen, dass Therapie unter tagesklinischen Bedingungen gefährlich sei, haben sich nicht bestätigt. So entstanden erste Suchttageskliniken in Hannover (Münzenberg 1980; Kruse et al. 1987; Kruse 1994) und Bremen (Kruse et al. 1987).

Im Bericht der Expertenkommission wurde tagesklinische Behandlung auch für Suchtkranke gefordert: „Zu einem regionalen Gesamtversorgungskonzept gehört auch die teilstationäre Versorgung, die Abhängigkeitskranken nicht wie bisher vorenthalten bleiben darf. Dort, wo tagesklinische ... Behandlung realisiert wird, bewährt sie sich." (Bundesminister für Jugend, Familie, Frauen und Gesundheit 1988) Die PsychPV von 1992 sieht denn auch tagesklinische Behandlung für Suchtkranke (S6) vor (Psychiatrie-Personalverordnung 1996). Insbesondere auf dieses „Kernstück der Argumentation" (Westermann et al. 1996) stützen sich ihre Befürworter (so Wagner 1996; Hüllinghorst 1996; Kruse et al. 1996; Kielstein 1993) in der Auseinandersetzung mit den Leistungsträgern.

Die sozialrechtliche Realität wird aber bestimmt durch „bis jetzt nicht aufgelöste Widersprüche zwischen den PsychPV - Vorschriften und der weiterhin gültigen Suchtvereinbarung von 1978." (Maylath et al. 1996) Diese „unselige" Empfehlungsvereinbarung (Empfehlungsvereinbarung 1978) führe „mit ihren auch inhaltlich unsinnigen Begriffen ‚Entgiftung' und ‚Entwöhnung' zu unerträglichen Diskontinuitäten in der Behandlung suchtkranker Menschen" (Schwoon 1996), sie präge auch die Debatte um tagesklinische Behandlung. Diese liegt ja oftmals an einer therapeutischen Schnittstelle, zwischen den Polen Entgiftung und Entwöhnung, und sie ist von den klaren leistungsrechtlichen Zuständigkeiten der Krankenkassen und Rentenversicherungsträger gleichermaßen entfernt (Esser 1996). Natürlich kann sozialrechtlich korrekt gefordert werden: „Wir erwarten von einem suchttagesklinischen Therapiekonzept, dass die sozialversicherungsrechtlichen Gegebenheiten (SGB V, SGB VI und sog. Suchtvereinbarung vom 20.11.1978) bereits bei der Planung berücksichtigt werden.“ (Maylath et al. 1996) Da aber fachliche Erwägungen und sozialrechtliche Bestimmungen nicht bruchlos zur Deckung zu bringen sind, können jederzeit Einwände erhoben werden. Die einzelnen Möglichkeiten: teilstationäre Rehabilitation, Aufnahme von Tageskliniken für Suchtkranke in den Krankenhausplan, Belegung seitens der Krankenkassen unabhängig vom Krankenhausplan (Kielstein 1997), müssen je mit den Leistungsträgern verhandelt werden. Entsprechend bunt ist das (Finanzierungs-)Bild, das sich in einer Übersicht über deutsche Tageskliniken für Suchtkranke findet (Wagner et al. 1996, 111ff.).

Rechtfertigung suchttagesklinischer Behandlung

Angesichts des ungesicherten Standes suchttagesklinischer Behandlung sollen nochmals einige Argumente vorgetragen werden, die Sinn und Berechtigung dieser Behandlungsform begründen. Wie einleitend hervorgehoben, wird der Nutzen tagesklinischer Behandlung unter zwei Gesichtspunkten gesehen: ökonomische Vorteile, therapeutischer Gewinn.

Von Anfang an wurde auch bei Tageskliniken für Suchtkranke der finanzielle Vorteil hervorgehoben: „Die Behandlung ist viel billiger.“ (Hudolin 1964) Auch für Suchtkranke gilt ja: „Wozu brauchen Patienten, die nicht körperlich pflegebedürftig sind, für die ambulante Behandlung aber nicht ausreicht, ein Krankenbett? Was sollen sie nachts und am Wochenende im Krankenhaus, in dem der Therapiebetrieb auf die dringlichste Pflege und die ärztliche Notfallbereitschaft beschränkt ist?“ (Finzen 1986, zit. nach Eikelmann 1998) Der Verzicht auf vollstationäre (Über-)Versorgung, führe, ohne das therapeutische Angebot im Wesen zu berühren, zu einer preisgünstigeren Behandlung. Gerade die amerikanischen Protagonisten verzichten selten darauf, die „cost effectiveness“ (Malla 1985; Fink et al. 1985) hervorzuheben; gegenüber „inpatient treatment“ werden nur 40 – 60% (Alterman et al. 1994), 35% (McLachlan et al. 1982) der Kosten angegeben (vgl. auch: Longabaugh et al. 1983; Fink et al. 1985). Kielstein ging 1997 von „etwa 40% der vollstationären Kosten“ aus (Kielstein 1997).

Demnach wäre eigentlich zu erwarten, dass dort, wo „Suchttherapie unter Kostendruck“ (Fachverband Sucht 1998) geraten ist, Interesse gerade seitens der Leistungsträger sich regen müsste. Wie erwähnt, stehen aber momentan die Schwierigkeiten im Vordergrund und es gilt, was auch aus den USA zu hören war: „In the search for effective, yet cheaper, treatment services for alcoholics, the day clinic is an approach which has received little attention in the literature to date.“ (McLachlan et al. 1982) Freilich ist der Nachweis des finanziellen Vorteils nicht leicht zu führen.

Die Leistungsträger befürchten, dass lediglich eine Erweiterung des Programmes ins Auge gefasst werde und betonen, „dass durch Schaffung von suchttagesklinischen Plätzen weitere vollstationäre Bettenkapazitäten abgebaut werden können.“ (Maylath et al. 1996) Doch soll (s.u.) tagesklinische Behandlung auch solche Suchtkranke ansprechen, die von den bisherigen Therapieangeboten nicht erreicht wurden. Würden Patienten, die bislang in internistischen Abteilungen behandelt werden, einer suchtspezifischen, tagesklinischen Behandlung zugeführt, käme es in der Tat „nicht zu einer Reduzierung der Kosten für die Solidargemeinschaft, wohl aber zu einer Umschichtung von der unspezifischen medizinischen Versorgung hinüber in den Suchtbereich.“ (Schwoon 1996) Entsprechender Widerstand wäre zu erwarten. Sind angesichts fehlender Mittel „nur Umwidmungen stationärer Kapazitäten in teilstationäre“ (Schwoon 1996) denkbar, ist mit Auseinandersetzungen innerhalb der Suchtkrankenhilfe selbst zu rechnen.

Weiter zeigt der oben zitierte Überblick (Wagner et al. 1996, 111ff.) hinsichtlich der Tagessätze deutscher Suchttageskliniken eine frappierende Spannweite zwischen 270,61 und 44,77 (!) DM. Schon diese nicht nachvollziehbaren Differenzen werfen ein Licht auf die Schwierigkeiten, die „cost effectiveness“ zu berechnen. Allerdings ist sicher, dass sich hinter diesen unterschiedlichen Tagessätzen auch differente Leistungen verbergen.

Letztlich geht es um die Frage: „Bringt der billigste Preis das beste Angebot?“ (Schallenberg 1998) „Cost effectiveness“ ist eben nicht Grundlage der „therapeutic effectiveness“, sondern seine Folge. Ermittelt werden müsste, welche Therapie um welchen Preis bestimmte Zielgrößen, z.B. die Dauer der Arbeitsfähigkeit oder der Abstinenzphasen erreichen kann. „Billigangebote“ könnten den Leistungsträger letztlich teurer kommen. „Vorstellungen, die sich lediglich am aktuellen Einsparpotential orientieren“, würden „sich auch unter ökonomischen Gesichtspunkten nicht auszahlen, ja zum Todesstoß der Qualitätsstandards werden können.“ (Missel et al. 1998)

Ob nun der niedrigere tagesklinische Behandlungssatz durch schlechtere Behandlungsergebnisse aufgewogen wird, ist zum gegenwärtigen Zeitpunkt nicht zu beantworten. „Gesicherte Erkenntnisse über teilstationäre Angebote liegen bislang noch nicht vor.“ (Stähler 1997) Die bereits veröffentlichten, zumeist amerikanischen Untersuchungen mögen als nicht sonderlich tragfähig erscheinen; die dortigen (kurzen) Behandlungsprogramme sind nicht ohne weiteres vergleichbar mit denen in Deutschland. Hier aber kann „aufgrund der geringen Anzahl von Behandlungsplätzen .. kaum eine Evaluierung dieser Behandlungsform vorgenommen werden, um zu prüfen, ob etwa Forschungsergebnisse amerikanischer Studien hinsichtlich der Effektivität und Kostenersparnis sich ... replizieren lassen.“ (Wagner 1996) Man wird aber Soyka zustimmen können, der nach den jetzt vorliegenden therapeutischen Ergebnissen teilstationäre Therapieformen „auch unter dem Aspekt ... deutlich geringerer Kosten“ als „eine sinnvolle und auszubauende Alternative“ ansieht (Soyka 1998).

Und: es wird keine einheitliche Antwort für alle Abhängigen geben. Manche werden ohne jede Therapie ihre Abhängigkeit in den Griff bekommen; andere der vollstationären Behandlung bedürfen. Und es gibt Patienten, die, vielleicht nach vollstationärer Therapie, von einer teilstationären profitieren. Diese hier nur angeschnittene Komplexität erschwert Kosten-Nutzen-Kalküle. M. E. werden auch die Leistungsträger mit erheblichen Unsicherheiten hinsichtlich der differentiellen Therapieindikation leben müssen. Das entpflichtet natürlich nicht von der Notwendigkeit, solche Berechnungen durchzuführen.

Therapeutischer Nutzen

Die soeben unter Kostengesichtspunkten eingeführte Frage der differentiellen Therapieindikation führt auf das zweite Argument. Teilstationäre Behandlung kann eingesetzt werden, wo ambulante Behandlung nicht ausreicht und vollstationäre Therapie noch nicht (oder nicht mehr) notwendig ist.

Was aber zeichnet die Tagesklinik für Suchtkranke als spezifisches Therapieangebot aus? Die Abgrenzung soll hier gegenüber dem vollstationären Bereich durchgeführt werden.

Unspezifische Argumente.

Diese Abgrenzung gelingt nicht über die speziellen therapeutischen Angebote. Diese entsprechen sich weitgehend im teil- und vollstationären Bereich (vgl. die Übersicht in Wagner et al. 1996; Münzenberg 1980). Es ist unbestritten, dass in der Tagesklinik, auch in der Suchttagesklinik, „die gleichen therapeutischen und rehabilitativen Angebote wie im Rahmen der vollstationären Behandlung vorgehalten werden" (Lorenzen 1995) müssen. „Tageskliniken verfügen – in Abhebung etwa zu Tagesstätten – über dieselben diagnostischen und therapeutischen Möglichkeiten wie vollstationäre psychiatrische Krankenhauseinrichtungen oder sind einem selbständigen psychiatrischen Behandlungszentrum bzw. der psychiatrischen Abteilung eines allgemeinen Krankenhauses unmittelbar angegliedert." (Pfäfflin et al. 1979) Tagesklinische ist also stationäre, wenn auch *teil*stationäre Behandlung (Müller 1981; Westermann et al. 1996); sie ist wesentlich (zeit-) intensiver als ambulante Behandlung (McLachlan et al. 1982).

Damit aber wird man Argumente, die gleichermaßen für den vollstationären Bereich gelten, nicht für den besonderen therapeutischen Charakter der Tagesklinik reklamieren können. Sie gehörten vielmehr der ökonomischen Begründung an: gleiche Leistung für weniger Geld. Die sehr berechtigte Kritik an der nicht-indizierten Behandlung von Suchtkranken z.B. in internistischen Abteilungen läuft auf suchtspezifische, nicht aber zwingend auf teilstationäre Behandlung hinaus. Forderungen wie die, „mittels eines möglichst differenzierten, individuell erstellten Behandlungsplanes die stufenweise Reintegration in Beruf und Sozialgefüge zu erreichen" oder die, mit jedem Patienten müsse „ein auf seine persönlichen Schwierigkeiten zugeschnittenes Programm aufgestellt und eine nach Schwierigkeitsgrad gestufte zunehmende Belastung angestrebt werden" (Pfäfflin et al. 1979), würde sicher auch im vollstationären

Bereich akzeptiert. Auch das Fehlen langer Wartezeiten, der Wegfall langwieriger Motivationsprüfungen, der Verzicht auf Papierkrieg und komplizierte Aufnahmeverfahren (Kielstein 1993) mögen de facto Vorzüge heutiger tagesklinischer Behandlung sein. Sie verweisen aber nur auf (behebbare) Mängel des vollstationären Bereiches.

Gern wird betont, dass tagesklinisch behandelte Patienten den „Arbeitsplatz in Reichweite“ haben, sie sich leichter ein adäquates soziales Umfeld schaffen oder ihre Angehörigen besser in die Therapie einbezogen werden können. Das zielt auf Gemeindenähe (Sawitzki et al. 1981), also eine zwingende Voraussetzung tagesklinischer Behandlung. Die könnte aber (auch wenn das faktisch oft nicht so ist) auch durch entsprechend gelegene stationäre Behandlungseinrichtungen gewährleistet werden. Dem Arbeitsplatz schließlich wird der Patient zumeist fern bleiben müssen. Heimatnähe mag hier sogar ein Nachteil sein: wenn gleichsam unter den Augen seiner arbeitenden Kollegen und Vorgesetzen der Suchtkranke der tagesklinischen Behandlung nachgeht, mag das deren Misstrauen und Neid eher hervorrufen, als wenn er in der Ferne behandelt würde. So käme es zu einer Stigmatisierung, die abzuwenden ja eines der Argumente für die tagesklinische Behandlung ist.

Spezifische Argumente.

Wertvoll ist zweifelsohne die *Reduktion der subjektiv empfundenen Stigmatisierung.* Wie nämlich der etwa an Schizophrenie Erkrankte durch stationären Aufenthalt im „Irrenhaus“ massiv stigmatisiert werden kann, mag auch für den Alkoholabhängigen die Behandlung in einer „Anstalt“ nicht Hilfe, sondern Betonung der sozialen Ausgrenzung bedeuten. Vielleicht werden durch teilstationäre Angebote auch Patienten, „die eine Stigmatisierung als Suchtkranke fürchten und die Diagnose abwehren“ (Schwoon 1996), für eine Behandlung gewonnen. Der Patient habe „nicht das Gefühl, eingeschlossen zu sein.“ (Hudolin 1964) Tagesklinische Behandlung verschaffe „vielen Alkoholkranken die narzisstische Gratifikation, dass sie noch nicht zu denen gehören, die ins Krankenhaus müssen.“ (Kielstein 1996b) Kritisch bliebe zu bedenken, dass diese Gratifikation, in den Dienst der Abwehr gestellt, den Blick für die Realitäten verstellen kann und notwendige Veränderungen behindert.

Ansprechen bislang nicht erreichter Suchtkranker. Über dieses „Anti-Stigma“-Argument hinaus wird oft vorgebracht, durch teilstationäre Behandlung könne „bisher schlecht erreichbaren, unterversorgten Kranken“ ein attraktives Angebot gemacht werden: „Somatisch und/oder psychisch Mehrfachbetroffene bzw. – behinderte, Menschen mit häufigen Rückfällen, alte Menschen und schließlich alleinerziehende Mütter." (Schwoon 1996) „Sie kommt Menschen entgegen, die sich aus sozialen Verpflichtungen wie Kinderbetreuung, Versorgung von Angehörigen, familiären und beruflichen Aufgaben nicht zurückziehen wollen“, bei denen „sich gerade eine Partnerschaft anbahnt, ... , manchmal spielt auch die Angst um den Arbeitsplatz eine Rolle.“ (Kielstein 1993)

Antiregressives Setting. Entscheidend ist m.E. aber ein anderes Argument, eines, das auch hinsichtlich allgemeinpsychiatrischer Tageskliniken in den Vordergrund gestellt wurde (s.o.). Diese dienten nicht nur der „Vermeidung der vollstationären Aufnahme", sie zielten auch auf die „Kranken aus dem stationären Bereich, denen nach einer schweren Desorganisation der Persönlichkeit gestufte soziale Belastungen auf dem Niveau der verbliebenen oder allmählich wiederkehrenden Leistungsfähigkeiten angeboten werden müssen." Tagesklinische Behandlung „verhindert .. eine weitgehende Regression des Kranken und erhält die Eigenverantwortlichkeit bzw. die Verantwortlichkeit der Angehörigen." (Brodbeck 1975, zit. nach Müller 1981) Was „ein geschärfter Blick für die schädlichen Folgen einer langdauernden Hospitalisierung psychisch Kranker in psychiatrischen Institutionen" (Lorenzen 1995) sichtbar machte, soll therapeutisch so vermieden oder wenigstens vermindert werden.

Genau dieser „antiregressive" Effekt ist es, auf den auch die tagesklinische Behandlung suchtkranker Menschen wesentlich abzielt. An ihm machen sich aber auch die Bedenken fest. Ein heutiger Verfechter suchttagesklinischer Behandlung (Kruse 1994) erinnert sich: „Auch ich konnte mir vor 15 Jahren aus der vollstationären Behandlungsperspektive einer Suchtabteilung eines Landeskrankenhauses überhaupt nicht vorstellen, dass ein alkoholkranker Mensch, wenn man ihm oder ihr vor Abschluss der Therapie Urlaub gibt, jemals nüchtern wieder zurückkehren würde". Wie in der Allgemeinpsychiatrie entsprangen die Befürchtungen einer „überfürsorglichen und unterfordernden therapeutischen Zugangsweise" (Kruse 1994). Diese wurde mittlerweile überwunden.

Gerade in der aktuellen Diskussion um Rückfall und Rückfallprophylaxe trat das bekannte Phänomen in den Blick, dass Abhängige unter den Bedingungen vollstationärer Behandlung recht problemlos und in subjektiver Zufriedenheit abstinent leben können, nach Verlassen des von ihnen selbst als „Käseglocke" benannten Schonraumes aber umgehend der Rückfall droht und allzu oft auch eintritt. „Trotz freizügiger Ausgangsregelungen berichteten uns die Patienten immer wieder, dass der stationäre Rahmen eine große Schutzwirkung bezüglich der Rückfallgefährdung habe. Die Entlassung in ambulante Behandlung war für viele Patienten ein zu großer Schritt" (Dlabal 1996) – selbst dann, wenn die vollstationäre Behandlung heimatnah erfolgte und der Kontakt zur Station fortgesetzt werden könnte. Ein „sanfterer" Übergang dürfte für viele Patienten der hilfreichere Weg sein.

Vollstationäre Behandlung kann die Realitätsflucht, die stets Moment süchtigen Verhaltens ist, noch fördern. „Wir erleben immer wieder, dass Suchtpatienten bei der stationären Aufnahme zur Entzugsbehandlung angesichts des aktuellen Scheiterns ... krankheits- und behandlungseinsichtig und hochmotiviert für notwendige, auch längerfristige therapeutische Maßnahmen sind. ... In dem künstlichen Schonraum der Klinik ... wird nicht nur ein von Selbstüberschätzung geprägtes Selbstbild installiert, sondern die Patienten verlieren auch in auffälliger Weise ihr bei der Aufnahme der Behandlung noch vorhandenes Problembewusstsein." (Dlabal 1996)

Das gilt oft auch für die Angehörigen. Diese, durch vollstationäre und womöglich gemeindeferne Abwesenheit des Patienten entlastet, richten sich in einer Scheinwelt ohne Veränderungsbedarf ein. Diese bricht nach seiner Rückkehr zusammen. Tagesklinisches Setting wirkt dieser Entwicklung entgegen. „It is essential that the alcoholics remain during their treatment in touch with the real social life situation as much as possible.“ (Hudolin 1964) Durch tagesklinische Behandlung, also „therapeutische Stützung am Tage und Realitätsbewältigung am Abend und an den Wochenenden“ (Kielstein 1993), „kann die soziale Wirklichkeit als Prüfstein therapeutischen Fortschritts benutzt werden und muss nicht Gedankenspiel bleiben – wie bei ‚gemeindefernen‘ Kurbehandlungen.“ (Sawitzki et al. 1981) „Der therapeutische Prozess wirkt direkt in die Alltagssituation hinein, umgekehrt können in der Therapie Probleme des Lebensumfeldes direkt und wirklichkeitsnah bearbeitet werden ... .“ (Kielstein 1993) Dem Süchtigen als sozial Erkrankten (Schwoon 1996) sollte die Auseinandersetzung mit der sozialen Realität nicht genommen werden. „Wenn eine vollstationäre Behandlung durch Entfernung der PatientInnen aus dem suchtverursachenden Milieu die erforderliche Bearbeitung der milieubedingten Probleme behindert“ (Westermann et al. 1996), wäre sie nicht indiziert.

Teilstationäre Behandlung ist schon vom Setting her gezwungen, „den gedanklichen Weg einer beschützenden, stark kontrollierenden, bevormundenden, absolut abstinenzorientierten Suchtkrankenarbeit“ zu verlassen und „zu einem Weg der Behandlung“ zu gelangen, „welcher die Eigenverantwortlichkeit innerhalb der persönlichen Lebensrealität und Therapiesituation stark betont; einer Behandlungsform, die auch die realistische Aufarbeitung von Rückfallgeschehen zuläßt.“ (Westermann et al. 1996) Sie kommt den gegenwärtig in den Vordergrund tretenden kognitiv-verhaltenstherapeutischen Programmen entgegen. Die Entfernung aus dem Milieu, dass das „craving“ anspringen lässt, entzieht der Bearbeitung den realistischen Hintergrund. „Im Gegensatz zu Gefährdungssituationen lässt die <stationäre> Umgebung einer Alkoholismustherapie kaum angenehme Gedanken an Alkohol und ‚craving‘ erwarten. ... Wenn die Probanden ihre diagnostisch zu wertenden Angaben im Krankenhaus machen, so dürfte dies zu einer starken Unterschätzung von Verlangen führen.“ (John 1993)

Wenn die soziale Realität einen Suchtkranken überfordert und das pathologische Geschehen nicht durch teilstationäre oder ambulante Behandlung zu durchbrechen ist, muss vollstationär behandelt werden. „Die Möglichkeiten der Tagesklinik sind dann überschritten, wenn Eigenverantwortung und Selbstkontrolle infolge der Krankheit soweit betroffen sind, der Kranke in eine so starke Regression eingetreten ist, dass er der Pflege und des Schutzes und der vollen Übernahme der Verantwortung durch Dritte bedarf.“ (Brodbeck 1975, zit. nach Müller 1981)

Suchttagesklinik als Motivationsbehandlung. Entgegen der nicht unberechtigten Vermutung, dass für tagesklinische Behandlung „nur die edelste Kategorie von Suchtkranken“ in Frage käme, dort „nur 4-Sterne-Admirale der Trockenheit in der Therapie behütet“ (Kruse 1994) würden, setzen einige auf die Suchttagesklinik gerade da, wo „die Motivation zur Behandlung bestehender Abhängigkeit erst geweckt werden muss. Die permanente Konfrontation mit der Alltagsrealität und zeitweiligen Rückfällen ist besonders im Rahmen tagesklinischer Behandlung möglich. In diesen Fällen ist es eher kontraindiziert, PatientInnen aus ihrem eigenverantwortlichen Leben herauszulösen und sie in klinischer oder fachklinischer Behandlung langfristig von ihren Rückfallgefährdungen fernzuhalten.“ (Westermann et al. 1996)

Indikationen. Was hier zu den Möglichkeiten der tagesklinischen Behandlung Suchtkranker gesagt wurde, muss sich empirisch bewähren. Wir brauchen „geeignete Indikationskriterien für die bedarfsgerechte Auswahl der in Betracht kommenden Patienten." (Stähler 1997) Angesichts des gegenwärtigen Standes der Evaluation wird man redlicherweise nicht behaupten können, tagesklinische Therapieergebnisse seien unter differentiellen Indikationen empirisch überzeugend geprüft. Daher wird tagesklinische Behandlung heute noch begründet werden müssen aus theoretischen Überlegungen, deren Evaluation noch aussteht.

Nach bisherigen Erfahrungen eignen sich Alkoholabhängige, (1) die sonst zu einer Therapie (und einer Änderung ihres Verhaltens) nicht zu motivieren sind und weiterhin nur durch intensive Therapie unter zeitlich ausgedehnterer Herausnahme aus dem sozialen Milieu (Abgrenzung zur ambulanten Therapie) Fortschritte werden machen können. Zum anderen (2) geht es um Patienten, die auch für vollstationäre und/oder ambulante Therapie ausreichend motiviert sind. Sie bedürfen der vollstationären Behandlung nicht (mehr), therapeutische Fortschritte werden womöglich durch das hohe Regressionspotential der vollstationären Behandlung behindert. Sie können aber noch nicht ambulant behandelt werden, weil (zeitlich ausgedehntere) Distanz zum Herkunftsmilieu (noch) vonnöten ist und/oder eine entsprechend intensive Therapie ambulant nicht gewährleistet werden kann.

Die Ausschlusskriterien sind leichter zu benennen: Obdachlosigkeit, akute Psychosen, akute Suizidalität, ausgeprägte hirnorganische Veränderungen, körperliche Erkrankungen, die nicht ambulant behandelt werden können oder stark beeinträchtigen, Gebrechlichkeit (vgl. z.B. Wahlstab 1991; Münzenberg 1980). Es sind die auch in der allgemeinpsychiatrischen Tagesklinik bekannten Ausschlusskriterien. Kontrovers diskutiert wird die Frage, ob Patienten mit „Doppeldiagnosen" behandelt werden sollen (Case 1991; Alfs et al. 1992; Cohen et al. 1993; Krausz et al. 1996). In der Regel werden Patienten erst nach der Entgiftung aufgenommen werden; das entspricht der Vorgabe der PsychPV (S6). Allerdings könnten über Tageskliniken auch ambulante Entgiftungen betreut werden (Kielstein 1996a).

Einzelne Probleme

Abschließend sollen noch einzelne Fragen angesprochen werden, die bei der Einrichtung und Durchführung tagesklinischer Behandlung von Alkoholabhängigen vielfach diskutiert werden.

Anbindung an stationäre Einrichtungen?

Es muss geklärt sein, ob die Suchttagesklinik an vollstationäre Behandlungseinrichtungen angekoppelt werden soll. Während sich Kielstein (1993) für eine Trennung aussprach, wird im allgemeinen, wie bei allgemeinpsychiatrischen Tageskliniken, eine engere Anbindung bevorzugt: „Von den verschiedensten Autoren wird immer wieder mit Nachdruck betont, dass eine isolierte Situation einer Tagesklinik völlig undenkbar sei und sie integraler Teil einer Versorgungskette bleiben müsse." (Müller 1981) Auch bei Suchttageskliniken dürfte die Möglichkeit, „dass eine vorübergehende Vollhospitalisierung im Bedarfsfall komplikationslos vorgenommen“ (Pfäfflin et al. 1979) werden kann, ein schätzenswerter Vorzug solcher Anbindung sein.

Allerdings darf nicht übersehen werden, dass ein solcher Vorzug bestimmte Handlungsmuster nach sich zieht: die Schwelle für vollstationäre Einweisungen wird sinken, erst recht, wenn damit finanzielle Vorteile verbunden sind. Es bestehe „die Gefahr, dass die Tagesklinik erst dann belegt wird, wenn sich der vollstationäre Bereich am Klientel bedient hat.“ (Kielstein 1993) Die Verantwortlichen werden aber auch Risiken aus dem Weg gehen wollen: wird man sich die Frage stellen lassen müssen, warum man nicht den leicht gangbaren Weg einer vollstationären Einweisung gegangen ist, wird man diesen auch rascher beschreiten. Und damit besteht seitens der Patienten eher die Möglichkeit, eine Rückkehr ins regressive Klima der Klinik zu erreichen. Schließlich ist die Sorge nicht von der Hand zu weisen, der Anschluss an ein Krankenhaus könne dazu führen, „dass die Tagesklinik einseitig zur Behandlung nach stationärer Behandlung benutzt wird“ und „eine primäre tagesklinische Behandlung“ unterbleibt (Kielstein 1993).

Trotz dieser Bedenken aber kommt – wie immer auch organisiert – eine Tagesklinik für Suchtkranke nicht an einer Zusammenarbeit mit vollstationären Einrichtungen vorbei.

Teilstationäre Behandlung im vollstationären Bereich?

Eine besondere Form dieser Zusammenarbeit kann darin bestehen, tagesklinische Behandlung *im* vollstationären Bereich durchzuführen. Nach den Empfehlungen der Expertenkommission „wird es nicht erforderlich sein, spezielle Tageskliniken ... einzurichten. Vielmehr bewährt sich die Genehmigung eines sogenannten ... Tagesklinik-Status für Patienten in der Schlussphase der stationären Behandlung.“ (Bundesminister für Jugend, Familie, Frauen und Gesundheit 1988) Nach der PsychPV sollte das „im Einzelfall von jeder Station aus möglich sein.“ (Psychiatrie-Personalverordnung 1996) Diese z.B. im Marburger Modell der „integrierten tagesklinischen Behandlung“ (Dlabal 1996) verwirklichte Möglichkeit dürfte als eine für alle Beteiligten günstige Lösung einzuschätzen sein: risikoloser für die Klinik, da keine größeren Investitionen getätigt werden müssen, günstig für die Leistungsträger, denen weniger in Rechnung gestellt werden müsste trotz einer unverändert großen therapeutischen Leistung und angemessen für den Patienten, der ohne „Bruch“ in eine weniger intensive Betreuungsform übergeleitet werden kann (Dlabal 1996).

Rückfälle?

„Schwierigkeiten im Umgang mit Rückfällen ... sind wohl der Hauptanlass zu Zweifeln, ob eine tagesklinische Suchtkrankenbehandlung überhaupt durchführbar ist.“ (Kruse et al. 1987) Freilich ist zu sagen, dass die Möglichkeit jeder Suchtkrankenbehandlung so bezweifelt werden kann. Im tagesklinischen Bereich hingegen sind sie eher zu erwarten und schlechter zu kontrollieren als im vollstationären. Sie fallen schneller als bei ambulanter Behandlung auf und verlangen dann eine umgehende Reaktion, da ja nicht nur der betroffene Alkoholabhängige, sondern auch seine Mitpatienten betroffen sind. Die Lösungen entsprechen denen in den anderen Behandlungsbereichen. „Rückfälle führten bei dem Hannoverschen Modell zur sofortigen Entlassung, während in Bremen das ‚Untertrinken' lediglich Anlass ist, Ursache und Situation des Rückfalles zu analysieren und Zusammenhänge mit eventuellen therapeutischen Situationen zu verdeutlichen. Zwar wird der Rückfall nicht gerade begrüßt, aber man wertet ihn im Grunde genommen als eine therapeutisch nutzbare – wenn auch zunächst negative – Erfahrung des Patienten." (Kruse et al. 1987) Aus Magdeburg ist gar zu hören: „Wenn der Traum die via regia zum Unbewussten ist, ist der Rückfall die via regia zur zugrundeliegenden Problematik." (Kielstein 1996b) Pragmatischer heißt es aus Bielefeld: „Rückfälle führen in der Regel nicht zu Entlassungen. Die Bewältigung der Abstinenz wird im realen Lebensumfeld trainiert. Rückfallprophylaxe und Rückfallaufarbeitung sind integrale Bestandteile des Konzeptes tagesklinischer Behandlung." (Westermann 1993) Auf dieser Linie werden im Einzelfall - nicht anders als in der vollstationären und ambulanten Behandlung - Entscheidungen über Weiterführung oder Abbruch der Behandlung zu treffen sein. Ob den Patienten im Falle gesicherten oder vermuteten Rückfalles durch Hausbesuche nachgegangen und der Kontakt wiederhergestellt werden sollte, wird unterschiedlich gesehen. Kielstein bejaht das mit dem Argument: „Diese Sicherheit muss den Kranken in der teilstationären Psychotherapie eingeräumt werden." (Kielstein 1996b) Ein Blick in die schon mehrfach zitierte Übersicht bei Wagner (1996) verrät aber, dass das von anderen nicht so gesehen bzw. gehandhabt wird.

Schlussbemerkungen

Der Blick auf einzelne, in Zusammenhang mit Suchttageskliniken zu diskutierende Fragen zeigt, dass diese auch nicht leichter oder schwerer zu beantworten sind, als die, die sich auf den gewohnten Pfaden der Suchtkrankenbehandlung oder in der tagesklinischen Behandlung allgemeinpsychiatrischer Patienten stellen. Es dürfte das (noch) Ungewohnte sein, das tagesklinischer Suchtkrankenbehandlung eine weitere Verbreitung erschwert. Immerhin: „Gegenläufig zum allgemein geringen Bekanntheitsgrad ... ist eine zunehmende Anerkennung durch Fachleute zu erkennen" konstatierte Kielstein. Bühringer habe „schon vor einigen Jahren von einer ‚konkreten Utopie'" gesprochen. Spöttisch setzte er hinzu: „und meinte wohl mit ‚konkret' die Notwendigkeit und mit ‚Utopie' die Finanzierungsprobleme." (Kielstein 1993)

Mittlerweile ist hier einiges „konkret" in Bewegung gekommen. Es steht zu hoffen, dass diesem Zweig der Suchtkrankenhilfe die Möglichkeit gegeben wird, sich als brauchbarer Bestandteil in der lange vernachlässigten Therapie Suchtkranker zu bewähren – oder auch zu scheitern. Eine faire Chance hat die Tagesklinik für Suchtkranke verdient!

Tagesklinische Behandlung und Tagesstätten in England

Thomas Becker

Geschichte

Sehr frühe Berichte über psychiatrische Tageskliniken kamen aus der Sowjetunion und Australien (Shepherd 1991a). Joshua Bierer war in England der Pionier tagesklinischer Behandlung in der Psychiatrie, er eröffnete das Marlborough Day Hospital in London im Jahr 1946. Dies stand im Zusammenhang mit seinen Erfahrungen im Aufbau von Sozialclubs für entlassene psychiatrische Patienten. Somit verband sich die Entwicklung tagesklinischer Behandlung in England mit der Entwicklung außerstationärer Behandlungsangebote sowie mit der Entwicklung psychiatrischer Rehabilitation. Bennett (1981) entwickelte die Tagesklinik des Maudsley Hospital seit den 60er Jahren parallel zu Angeboten von Arbeitsrehabilitation und industrieller Arbeitstherapie. Der Tagesklinik des Maudsley Hospital angegliederte Rehabilitationswerkstätten wurden im Verlauf dieses Prozesses in die Gemeinde verlagert, wo sie psychisch Kranken und Nicht-Kranken Arbeitsplätze anboten und Marktlücken in der Fertigung besetzten. Dies war Teil einer breiten Bewegung weg von der Institution des psychiatrischen Großkrankenhauses.

> The scene has shifted in rehabilitation in the last few years. The main 'actors' all look rather familiar, but the 'backdrops' are different. The scene is now no longer the mental hospital, it is the community hostel, the group home, the day centre, or the family home (Shepherd 1991b).

Diese englische Tradition tagesklinischer Arbeit und psychiatrischer Rehabilitation unterstreicht die zentrale Bedeutung, die die Gestaltung zwischenmenschlicher Beziehungen für den therapeutischen und Rehabilitationsprozess hat. So rückten gleichzeitig und sich ergänzend familientherapeutische Aspekte und die Bedeutung bezahlter, industrieller Arbeitsplätze in den Vordergrund (Bennett et al. 1976). Tagesklinischer Behandlungsansatz und die Bemühungen um psychiatrische Arbeitsrehabilitation gingen auch in den psychiatrischen Reformkrankenhäusern Englands wie Netherne Hospital Hand in Hand (Becker & Bennett, im Druck).

Möglichkeiten und Grenzen tagesklinischer Behandlung - Studien aus England

Creed et al. (1989) fanden unter konsekutiven (stationären und teilstationären) Aufnahmen wenig Unterschiede zwischen stationären und tagesklinischen Patienten hinsichtlich psychiatrischer Symptome und sozialer Behinderung. Oft spielten in der Entscheidung für die stationäre Behandlung Hinweise auf Selbst- oder Fremdgefährdung eine zentrale Rolle. Stationäre Aufnahmen primär tagesklinisch behandelter Patienten waren selten erforderlich, der Grad klinischer Besserung in den Gruppen war nach 3 Monaten und einem Jahr vergleichbar. Die Autoren betonten die Notwendigkeit einer randomisierten kontrollierten Studie, um tagesklinische und vollstationäre Behandlungsangebote zu vergleichen. Creed et al. (1990) schlussfolgerten aus einer randomisierten Studie von 102 Patienten, dass ungefähr 40% akut psychiatrisch erkrankter Patienten, die sich zur Aufnahme vorstellen, zufriedenstellend in einem gut mit Personal ausgestatteten tagesklinischen Setting behandelt werden können. Verlaufsuntersuchungen ergaben keine wesentlichen Unterschiede zwischen den Gruppen, es gab Hinweise auf eine Reduktion stationärer Behandlungsbedürftigkeit bei Tagesklinikpatienten, andererseits Vorteile für stationär behandelte Patienten in der Erfüllung sozialer Rollen. Beim Vergleich zwischen zwei verschiedenen tagesklinischen Einrichtungen fanden Creed et al. (1991), dass etwa ein Viertel der Patienten nicht randomisiert werden konnten, weil sie zu schwer krank waren. Es ergab sich ein deutlicher Unterschied zwischen den Diensten, was die erfolgreiche Integration in tagesklinische Behandlung anbelangte (80% vs. 54%), da in einer Einrichtung tagesklinisch nur die Behandlung leichter Kranker gelang. Die Autoren betonten eine gute Personalausstattung als Voraussetzung erfolgreicher tagesklinischer Arbeit. Creed et al. (1997) schlossen aus einer randomisierten, kontrollierten Kosteneffektivitätsstudie, dass tagesklinische Behandlung im Vergleich mit stationärer Behandlung für jene 30-40% akut psychiatrisch kranker Patienten, die in einem tagesklinischen Setting behandelt werden können, kostengünstiger sei. Sie fanden allerdings auch Hinweise darauf, dass die Angehörigen von Tagesklinik-Patienten im Zusammenhang der Behandlung möglicherweise höhere Kosten tragen, als dies bei Angehörigen stationär behandelter Patienten der Fall ist. Andererseits war in der 1-Jahresverlaufsuntersuchung die Gesamtbelastung der Angehörigen tagesklinisch Behandelter (carer burden) kleiner als in der Gruppe stationär behandelter Patienten. Ferguson et al. (1992) fanden schließlich in Nottingham im Vergleich zwischen einem gemeindepsychiatrischen und einem krankenhausorientierten Behandlungsteam, dass im Gemeindeteam die Teammitglieder aktiver involviert waren, die Aufrechterhaltung des Patientenkontakts länger gelang und erfahrene Kliniker mehr in die ambulante Patientenbetreuung involviert waren. In dieser Untersuchung griff das gemeindepsychiatrische Team auch häufiger auf die tagesklinische Behandlung zurück.

Psychiatrischer Versorgungskontext

In der Nachkriegszeit gab es in England eine Bewegung zur Öffnung und Reform der großen psychiatrischen Krankenhäuser (PKH). Im Jahr 1961 formulierte der Gesundheitsminister Enoch Powell erstmals das Ziel einer psychiatrischen Versorgung ohne große PKH. Seither haben sukzessive Regierungen an der schrittweisen Entwicklung der Versorgung weg vom Großkrankenhaus festgehalten. Im Jahr 1960 gab es in England und Wales 130 PKH mit jeweils über 100 Betten. Die Höchstzahl psychiatrischer Krankenhausbetten lag 1954 bei 151.000. Seither sind die PKH durchgehend sehr viel kleiner geworden. 1994 wurde die Zahl der Krankenhausschließungen mit 46 beziffert, 84 PKH waren noch in Betrieb. Mitte der 90er Jahre hat sich der Rhythmus der Schließungen (inzwischen deutlich verkleinerter Häuser) deutlich beschleunigt. Die Regierung ging 1994 davon aus, dass im Jahr 2000 noch ca. 20 PKH in Betrieb sein würden. Aktuelle Quellen geben die Zahl der PKH in England mit ca. 35 an, die Gesamtzahl der Betten hat von Mitte der 50er Jahre bis Beginn der 90er Jahre um über 100.000 abgenommen (Becker 1998).

Die psychiatrische Versorgung folgt in weiten Landesteilen dem Sektorprinzip, 81% der District Health Authorities hatten Anfang der 90er Jahre ihre psychiatrischen Dienste sektorisiert (Johnson & Thornicroft 1993), dieser Prozess wurde inzwischen fortgeführt und kann als weitgehend abgeschlossen gelten. Die Sektorgrößen variieren von 25.000 bis 180.000 Einwohner. Im Zentrum stehen zumeist Community Mental Health Teams, in denen Psychiater/innen, psychiatrisches Pflegepersonal (Community Psychiatric Nurses: 1/2 bis 2/3 der Teammitglieder), beschäftigungstherapeutisches und Verwaltungspersonal tätig sind. Psychiatrische Sozialarbeit ist Teil der eigenständigen Social Services Departments der Kommunen (Local Authorities), die in der Versorgung chronisch psychisch Kranker eine gesetzlich festgeschriebene Verpflichtung haben (NHS and Community Care Act 1990). Zum Angebot gehören: psychiatrische Ambulanz, wo die Betreuung nach Schweregrad der Krankheit mittels ärztlichem Ambulanztermin allein oder Arztkontakt in der Ambulanz sowie Betreuung durch psychiatrisches Pflegepersonal erfolgt. Hausbesuche durch community psychiatric nurses sind Teil des Alltags, es gibt therapeutische und Freizeitgruppen, praktische Alltagsunterstützung wird vielerorts durch Nicht-Professionelle (Community Support Workers) gegeben. Oft, jedoch nicht überall liegt die Verantwortung für ambulante, teilstationäre und stationäre Behandlung in Händen eines Teams.

Die Belegungsraten von Akutbetten sind in den letzten Jahren, insbesondere in großen Städten, erheblich gestiegen, sie erreichen im Londoner Zentrum mancherorts 125% (Bettenmessziffer *nur* für psychiatrische Akutbetten: London Zentrum 0,44 pro 1000; Johnson et al. 1997b). Londons Probleme sind noch ausgeprägter als in anderen Großstädten. Aggressives und gewalttätiges Verhalten auf den Stationen ist häufig. Die Aufnahmeschwelle zur psychiatrisch-stationären Akutbehandlung ist hoch, angesichts der Bettenknappheit unterbleibt die Aufnahme in Situationen, in denen sie andernorts erfolgen würde. Häufig stehen adäquate Einrichtungen für Rehabilitation und betreutes Wohnen nicht zur Verfügung, dies verlängert die stationären Aufenthaltsdauern. Wartezeiten sind oft lang: 24 Stunden (Median) bis zur Aufnahme in einer gesicherten, geschlossenen (forensischen) Station, 7 Tage (Median) bis zum Kontakt mit einem Mitglied des gemeindepsychiatrischen Pflegeteams, 8 Wochen (Median) bis zur Entlassung in eine Wohneinrichtung niedriger Betreuungsdichte. Die Budgetkonzentration auf die Versorgung akut Kranker hat zu Lükken bei Tagesangeboten, Familieninterventionen und Beschäftigungs-/Arbeitsangeboten geführt. Den gemeindepsychiatrischen Diensten fehlen Wohneinrichtungen mit intensiver Betreuung durch qualifiziertes Personal. Ambulante, 24 Stunden geöffnete Angebote in der Gemeinde werden nicht vorgehalten, psychiatrische Notfallambulanzen sind die Ausnahme. Auch die häusliche Betreuung mit täglichen Hausbesuchen ist nur in wenigen Gegenden Londons möglich. Tages- und Wohnangebote werden häufig von nicht öffentlichen Anbietern (frei gemeinnützig, privat) vorgehalten. Die örtlichen Sozialhilfeträger nehmen ihre Aufgabe, die Versorgung chronisch Kranker zu organisieren, nicht flächendeckend wahr.

Aktueller Stand der Tagesbetreuung

In England und Wales werden Tageskliniken von sog. National Health Service (NHS)-Trusts, also regionalisierten Anbietern innerhalb des NHS vorgehalten. Baulich sind sie in der Regel in oder in der Nähe von stationären Einrichtungen angesiedelt. Die Social Services (Local Authorities), aber auch frei gemeinnützige und private Träger bieten Tagesstätten an, in denen die Kontaktstellenfunktion neben tagesstrukturierenden und sozial- wie arbeitsrehabilitativen Angeboten steht. Die Finanzierung betrifft das Gesamtangebot über einen definierten Zeitraum (z.B. ein Jahr), Grundlage ist die Versorgung der Bewohner eines Versorgungsgebietes, die Ressourcen werden nicht auf der Grundlage von Kontakten oder Patientenlisten zugewiesen. Allerdings ist es in England durchaus üblich, in die Verhandlungen zwischen Kostenträgern und Anbietern Bedarfserhebungen (als empirische Indikatoren) einzubeziehen. Selbstverständlich dokumentieren die Dienste auch ihre Tätigkeit. Tabelle 16 gibt zur Illustration Beispiele für zwei Tagesstätten in Nord- und Süd-London.

Eine Reihe von Autoren haben in den 90er Jahren berichtet, dass die Abnahme bei den Krankenhausbetten in England nicht von einer entsprechenden Zunahme tagesklinischer Behandlungsplätze begleitet war (Holloway 1991, Hirsch 1992). Abb. 1 zeigt die Entwicklung der Platzzahlen in Tageskliniken und Tagesstätten in England und Wales. Von 1979 bis 1989 stieg die Zahl der Tagesklinikplätze von 12.950 auf eine Zahl von 22.400 an. Ein Parlamentsbericht gab ihre Zahl für das Jahr 1993 mit 22.900 an (House of Commons Health Select Committee 1994). In der Zeit von 1982 bis 1991 nahm die Platzzahl in Tagesstätten der Local Authorities (Social Services) für unter 65jährige um 74% zu, von ca. 9.000 auf über 15.000. Eine etwas kleinere Zahl von 14.700 Plätzen stand in Einrichtungen frei gemeinnütziger und privater Träger zur Verfügung, die von den Local Authorities zur Deckung des Bedarfs zusätzlich finanziert wurden.

Tabelle 16: Zwei Beispiele für Tagesstätten in London (nach Becker 1998)

Beispiel 1 (Nord-London)	
Träger	Wohnungsbaugesellschaft
Restaurant	Nutzer als Mitarbeiter/innen
Gartengruppe	Nutzer als Mitarbeiter/innen, Aufträge am Gebäude und in Nachbarschaft
Satellitenprinzip	Räume als Teamzentrum für 4 betreute Wohngruppen benutzt
Hilfen	Selbstversorgung, Alltags- und Freizeitgestaltung
Fokus	Selbstversorgung
Beispiel 2 (Süd-London)	
Träger	Frei gemeinnützig
Bedingungen	Baulich ungünstig, Atmosphäre gut
Restaurant	Zubereitung Mittagsmahlzeit
Gartengruppe	Bezahlte Gartenarbeit
praktisch	u.a. Entspannungsgruppe, Frauengruppe, Holzwerkstatt, Ergotherapie
Arbeitsprinzipien	Therapeutische Gemeinschaft
Fokus	Psychosoziale Probleme aller Nutzer

Die aktuelle Situation in London wurde von Johnson et al. (1997b) beschrieben. In den ärmeren Stadtgebieten waren in einem Drittel bis über die Hälfte (58%) der Einzugsgebiete, in den wohlhabenderen Stadtgebieten für 21% bis 36% des Einzugsgebietes keine tagesklinischen Angebote vorhanden. In den Londoner Außenbezirken war die Verfügbarkeit von tagesklinischen Behandlungsplätzen in über 50% kein Problem. Die Autorinnen erhoben zusätzlich Wartezeiten, die vor tagesklinischer Behandlung zu überbrücken waren. Wiederum war die Peripherie der Stadt besser gestellt, hier wurde häufig berichtet, dass tagesklinische Behandlung ohne Wartezeit zur Verfügung stehe, ebenso häufig wurden kurze Wartezeiten von bis zu drei Tagen berichtet. In armen innerstädtischen Einzugsgebieten lag der Median der Wartezeit bei einer Woche (am Londoner Stadtrand mit 2 Tagen deutlich kürzer). Die Disparität zwischen Stadtzentrum und Peripherie kehrte sich für Tagesstätten um, Plätze in diesen Einrichtungen standen fast flächendeckend (mit Ausnahme eines Einzugsgebietes) zur Verfügung. In den armen Innenstadtbezirken wurde für etwa die Hälfte der Versorgungsgebiete zumindest für Teile des Einzugsgebietes eine gute Bedarfsdeckung angegeben (Johnson et al. 1997b).

Eine detaillierte Erhebung (Becker et al. 1997) der Versorgungssituation in drei Londoner Stadtteilen mit 200.000 bis 320.000 Einwohnern ergab eine erhebliche Variabilität: In jedem der Einzugsgebiete boten die Dienste des National Health Service (NHS) Akuttagesklinikplätze an, darüber hinaus verfügten sie auch über Tagesangebote in Rehabilitationseinrichtungen, Freizeit- und sog. 'Drop-in'-Dienste (Kontakt- und Begegnungsstellen zu vergleichen). In zwei der Einzugsgebiete (Camberwell und Ealing) war der NHS Träger von Langzeit-Tagesangeboten für chronisch Kranke, während in der dritten Region (Croydon) der NHS keine nennenswerte Rolle spielte.

Im Rahmen der TAPS-Studie zur Schließung eines psychiatrischen Großkrankenhauses in Nord-London (Leff 1997) wurden die Auswirkungen des Krankenhaus-Schließungsprozesses auf die akutpsychiatrische Versorgung untersucht. In diesem Zusammenhang wurde auch eine Tagesklinik-Studie durchgeführt (Sammut & Leff 1997). Es ergab sich für den untersuchten Teil des PKH-Einzugsgebietes (South Camden) im Vergleich zwischen Zeiträumen vor und nach der Schließung eine Zunahme tagesklinischer Aufnahmen um 51%. Zuweisende Agenturen und psychosoziale Merkmale der Patientengruppe blieben über die Zeit stabil, die Zunahme war bei Psychosekranken wesentlich deutlicher ausgeprägt als bei Patienten mit neurotischen Störungen. Es gab Hinweise, dass das Gesamtbefinden psychotischer Patienten zum zweiten Untersuchungszeitpunkt (nach der Schließung) bei Entlassung schlechter war als zum Zeitpunkt 1 (vor PKH-Schließung). Die Autoren gehen davon aus, dass im Zusammenhang des deutlichen Akutbettenmangels Psychosekranke oft keine stationäre Behandlung erhalten und stärker Tageskliniken zugewiesen werden, wo sie Patienten mit neurotischen Störungen „verdrängen". Sammut & Leff (1997) fanden weiterhin eine rückläufige mittlere tagesklinische Aufenthaltsdauer sowie eine Zunahme gewalttätiger Episoden, was als möglicher Grund für schlechtere Behandlungsergebnisse bei Psychosekranken einerseits und Korrelat schwererer Störungsausprägung andererseits diskutiert wurde. Insgesamt spricht die Studie für einen stärkeren Rückgriff auf tagesklinische Behandlung bei akut Psychosekranken in einer Situation erheblicher Knappheit stationärer Behandlungskapazität.

Tagesangebote durch gemeindepsychiatrische Teams

Johnson et al. (1997b) gehen davon aus, dass die vorliegenden Erhebungen die Versorgungssituation mit Tagesangeboten negativer erscheinen lassen, als sie sich im Alltag darstellt. Viele gemeindepsychiatrische Teams übernehmen auch Aufgaben der Tagesbetreuung, viele gemeindepsychiatrische Zentren sind räumlich so ausgestattet, dass tagesstrukturierende Angebote möglich sind. Gemeindepsychiatrische Teams bieten Tagesbeschäftigung an, Patienten verbringen in Zeiten psychischer Krisen den Tag im Zentrum. Bei intensiver gemeindepsychiatrischer Betreuung kann die Grenze zur Tagesbetreuung verschwimmen. Andererseits hat die gemeindepsychiatrische Intensivbetreuung mit täglichen Kontakten nach wie vor recht enge Grenzen, so dass beispielsweise nur 7% der NHS-Trusts in London für ihr ganzes Einzugsgebiet Patienten einen täglichen Hausbesuch garantieren können (Johnson et al. 1997b). Immerhin sind andererseits 23% gemeindepsychiatrischer Zentren über die üblichen Bürozeiten (9-17 Uhr) und am Wochenende geöffnet. Wo Tagesbetreuung von gemeindepsychiatrischen Teams übernommen wird, geschieht dies in der Regel in den gemeindepsychiatrischen Zentren, genaue Zahlen liegen zu solch 'grauen' tagesklinischen Angeboten jedoch nicht vor.

Warum stehen tagesklinische Angebote nicht im Vordergrund?

Aktuelle Berichte weisen eher in eine andere Richtung als Ferguson et al. (1992), die in Nottingham die intensive gemeindepsychiatrische Betreuung mit mehr Tagesklinik-Nutzung assoziiert fanden. Die Tatsache, dass eine Weiterentwicklung und Stärkung tagesklinischer Angebote derzeit vielfach unterbleibt, dürfte mit den enormen Schwierigkeiten in der aktuellen Entwicklung der englischen psychiatrischen Dienste liegen. Großkrankenhäuser sind vielerorts geschlossen worden, flächendeckend wurden gemeindepsychiatrische Behandlungsangebote aufgebaut. Dies geschah im wesentlichen ohne Doppel- oder größere Übergangsfinanzierung, so dass Ressourcen in großem Umfang aus dem stationären Versorgungsbereich in die ambulanten Betreuung verlagert werden mussten. Dieser von finanzieller Knappheit geprägte Übergangsprozess machte es den Planern nicht leicht, überall auf der Weiterentwicklung tagesklinischer Behandlungsoptionen als Teil des Gesamtangebotes zu beharren. Vorstehend referierte Daten aus England sprechen dafür, dass in Tageskliniken eine größere Subgruppe akut Kranker nicht angemessen behandelt werden kann. Es kommt hinzu, dass gemeindepsychiatrische Teams mit nachgehenden Hilfen eine Betreuungsintensität anstreben, die dem Konzept der Akuttagesklinik mit „Outreach"-Funktion durchaus entspricht. Für die Relevanz solcher Gegenüberstellungen in England spricht auch, dass Creed (1995) in einem Überblick gemeindenaher Intensiv-Betreuungsangebote die Akuttagesklinik dem Daily Living Programme (DLP) in London, einem gemeindepsychiatrischen Intensiv-Team also, sowie vergleichbaren Angeboten in anderen Großstädten gegenüberstellt. Ferner gibt es eine größere Gruppe jüngerer Menschen mit Psychoseerkrankungen, die keine Erfahrung längerfristiger institutioneller Betreuung haben und Tageskliniken als Arrangements institutioneller Betreuung ablehnen. Ihren Vorstellungen kommen regelmäßiger, durchaus engmaschiger Kontakt mit nicht an einer medizinischen Einrichtung angesiedelten Hilfsangeboten eher entgegen. In der Phase der englischen Reform, die Mitte der 90er Jahre durchschritten wird, muss weiterhin eine erhebliche Ressourcenknappheit berücksichtigt werden, die insbesondere in den großen Städten sehr ausgeprägt ist (Johnson et al. 1997a). In dieser Situation sind Tageskliniken eher kostenintensive Angebote. Während eine Umschichtung der NHS-Trust-Budgets von den stationären Behandlungsbereichen in den Neuaufbau gemeindepsychiatrischer Teams vor sich ging, musste es den Managern des Prozesses fast unmöglich erscheinen, auch flächendeckend auf tagesklinischen Angeboten zu beharren, zumal diese nicht beanspruchen konnten, das ganze Spektrum der Akutversorgungsaufgaben abzudecken. Für die Weiterentwicklung von Tagesstätten für psychisch Kranke muss berücksichtigt werden, dass die Social Services der Kommunen (Local Authorities) ebenfalls mit knappen Ressourcen arbeiten. So ist auch dieser Teil des Versorgungssystems nicht überall entsprechend dem örtlichen Bedarf entwickelt. Eine Bereicherung bedeuten hier allerdings vielerorts die Angebote frei gemeinnütziger und privater Anbieter.

Schluss

Im Kontext der englischen Psychiatriereform darf nicht vergessen werden, dass in England und Wales inzwischen über 500 gemeindepsychiatrische, multidisziplinär arbeitende Zentren zur Erfüllung der psychiatrischen Regelversorgung zur Verfügung stehen. Angesichts der Pionierleistung des Aufbaus eines solch neuen Netzes von Diensten im Verlauf von etwa einem Jahrzehnt ist nicht erstaunlich, dass an unterschiedlichen Stellen Ungleichgewichte und Engpässe entstanden sind. Dies gilt für Angebote nachstationärer Betreuung (Wohnen, Rehabilitation, Arbeit), es gilt für Akutbetten (die durch Schwierigkeiten der Entlassungsplanung oft „fehlbelegt" sind) und es gilt schließlich auch mancherorts für tagesklinische Behandlungsangebote (Shepherd et al. 1997). Wichtig erscheint es, bei der Betrachtung dieser Situation die Systemperspektive nicht aus dem Blick zu verlieren. Ein psychiatrischer Reformprozess macht es erforderlich, eine Palette von Einrichtungen, die auf unterschiedliche Behandlungs- und Versorgungsbedürfnisse eingehen, parallel und koordiniert weiterzuentwickeln. Aus diesem Grund ist eine isolierte Betrachtung nicht ausreichend. Nichtsdestoweniger ist es wahrscheinlich, dass im weiteren Prozess der englischen Psychiatriereform tagesklinische Behandlungsangebote (sowie Tagesstätten) eine Neubewertung erfahren und ihren Platz im Spektrum psychiatrischer Dienste behalten werden.

Abbildung 7 : Plätze in Tageskliniken (1979-1993) und Tagesstätten (1981-1991)

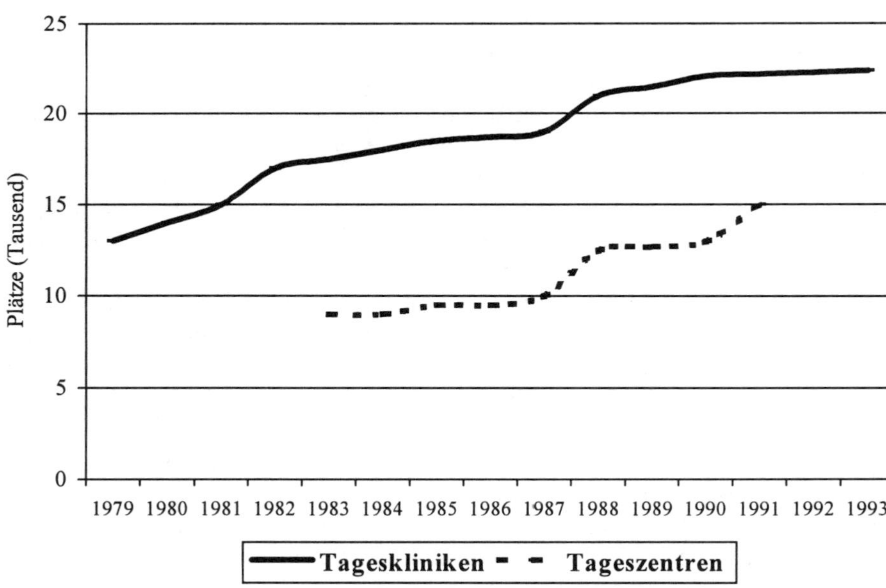

(nach Johnson und Lelliott 1997)

Zusammenfassung und Ausblick

Bernd Eikelmann

Einleitung

Das Thema „Tagesklinik" fördert die Entwicklung der institutionellen Psychiatrie und der psychiatrischen Therapeutik seit vielen Jahren und fasziniert bis zum heutigen Tag. Es gibt nicht die Tagesklinik, sondern es gibt jeweils auf die Region, auf die Konzepte und Mitarbeiter, schließlich auf die Patienten bezogen ganz unterschiedliche Typen und Sorten psychiatrischer Tageskliniken und -behandlungen. Hierin liegt die Stärke dieser Institution, dass sie eine organisatorische Einheit und sozialrechtlich anerkannte Einrichtung darstellt, die regionen- und konzeptspezifisch individuell zugeschnitten werden kann. Es bedarf keines großartigen Verwaltungsapparats, keines großen institutionellen Aufwands, der einer flexiblen Anpassung der Strukturen und Konzepte im Wege steht. Dennoch kann die Vielfalt auch Schwäche bedeuten: dann nämlich, wenn es an ernsthaften Bemühungen fehlt, sich über wissenschaftliche Konzepte und Behandlungsformen in der konkreten Praxis der verschiedenen Institutionen auszutauschen. So wird nämlich die Chance vertan, das Spezifische dieser Behandlungsform gegenüber stationären bzw. ambulanten Therapieansätzen oder gegenüber z.B. bestimmten Soziotherapie-Programmen in einem sich wandelnden Versorgungssystem herauszuarbeiten.

Seit nunmehr über 50 Jahren Geschichte liegen zahlreiche mitteilenswerte Erfahrungen vor, die unterschiedliche Konzepte tagesklinischer Organisation betreffen, die nur scheinbar belanglose Fragen wie die Baulichkeit oder den Personalschlüssel einbeziehen. Ferner existiert eine große Zahl wissenschaftlicher Daten und Ergebnisse, die kaum je im Überblick publiziert wurden. Aber auch historische Entwicklungen, sozialrechtliche und ökonomische Aspekte werden zu selten gebündelt kommuniziert. Diese Lücke will das vorliegende Buch zeitgemäß füllen.

Zusammenfassung und Ausblick sollen abschließend nochmals wichtige Punkte und vor allem auch Fragen auflisten.

Was zeichnet die tagesklinische Behandlung aus?

1: In der Tagesklinik sind Therapie und gleichzeitige Teilnahme am sozialen bzw. Familienleben *obligatorisch*. Der Patient lebt und verbleibt in seiner sozialen Welt, was sinnvoll und erstrebenswert ist, es sei denn das Umfeld trägt zur Unterhaltung der Psychopathologie bei. Krankenhausbehandlung ist dagegen angezeigt, wenn die Überwachung des Kranken bei einer erheblichen Gefährdung oder schweren somatischen Erkrankung notwendig ist, aber auch in Situationen der Erschöpfung und Überforderung aller Beteiligten. Tagesklinikbehandlungen werden generell noch zu selten indiziert, was vor allem in der fehlenden Zahl von Behandlungsplätzen begründet ist.

2: Es gibt einen weiteren durch das Setting bedingten Vorteil gegenüber stationärer Therapie: Die Behandelnden können unter tagesklinischen Bedingungen nicht allein auf die geläufige psychopathologische Betrachtungsweise rekurrieren. Es drängt sich vielmehr eine pragmatische Sichtweise auf, die das Lebensumfeld des Patienten, also seine Familie, seinen Alltag en detail fokussiert. Wer tagesklinisch behandelt, betreibt „In-vivo-Diagnostik" und kommt nicht umhin, den Transfer der Therapie in das reale Leben einzubeziehen. Was bedeuten diese oder jene Symptome im sozialen Kontext? Zweitens: was „kann" sie/ er eigentlich noch leisten oder umsetzen (Eikelmann 1998)? Und schließlich drittens: Gibt es eine Therapierespons aus der Familie oder aus anderen sozialen Kontexten?

3: Tagesklinische Behandlung kann deshalb als eine sinnvolle und unumgängliche Kombination von Therapie und Rehabilitation angesehen werden. Die Grenze zwischen beidem bildet eher das materielle Sozialrecht. Konzeptuell und methodisch ist diese künstliche Trennung längst überwunden. Der Patient oder seine Angehörigen berichten, wie es zu Hause geht, wie das Familienleben läuft, welche Schwierigkeiten es im Betrieb oder am Studienplatz gibt. Und der Arzt wird auch hören, wie der Patient die sogenannte Arbeitnehmerrolle oder andere wichtige Rollen des Soziallebens wahrnimmt. Die Tagesklinik hält in Kooperation mit anderen Partnern jene Therapien vor, die es erlauben, die Situation in der Familie zu verbessern oder die Leistung am Arbeitsplatz bzw. im Stuidum zu steigern. Es findet sich beides simultan: die mehrdimensionale Therapie und darin eine gezielte Rehabilitation, was eben die einschlägige Förderung bezogen auf bestimmte soziale Rollen ermöglicht (Eikelmann & Reker 1993).

4: Ganz besonders logisch für die Versorgung psychisch Kranker ist die Idee, zwischen den einzelnen Stufen (Intensitäten) der Behandlung *Übergänge* zu schaffen. Es ist nicht alleine persönliche Kontinuität wichtig, sondern auch ein kontinuierliches, langsames Anwachsen oder Decrescendo der Behandlungsintensität oder anders gesprochen der Konfrontation mit der Lebensrealität. Eine Überforderung durch Konfrontation mündet nicht selten in eine Zunahme der Symptomatik, eine Unterforderung durch institutionelle Überprotektion begünstigt Regression und regressive Verhaltensweisen. Da insbesondere chronisch psychisch Kranke sich schwer tun, sich aus einer sozialen Umwelt (z.B. Klinik) in die nächste (z.B. eigene Wohnung) zu orientieren, machen Zwischenschritte und Übergangsformen besonderen Sinn. Aber nicht allein das Versorgungssystem und die Behandlungsintensität brauchen Übergänge und Brücken, auch das Sozialrecht bedarf der Anpassung. Es müssen Mischfinanzierungen möglich werden, die eine tagesklinische Therapie in Verbindung mit Rehabilitationsleistungen der Rentenversicherer z.B. ermöglicht. Ein Nebeneinander von Behandlung in der Tagesklinik und beruflicher Tätigkeit ist dagegen schon jetzt für begrenzte Zeit möglich.

5: Die Tagesklinik diente seit je als Schrittmacher im psychiatrischen Versorgungssystem. Wenn man sich fragt, was denn eigentlich für Psychiater und vor allem auch für Bürger sichtbar gemacht, dass man auch schwer und chronisch psychisch Kranke außerhalb von „Anstaltsmauern“ betreuen kann, dann sind dafür in Deutschland im wesentlichen die Tageskliniken der siebziger Jahre verantwortlich. Heute erschließen sich Tageskliniken neue Patientengruppen, die aus dem diagnostischen Spektrum der Psychoneurosen und Persönlichkeitsstörungen, der Suchtkrankheiten und der Demenzen stammen. Die organisatorischen und therapeutischen Konzepte der Einrichtungen müssen angepasst bzw. die Instrumente erst entwickelt werden, um diesen Patienten gerecht zu werden. Diese Entwicklung wird massgeblich zur Modernisierung der Psychiatrie und zur Überwindung ihres Stigmas beitragen.

6: Eine entscheidende Frage lautet, welche und auch wieviele *Konzepte der Behandlungspraxis* in der jeweiligen Tagesklinik - erkennbar an den allgemeinverbindlichen und den individuellen Therapieplänen - zugrunde liegen. Es reicht ähnlich wie in der stationären Psychiatrie selten *ein* Konzept, einen Behandlungsplan für alle Diagnosengruppen anzubieten, sondern es muss intra- und interinstitutionell differenziert werden. Interne Differenzierung setzt eine gewisse Größe der Einrichtung voraus; von 18 Plätzen an aufwärts liegen die Voraussetzungen aber vor. Andererseits macht es wenig Sinn, Behandlungskonzepte und -pläne für mehr als drei Diagnosegruppen in einre Institution zu entwerfen und umzusetzen. Darüber hinaus muss regional geplant und abgestimmt werden.
Diese Differenzierung findet ihren Niederschlag in den unterschiedlichen Therapieplänen, sie sind jedoch auch mittlerweile in unterschiedlichen Behandlungsmethoden sichtbar. So gehören motivationales Interview, Zielanalyse und Expositionsbehandlung eher zum Instrumentarium der Behandlung Suchtkranker, Memory-Gruppe und aktivierende Pflege in die Therapie Demenzkranker, während das psychoedukative Medikamententraining typischer Bestandteil des Programms für schizophrene Patienten ist.

7: Tagesbehandlung ist *kostenökonomisch*, weil Therapie unmittelbar und in der zur Verfügung stehenden Zeit auf den Patienten einwirkt. Es bedarf keiner oder weniger „Hotel“-Funktionen. Der Overhead-Aufwand ist überschaubar, die Organisation ist in der Regel mit bescheidenen Mitteln möglich. Hierzu bedarf es keiner großen wissenschaftlichen Anstrengungen. Der empirische Nachweis größerer Kostenvorteile der tagesklinischen Behandlung ist noch nicht zufriedenstellend erbracht. Er ist allerdings aus vielen Gründen schwer zu führen.

8: Weil Therapie unter tagesklinischen Bedingungen ein „Zusammentun“ einer überschaubaren Zahl von Mitarbeitern ist, ist sie ein Beispiel moderner kooperativer Therapieformen, wie sie in keiner anderen somatischen Disziplin und im stationären Rahmen verwirklicht wird. Dass wenige Mitarbeiter zahlreiche Therapieangebote unterbreiten und aufrecht erhalten müssen, führt allerdings auch zu organisatorischen Problemen in Krankheits- und anders bedingten Fehlzeiten.

Die Patienten treffen in Foren, in Gruppen, bei Freizeitaktivitäten, innerhalb und außerhalb der Tagesklinik zusammen. Ihre persönliche Partizipation an der Therapie, besonders am Ablauf und an der Zielrichtung, ist unmittelbar und erheblich. Schließlich sind die Voraussetzungen für den „Trialog" durch die strategische Orientierung hin zum Lebensumfeld vorbildlich.

9: *Wissenschaftlich* ist kaum eine andere Institution oder komplexe Behandlungsform in der Psychiatrie so intensiv untersucht worden. Wünschenswert für die Zukunft sind die Evaluation innovativer Tagesklinik-Projekte, die Programmevaluation, die Bewertung der Effektivität von Programmbestandteilen und Einzelbausteinen. Ferner wäre die *betriebswirtschaftliche Durchdringung* des komplexen Behandlungsprogramms unter wissenschaftlichen Aspekten nötig: was kostet der teure Patient? Welcher Therapiebaustein ist auch unter wirtschaftlichen Aspekten effektiv? Wie kann die psychiatrische Komplexleistung am günstigsten erbracht werden? Wie lassen sich die Ressourcen auf die Patienten abhängig von bestimmten Parametern verteilen?

10: Neue *Antidepressiva* und *atypische Neuroleptika* begünstigen die Tagesklinikbehandlung. Die Patienten sind nicht sediert, werden durch Nebenwirkungen weniger oder gar nicht beeinträchtigt und bestimmen durch aktive Einnahme oder Zustimmung zu einer Depotmedikation den Ablauf der Pharmakotherapie, in diesem Fall Zeitpunkt und Dosierung, stärker mit.
Grundsätzlich gilt: Wenn die subjektive Bewertung der Befindlichkeit während einer Krankheit und die subjektive Evaluation der Therapie betrachtet wird, dann schneiden liberale, offene, wenig beeinträchtigende, konsensuelle und individuell anpassbare Therapieangebote besser ab. Man muss allerdings anfügen, dass eine große Zahl von Patienten (etwa 40 bis 60% der zur stationären Einweisung anetehenden) für die Tagesklinik nicht in Betracht kommt.

11: Werden *Problempatienten der psychiatrischen Praxis* von Tageskliniken erreicht? Was sind heutige Problempatienten? Wenn ein solcher Effekt in der Vergangenheit beobachtet werden konnte, indem Patienten mit Ängsten vor „geschlossener Psychiatrie" oder vor anderen Formen der Fremdbestimmung tagesklinisch aufgenommen werden konnten, dann ist heute der Problemdruck stärker etwa durch „unmotivierte" oder sehr häufig rezidivierende Patienten zu konstatieren. Um diesen Kranken helfen zu können, bedarf es aber im wesentlichen der methodischen Aufrüstung, z.B. durch die Entwicklung und Verbesserung von Motivationstherapien (etwa bei Schizophrenien), oder neuer „strategischer" Dienste etwa im Sinne des Case-Managements oder des Übergangspflege (wie in der Suchtkrankenbehandlung). Wünschenswert sind weiterhin „Interfaces" und Brücken in modernen fraktionierten Versorgungssystemen (wie etwa durch die Probeentlassung etc., Probeaufnahme oder durch poststationäre Nachschau gewährleistet), mit denen verhindert wird, dass Patienten mit einer Querschnittsproblematik (Doppeldiagnosen, Therapie und Rehabilitationsbedarf) um eine adäquate Versorgung gebracht werden. Aber auch das Sozialrecht muss angepasst werden.

Und in Zukunft?

Die künftige Entwicklung der Tagesklinik wird die fortlaufende Differenzierung und Anpassung der Konzepte an die Bedürfnisse der individuell wahrgenommen Patienten bedeuten. Tageskliniken für Suchtkranke, für gerontopsychiatrische Patienten, für kinder- und jugendpsychiatrische Patienten können flächendeckend und kompetitiv zu stationären Angeboten installiert werden. Tageskliniken werden weiterhin spezifische Behandlungsprogramme für bestimmte Patientengruppen - etwa solche mit Doppeldiagnosen - entwickeln. Wenn es gelingt, Konzepte für schwerer und chronisch Kranke zu schaffen, und etwa jene einzubeziehen, die sich ohne tagesklinisches Angebot psychiatrisch überhaupt nicht behandeln ließen, wenn es mit effektiveren Therapien gelingt, chronisch psychisch Kranke langfristig und erfolgreich zu behandeln, dann ist die Tagesklinik *die psychiatrische Institution* und *das psychiatrische Behandlungsprogramm* der näheren Zukunft. Dies gilt um so mehr, wenn Tageskliniken die zuweilen vorhandene Aura der besonderen und vielleicht exklusiven Institution hinter sich lassen und andererseits Patientengruppen einbeziehen, die bislang vorzugsweise stationär behandelt wurden. Auch unter ökonomischen Gesichtspunkten ergibt sich der Trend zur teilstationären Behandlung schwer und chronisch psychisch Kranker geradezu zwangsläufig.

Unser heutiges Verständnis von psychischen Krankheiten im Sinne G. Engels fördert die *Differenzierung und Vereinheitlichung* psychiatrischer Behandlungen zugleich. Nur flexible und kostengünstige Organisationsformen können diesem Postulat folgen: mehr Differenzierung nach Patienten – und Krankheitsbedarfen einerseits geht mit stärkerer Vereinheitlichung wissenschaftlicher Behandlungskonzepte andererseits einher. Es kann nicht sein, dass z. B. die Behandlung Suchtkranker am Orte A nur „*So und So*“ erfolgen kann, wenn am Orte B das Gegenteil oder zumindest deutliche Abweichungen von dem „*So und So*“ scheinbar erfolgreich eingesetzt werden. Psychiatrische Therapie als angewandte Wissenschaft lässt Beliebigkeit überhaupt nicht und Variationen nur innerhalb bestimmter Limits zu.

Literaturverzeichnis

Adams S, J Howe: Predicting medication compliance in a psychotic population. J Nerv Ment Dis, **181**: 558-560 (1993)

Adler G, A Bramesfeld, A Kinzer: Die Altentagesklinik am Zentralinstitut für Seelische Gesundheit - Patienten und Verläufe. In: H Radebold, RD Hirsch, J Kipp, R Kortus, G Stoppe, B Struwe, C Wächtler (Hrsg): Depressionen im Alter Darmstadt: Steinkopff 202-205 (1997)

Alanen YO, K Lehtinen, V Räkköläinen, J Aaltonen: Need-adapted treatment of new schizophrenic patients: experiences and results of the Turku Project. Acta psychiatr scand **81**: 363-372 (1991)

Albers M: Langzeithospitalisierte in der psychiatrischen Klinik heute. Swiss Med **14:** 15-24 (1992)

Albers M, J Klosterkötter, EM Steinmeyer: Development of an operational definition of young adult chronic patients. Pharmacopsychiatry **30**: 145 (1997)

Albers M: Die Langzeitbehandlung der chronischen Schizophrenien. Nervenarzt **69:** 737-751 (1998)

Alfs DS, Th McClellan: A day hospital program for dual diagnosis patients in a VA medical center. Hospital and community psychiatry **43**: 241–244 (1992)

Allen H: „Voices of concern" - A study of verbal communication about patients in a psychiatric day unit. J Adv Nurs **6**: 355-362 (1981)

Alterman AI, M Droba, AT McClellan: Response to day hospital treatment by patients with cocaine and alcohol dependence. Hospital and community psychiatry **43**: 930–932 (1992)

Alterman AI, CP O´Brien, AT McLellan, DS August, EC Snider, M Droba, JW Cornish, CP Hall, AH Raphaelson, FX Schrade: Effectiveness and costs of inpatient versus day hospital cocaine rehabilitation. Journal of nervous and mental disease **182**: 157–163 (1994)

Amador X, N Andreasen, M Flaum, D Strauss, S Yale, S Clark, J Gorman: Awareness of illness in schizophrenia, schizoaffective and mood disorders. Arch Gen Psychiatry **51**: 826-836 (1994)

Anonym: Raumprogramm einer 200-Betten-Abteilung für Psychiatrie an einem Allgemeinkrankenhaus. Manuskript o. J.

Awad AG, TP Hogan: Subjective response to neuroleptics and the quality of life: implications for treatment outcome. Acta. Psychiatr. Scand. **89**, suppl. 380: 27-32 (1994)

Awad AG, LNP Voruganti, RJ Heslegrave: The aims of antipsychotic medications. What are the and are they being achieved? CNS Drugs **4**: 8-16 (1995)

Axelrod S, S Wetzler: Factors associated with better compliance with psychiatric aftercare. Hosp. and Comm. Psych. **40**: 397-401 (1989)

BAG - Bundesarbeitsgemeinschaft der Träger Psychiatrischer Krankenhäuser: Bericht über den Stand der klinisch-gerontopsychiatrischen Versorgung in der Bundesrepublik Deutschland. Köln (1997)

Bartko G, I Herczeg, G Zador: Clinical symptomatology and drug compliance in schizophrenic patients. Acta Psychiatr Scand **77**: 74-76 (1988)

Baumgarte B: Gerontopsychiatrische Tagesklinik in ländlicher Region. In: C Wächtler (Hrsg): Die Gerontopsychiatrische Tagesklinik. Regensburg: Roderer 83-88 (1997)

Becker T, S Bixby, S Johnson, R Ramsay, G Thornicroft: London in close-up: the spectrum of care in three London catchment areas. In: S Johnson, R Ramsay, G Thornicroft et al. (Hrsg): London's Mental Health. The report to the King's Fund Commission. London: King's Fund 272-304 (1997)

Becker T: Gemeindepsychiatrie. Entwicklungsstand in England und Implikationen für Deutschland. Stuttgart: Thieme (1998)

Becker T, DH Bennett: Rudolf Karl Freudenberg - from pioneer of insulin treatment to pioneering social psychiatrist. History of Psychiatry. (Im Druck) (1998)

Beecham J, M Knapp, A Fenyo: Costs, needs, and outcome. Schiz Bull **17**: 427-439 (1991)

Beigel A: A proposed vision for psychiatry at the turn of the century. Compr Psychiatr **36:** 31-39 (1995)

Bellack AS, SM Turner, M Hersen, RF Luber: An examination of the efficacy of social skills training for chronic schizophrenic patients. Hosp Community Psychiatry **35**: 1023-1028 (1984)

Bellack AS, KT Mueser: Psychosocial treatment for schizophrenia. Schizophr Bull **19**: 317-336 (1993)

Benedetti G: Todeslandschaften der Seele. Göttingen: Vandenhoeck & Rupprecht (1987)

Bennett DH, C Fox, T Jowell, ACR Skynner: Towards a family approach in a psychiatric day hospital. Br J Psychiatry **129**: 73-81 (1976)

Bennett DH: Das Arbeitstraining in teilstationären Einrichtungen Englands. In: F Reimer (Hrsg): Arbeitstherapie. Praxis und Probleme in der Psychiatrie. Stuttgart: Thieme (1977)

Bennett DH: Psychiatric day services: a cornerstone of care in New Directions for psychiatric day services. London: MIND (1981)

Berg J, J Dischler., D Wagner, J Raia, N Palmer-Shevlin: Medication compliance: A healthcare problem. Ann Pharmacother **27** (suppl.): 5-24 (1993)

Bergener M: Gerontopsychiatrische Versorgung. In: WD Oswald, WM Herrmann, S Kanowski, UM Lehr, H Thomae (Hrsg): Gerontologie. Stuttgart: Kohlhammer 197-207 (1991)

Bergener M, A Kruse: Psychogeriatrische Beiträge zur Rehabilitation. Vergleichende Betrachtungen über Erfahrungen in Europa. In: C Wächtler, RD Hisch, R Kortus, G Stoppe (Hrsg): Demenz - die Herausforderung. Singen: Verlag Egbert Ramin 247-260 (1996)

Bericht über die Lage der Psychiatrie in der Bundesrepublik Deutschland – Zur psychiatrischen und psychotherapeutisch/psychosomatischen Versorgung der Bevölkerung. Drucksache 7/4200. Bonn (1974)

Blackwell G: Treatment adherence. Br J Psychiatry **129**: 513-531(1976)

Blasius D: Einfache Seelenstörung. Geschichte der deutschen Psychiatrie 1800-1945. Frankfurt: Fischer Taschenbuch Verlag (1994)

Bleeker JAC: Der Stand der Tagesklinischen Behandlung für gerontopsychiatrische Patienten in Europa. In: C Wächtler (Hrsg): Die Gerontopsychiatrische Tagesklinik. Regensburg: Roderer 93-105 (1997)

Block BM, PM Lefkovitz: American association for partial hospitalization standards and guidelines for partial hospitalization. Int J Part Hosp **7**: 3-11 (1991)

Bock T: Möglichkeiten und Grenzen teilstationärer Psychiatrie. Einblick in eine Tagesklinik.Rehburg-Loccum: Psychiatrie-Verlag (1985)

Boczkowski J, A Zeichner, N DeSanto: Neuroleptic compliance among chronic schizophrenic outpatients: An intervention outcome report. J Consulting and Clinical Psychiatry **53** (5): 666-671 (1985)

Bonorden-Kleij K: Ambulante und tagesklinische Behandlungsangebote für Drogenabhängige. In: HB Wagner, M Krausz, DR Schwoon (Hrsg): Tagesklinik für Suchtkranke. Freiburg im Breisgau: Lambertus 68–76 (1996)

Bosch G, A Veltin (Hg.): Die Tagesklinik als Teil der psychiatrischen Versorgung. Aktion Psychisch Kranke, Tagungsberichte Band 9. Köln: Rheinland Verlag (1983)

Bosch G, I Steinhart: Entwicklung und gegenwärtiger Stand der tagesklinischen Behandlung in der Bundesrepublik Deutschland. In: G Bosch, A Veltin (Hrsg): Die Tagesklinik als Teil der psychiatrischen Versorgung. Köln: Rheinland Verlag 11-36 (1983)

Breier A, R Buchanan, B Kirkpatrick, O Davis, D Irish, A Summerfeldt, W Carpenter: Effects of clozapine on positive and negative symptoms in outpatients with schizophrenia. Am J Psychiatry **151**: 20-26 (1994)

Brown C, R Wright, D Christensen: Association between type of medication instruction and patients knowledge, side effects, and compliance. Hosp Commun Psychiatry **38**: 55-60 (1987)

Bruder J, J Kuhlmey, A Schramm, H Werner, G Wucherpfennig: Strukturstandards Geriatrischer und Gerontopsychiatrischer Einrichtungen. Expertenkommission der Deutschen Gesellschaft für Geriatrie und Deutschen Gesellschaft für Gerontologie und Geriatrie zur Erarbeitung von Strukturstandards Geriatrischer und Gerontopsychiatrischer Einrichtungen. Rügheim (1995)

Bruns G: Zwangseinweisungspatienten - eine psychiatrische Risikogruppe. Nervenarzt **62:** 308-312 (1991)

Buchanan A: A two-year prospective study of treatment compliance in patients with schizophrenia. Psychological Medicine **22**: 787-797 (1992)

Buckley PF, C Schulz: Clozapine and risperidone: refining and extending their use. Harv. Rev. Psychiatry **4/4**, 184-199 (1996)

Bundesminister für Jugend, Familie, Frauen und Gesundheit (Hrsg.): Empfehlungen der Expertenkommission der Bundesregierung zur Reform der Versorgung im psychiatrischen und psychotherapeutisch/psychosomatischen Bereich auf der Grundlage des Modellprogramms Psychiatrie der Bundesregierung. Bonn (1988)

Bury M: The sociology of chronic illness: a review of research and prospects. Sociol Health Ill **13**: 451-468 (1991)

Carpenter WT jr: The treatment of Negative Symptoms: Pharmacological and Metho-dological Issues. Br. J. Psychiatry **168**, suppl. 29: 17-22 (1996)

Case N: The dual-diagnosis patient in a psychiatric day treatment program: a treatment failure. Journal of substance abuse treatment **8**: 69–73(1991)

Cherian RR: Emergence of a day-care centre for alcoholics in India - its referral system and public response. British journal of addiction **81**: 119–122 (1986)

Ciompi L: Affektlogik. Über die Struktur der Psyche und ihre Entwicklung. Ein Beitrag zur Schizophrenieforschung. Stuttgart: Klett-Cotta (1982)

Clark D: Administrative Therapy. London: Tavistock (1964)

Cohen E, I Henkin: Prevalence of substance abuse by seriously mentally ill patients in a partial hospital program. Hospital and Community Psychiatry **44**: 178–180 (1993)

Conrad P: Medicalisation and social control. Ann Rev Sociol **18**: 209-232 (1992)

Cowen EL: Some problems in community program evaluation research. J. Cons. Clin. Psychology **46**: 792-805 (1978)

Creed F, D Black, P Anthony: Day-Hospital and community treatment for acute psychiatric illness. A critical appraisal. Brit. J. Psychiatry **154**: 300-310 (1989a)

Creed F, P Anthony, K Godbert, P Huxley: Treatment of severe psychiatric illness in a day hospital. Br J Psychiatry **154**: 341-347 (1989)

Creed F, D Black, P Anthony, M Osborn, P Thomas, B Tomenson: Randomised controlled trial of day patient versus inpatient psychiatric treatment. BMJ **300**: 1033-1037 (1990)

Creed F, D Black, P Anthony, M Osborn, P Thomas, D Franks, R Polley, S Lancashire, P Saleem, B Tomenson: Randomised controlled trial of day and inpatient psychiatric treatment. 2: Comparison of two hospitals. Br J Psychiatry **158**: 183-189 (1991)

Creed F: Evaluation of community treatments for acute psychiatric illness. In: P Tyrer, F Creed (Hrsg): Community Psychiatry in Action. Analysis and Prospects. Cambridge: Cambridge University Press 11-27 (1995)

Creed F, P Mbaya, S Lancashire, B Tomenson, B Williams, S Holme: Cost effectivness of day and inpatient treatment: results of a randomised controlled trial. Brit Med J **314**: 1381-1385 (1997)

Crockett RW: Doctors, Adminstrators and Therapeutic Communities. Lancet II: 359 (1960)

Crow T, J McMillan, A Johnson, E Johnson: The Northwick Park study of first episodes of schizophrenia: II. A randomized controlled trial of prophylactic neuroleptic treatment. Br J Psychiatry **148**: 120-127 (1986)

Cumming J, E Cumming: Ich und Milieu. Theorie und Praxis der Milieutherapie. Göttingen: Vandenhoek u. Ruprecht (1979)

Davis J, C Schaffer, G Killian, C Kinard, C Chan: Important issues in the drug treatment of schizophrenia. Schizophr Bull **6**: 70-87 (1980)

Dennett DC: Philosophie des menschlichen Bewusstseins. Hamburg: Hoffman und Campe (1994)

Der Bundesminister für Jugend, Familie, Frauen und Gesundheit (Bearbeiter A. Veltin): Leitfaden zur tagesklinischen Behandlung. Stuttgart: Kohlhammer Verlag (1986)

Dick P, A Ince, M Barlow: Day treatment: suitability and referral procedure. Brit J Psychiatry **147:** 250-253 (1985)

Dick P, L Cameron, D Cohen, M Barlow, A Ince: Day and full time psychiatric treatment: a controlled comparison. Brit J Psychiat **147:** 246-250 (1985)

Dickey B, PR Binner, S Leff, MK Uyeda, MJ Schlesinger, JE Gudeman: Containing mental health treatment costs through program design: a Massachusetts study. Am J Public Health **79**: 863-867 (1989)

Dlabal H: Marburger Modell: integrierte tagesklinische Suchtkrankenbehandlung. In: HB Wagner, M Krausz, DR Schwoon (Hrsg): Tagesklinik für Suchtkranke. Freiburg im Breisgau: Lambertus 76–89 (1996)

Draine J, P Solomon: Explaining attitudes toward medication compliance among a seriously mantally ill population. J Nerv Ment Dis **182**: 50-54 (1994)

Drake RE, DR Becker, JC Biesanz, WC Torrey, GJ McHugo, PF Wyzik: Rehabilitative day treatment vs. supported employment: I. Vocational outcomes. Community Ment Health J **30**: 519-32 (1994)

Dührssen A: Dynamische Psychotherapie. Ein Leitfaden für den tiefenpsycholisch orientierten Umgang mit Patienten. Berlin Heidelberg New York: Springer (1988)

Eckman T, R Liberman, C Phipps, K Blair: Teaching medication management skills to schizophrenic patients. J Clin Psychopharmacol **10**: 33-38 (1990)

Eikelmann B.: Gemeindenahe Psychiatrie. Tageskliniken und Übergangseinrichtungen. Urban und Schwarzenberg, München (1991)

Eikelmann B, Inhester ML, Reker Th: Psychische Störungen nicht-sesshafter Männer. Defizite der psychiatrischen Versorgung? Sozialpsychiatrische Informationen **22**: 29-32 (1992)

Eikelmann B, Th Reker: Die psychiatrische Tagesklinik - Übersicht bisheriger Erfahrungen und eigener Ergebnisse. Fortschr Neurol Psychiat **61**: 71-76 (1993)

Eikelmann B, Th Reker: Rehabilitation psychisch Kranker und Behinderter - Historische, konzeptuelle und wissenschaftliche Aspekte. Gesundheitswesen **58**: Sonderheft **1**: 72–78 (1996)

Eikelmann B: Sozialpsychiatrisches Basiswissen. Grundlagen und Praxis. Stuttgart: Enke (1997)

Eikelmann B: Sozialpsychiatrisches Basiswissen. Grundlagen und Praxis. 2. Aufl. Stuttgart: Enke (1998)

Eisen S, D Miller, R Woodward et.al.: The effect of prescribed daily dose frequency on patient medication compliance. Arch Ini Med **150**: 1881-1884 (1990)

Elixhauser A, S Eisen, J Romeis, S Homan: The effect of monitoring and feedback on compliance. Med Care **28**: 883-893 (1990)

Empfehlungsvereinbarung über die Zusammenarbeit der Krankenversicherungsträger und der Rentenversicherungsträger bei der Rehabilitation Abhängigkeitskranker (Sucht-Vereinbarung) vom 20.11.1978

Engel GL: The need for a new medical model: A challenge for biomedicine. Science **196**: 129-136 (1977)

Engel GL: The clinical application of the biopsychosocial model. J Med Philos **6:** 101-123 (1981)

Engel GL: The biopsychosocial model and medical education: Who are to be the teachers? N Engl J Med **306**: 802-805 (1982)

Engel GL: How much longer must medicine's science be bound by a seventeenth century world view? Psychother Psychosom **57**: 3-16 (1992)

Engel GL: From biomedical to biopsychosocial: Being scientific in the human domain. Psychosomatics **38**: 521-528 (1997)

Engelke W: Die Funktion der unabhängigen Tagesklinik in der psychiatrischen Behandlung. Psychiat. Prax. **16**: 218-221 (1989)

Erikson K: Patient Role and Social Uncertainty. A Dilemma of the Mentally Ill. Psychiatry **20**: 263-273 (1957). Deutsch in: M v. Cranach, A Finzen (Hrsg): Sozialpsychiatrische Texte. Berlin Heidelberg New York Tokyo: Springer (1972)

Ernst L, C Wächtler: Die gerontopsychiatrische Tagesklinik. In: G Bosch, A Veltin (Hrsg): Die Tagesklinik als Teil der psychiatrischen Versorgung. Köln: Rheinland Verlag 137-144 (1983)

Esser H: Tagesklinische Suchtbehandlung. In: HB Wagner, M Krausz, DR Schwoon (Hrsg): Tagesklinik für Suchtkranke. Freiburg im Breisgau: Lambertus 18-24 (1996)

Expertenkommission: Empfehlungen der Expertenkommission der Bundesregierung zur Reform der Versorgung im psychiatrischen und psychotherapeutisch/psychosomatischen Bereich. Bundesministerium für Jugend, Familie, Frauen und Gesundheit Bonn (1988)

Fachverband Sucht e.V. (Hrsg.): Suchttherapie unter Kostendruck. Entwicklungen und Perspektiven. Schriftenreihe des Fachverbandes Sucht e.V. Band **21**. Geesthacht: Neuland (1998)

Falloon IRH, CW McGill, SM Matthews, SJ Keith, NR Schooler: Family treatment for schizophrenia: The design and research application of therapist training models. J Psychother pract Res: **5**: 45-56 (1996)

Feinberg TE: The irreducible perspectives of consciousness. Semin Neurology **17:** 85-93 (1997)

Ferguson B, S Cooper, J Brothwell, A Markantonakis, P Tyrer: The clinical evaluation of a new community psychiatric service based on general practice psychiatric clinics. Br J Psychiatry **160**: 493-497 (1992)

Fiedler P, L Vogt, K Rogge, D Schulte: Die prognostische Relevanz der Autonomieentwicklung von Patienten in der verhaltenstherapeutischen Phobienbehandlung: eine Prozessanalyse mittels SASB. Z. Klin.-Psychol. **23**: 202-212 (1994)

Fink EB, R Longabough, R Stout: The paradoxical underutilization of partial hospitalization. Am. J. Psychiatry **135**: 713-716 (1978)

Fink EB, R Longabaugh, BM McCrady, RL Stout, M Beattie, A Ruggieri-Authelet, D McNeil: Effectiveness of alcoholism treatment in partial versus inpatient settings: twenty-four month outcomes. Addictive behaviors **10**: 235–248 (1985)

Finzen A: Die Tagesklinik. Psychiatrie als Lebensschule. München: Piper (1977)

Finzen A: Tags in die Klinik - abends nach Hause: Die Tagesklinik. Psychiatrie-Verlag Bonn (1986)

Fleischhacker WW: Die pharmakologische Behandlung schizophrener Störungen. In: H Hinterhuber, WW Fleischhacker, U Meise (Hrsg): Die Behandlung der Schizophrenien State of the Art. Innsbruck Wien: Verlag Integrative Psychiatrie (1995)

Foudraine J: Wer ist aus Holz? München: Piper (1973)

Franz M et al.: Conventional versus atypical neuroleptics: subjective quality of life in schizophrenic patients. Br J Psychiatry **170**: 422-425 (1997)

Freedman AM: The biopsychosocial paradigm and the future of psychiatry. Compr Psychiatr **36**: 397-406 (1995)

Freudenberg RK: The Function and Attitudes of Professional Staff in Psychiatric Hospitals. Proc. Roy. Soc. Med. **59**: 591-594. Deutsch in: M. v. Cranach, A Finzen (Hrsg.): Sozialpsychiatrische Texte. Berlin Heidelberg New York Tokyo: Springer (1966)

Fuchs T, P Buttner, A Kurz: Die Patienten der gerontopsychiatrischen Tagesklinik und ihre Behandlung - ein Erfahrungsbericht. Psychiat. Prax. **20**: 25- 29 (1993)

Gaebel W, A Pietzcker: One-year-outcome of schizophrenic patients - the interaction of chronicity and neuroleptic treatment. Pharmacopsychiatry **18**: 235-239 (1985)

Gaebel W: Prediction research of outcome in neuroleptic treatment – definitions and concepts. In: W Gaebel, AG Awad (Hrsg): Prediction of Neuroleptic Treatment Outcome in Schizophrenia. Concepts and Methos. Wien New York: Springer 15-26 (1994)

Gaebel W: Towards the improvement of compliance: the significance of psychoeducation and new antipsychotic drugs. Int Clin Psychpharmacol **12** (suppl. 1): 37-42 (1997)

Gastpar M, M Schulz: Therapiestrategien bei Abhängigkeit im Alter. In: U Havemann-Reinecke, S Weyerer, H Fleischmann (Hrsg): Alkohol und Medikamente. Missbrauch und Abhängigkeit im Alter. Freiburg: Lambertus 117-127 (1998)

Gerlach J, L Peacock: New Antipsychotics: the present status. Int Clin Psychopharmacology **19** Suppl. 3: 39-48 (1995)

Gerlinghoff M, H Backmund, U Franzen, B Gorzewskie, Th Frenzel: Strukturiertes tagesklinisches Therapie-Programm für Essstörungen. PPmP **47**: 12-20 (1997)

Glick ID, L Fleming, N DeChillo, N Meyerkopf, C Jackson, D Muscara, M Good-Ellis: A controlled study of transitional day care for non-chronically ill patients. Am J Psychiatry **143:** 1551-1556 (1986)

Gmür M: Schizophrenieverlauf und Entinstitutionalisierung. Stuttgart: Enke (1986)

Gmür M: Die Prognose der Schizophrenie unter sozialpsychiatrischer Behandlung. Langjährige Katamnese von Nachtklinik- und Klinikpatienten. Stuttgart: Enke (1987)

Goldberg TE, DR Weinberger: Thought disorder, working memory and attention: interrelationships and the effects of neuroleptic medications. Int. Clin. Psychopharmacol **10** Suppl. 3: 99-104 (1996)

Goldstein JM, P Cohen, SA Lewis, EL Struening: Community Treatment Environments. Patient vs. Staff Evaluations. J. Nerv. Ment. Disease **176**: 227-233 (1988)

Grawe K: Grundriss einer allgemeinen Psychotherapie. Psychotherapeut **40**: 130-145 (1995)

Gross R, M Löffler: Prinzipien der Medizin: Eine Übersicht ihrer Grundagen und Methoden. Berlin etc. Springer (1997)

Gross R, Y Sasson, M Zarhy, J Zohar: Healing environment in psychiatric hospital design. Gen Hosp Psychiatry **20**: 108-114 (1998)

Gudeman J, B Dickey, A Evans, M F Shore: Four-year assessment of a day hospital-inn program as an alternative to inpatient hospitalization. Am J Psychiatry **142**: 1330-1333 (1985)

Guilette W, B Crowley, SA Savitz, FD Goldberg: Day hospitalization as a cost-effective alternative to inpatient care: a pilot study. Hosp Community Psychiatry **29**: 525-527 (1978)

Gutkowski S, Y Ginath, F Guttmann: Improving psychiatric environments through minimal architectural change. Hosp Community Psychiatry **43**: 920-923 (1992)

Guy W, M Gross, GE Hogarty et al.: A controlled evaluation of day hospital effectiveness. Arch. Gen. Psychiatry **20**: 329-338 (1969)

Harrigan E, M Morrissey, A Buffenstein et al.: The efficacy and safety of 28-day treatment with ziprasidone in schizophrenia/schizoaffective disorder. Am Psychiatr Ass Meeting, New York May 4-9 (1996)

Harrison PJ: Schizophrenia: a disorder of neurodevelopment? Curr Opin Neurobiology **7**: 285-289 (1997)

Hartmann L: Menschlichkeit und biopsychosoziale Integration. Fortschr Neurol Psychiat **61**: 183-191 (1993)

Haselbeck H: Sozialpsychiatrie und das biologische Krankheitsmodell. Von der Konfrontation zur Integration. In: A Thom, E Wulff (Hrsg): Psychiatrie im Wandel. Erfahrungen und Perspektiven in Ost und West. Bonn: Psychiatrie-Verlag 13-21 (1990)

Hastedt H: Das Leib-Seele-Problem. Zwischen Naturwissenschaft des Geistes und kultureller Eindimensionalität. Frankfurt/M.: Suhrkamp (1988)

Haynes R: Introduction. In: R Haynes, D Sackett, D Taylor (Hrsg):Compliance in Health Care. Baltimore: Johns Hopkins University Press 1-10 (1979)

Heigl-Evers A, J Ott: Die psychoanalytisch - interaktionelle Methode. Ein Behandlungsangebot für strukturell gestörte Patienten. Psychotherapeut **41**: 77-83 (1996)

Heim E: Praxis der Milieutherapie Berlin, Heidelberg, New-York: Springer (1985)

Herber U: Psychotherapeutische Behandlungskonzepte in der Tagesklinik. In: C Wächtler(Hrsg): Die Gerontopsychiatrische Tagesklinik. Regensburg: Roderer 35-40 (1997a)

Herber U: Tagesklinische Behandlung für Ältere: integriert oder spezialisiert? In: C Wächtler (Hrsg): Die Gerontopsychiatrische Tagesklinik. Regensburg: Roderer 123-126 (1997b)

Herz MI, J Endicott, RL Spitzer, A Mesnikoff: Day versus inpatient hospitalization: a controlled study. Am. J. Psychiatry **127**: 1371-1382 (1971)

Herz MI, J Endicott, RL Spitzer: Brief Hospitalization: A two-year follow-up. Am. J. Psychiatry **134**: 502-507 (1977)

Herz M, C Melville: Relapse in schizophrenia. Am J Psychiatry **137**: 801-805 (1980)

Hewer W, G Pankanin, U Schreiter-Gasser, B Weber-Lehnert: Tagesklinische Behandlung psychisch kranker Menschen des höheren Lebensalters. In: HJ Möller, A Rohde (Hrsg): Psychische Krankheit im Alter. Berlin: Springer 508-509 (1993)

Hewitt K: The behaviour of schizophrenic day-patients at home: An assessment by relatives. Psychol. Med. **13**: 885-889 (1983)

Hirsch SR: Services for the severely mentally ill: a planning blight. Psychiatric Bulletin **16**: 673-675 (1992)

Hirsch RD, R Kortus, H Loos, C Wächtler: Gerontopsychiatrie: Zukunftsperspektiven und Impulse. Referat bei der Sitzung der Enquête-Kommission „Demographischer Wandel" des Deutschen Bundestages am 27. Oktober 1993. Manuskript (1993)

Hirsch RD: Das Gerontopsychiatrische Zentrum - (k)eine Zukunft? In: KH Remlein, P Netz (Hrsg): Von der Siechenstation zum Gerontopsychiatrischen Zentrum. Bestandsaufnahmen und Perspektiven einer gemeindeorientierten Versorgung. Gütersloh: Jakob van Hoddis 86-110 (1996)

Hirsch RD: Die Tagesklinik als Teil eines gerontopsychiatrischen Zentrums. In: C Wächtler (Hrsg): Die Gerontopsychiatrische Tagesklinik. Regensburg: Roderer 63-74 (1997)

Hoffmann H: Junge chronische Patienten: Wie können wir die schwierigsten unter ihnen besser behandeln? Eine Literaturübersicht. Nervenarzt **64:** 62-69 (1993)

Hoffmann H, A Wyler, Z Kupper: Age as a Factor in Identifying Young Adult Chronic Patients Who Are Difficult to Treat. Psychiatric Services **46:** 404-406 (1995)

Hofmann W, T Nikolaus, L Pientka, A E. Stuck: Arbeitsgruppe „Geriatrisches Assessment" (AGAST): Empfehlungen für den Einsatz von Assessment-Verfahren. Z. Gerontol. Geriat. **28**: 29-34 (1995)

Hofmann W: Tagesklinik in der Geriatrie. In: C Wächtler (Hrsg): Die Gerontopsychiatrische Tagesklinik. Regensburg: Roderer 89-92 (1997)

Hogarty G, R Ulrich, F Mussare, N Aristigueta: Drug discontinuation among long-term, successfully maintained schizophrenic outpatients. Dis Nerv Syst **37:** 494-500 (1976)

Hogarty GE, SJ Kornblith, D Greenwald, AL DiBarry, S Cooley, S Flesher, D Reiss, M Carter, R Ulrich: Personal therapy: A disorder-relevant psychotherapy for schizophrenia. Schizophr Bull **21**: 379-393 (1995)

Hoge MA, SP Farrell, ME Munchel, JS Strauss: Therapeutic Factors in Partial Hospitalization. Psychiatry **51**: 199-210 (1988)

Hogg, LI, N Brooks: New chronic schizophrenic patients: a comparison of daypatients and inpatients. Acta Psychiatr. Scand. **81**: 271-276 (1990)

Holloway F: Day care in an inner city. Br J Psychiatry **158**: 805-816 (1991)

Holtus T, B Monsees: Vom Eschuscho-Projekt zur arbeitstherapeutischen Tagesklinik. Haben wir die Krankheit vergessen? Vortrag auf dem WAPR Kongress, 2-5. Mai 1998, Hamburg (1998)

Hornung WP, G Buchkremer: Psychoedukative Interventionen zur Rezidivprophylaxe schizophrener Psychosen. In: A Rifkin, M Osterheider (Hrsg): Schizophrenie - Aktuelle Trends und Behandlungsstrategien. Berlin: Springer (1992)

Hornung WP, R Holle, H Schulze-Mönking, S Klingberg, G Buchkremer: Psychoedukativ-psychotherapeutische Behandlung von schizophrenen Patienten und ihren Bezugspersonen. Ergebnisse einer 1-Jahres-Katamnese. Nervenarzt **66**: 828-834 (1995)

Hoult J: Community care of the acutely mentally ill. Brit J Psychiatry **149** 137-144 (1986)

House of Commons Health Select Committee:Memorandum from the Department of Health on Public Expenditure on Health and Personal Social Services. London: HMSO (1994)

Hsu LK, C Ridley, R Hinde: How psychiatric patients view their own treatment: a study of 50 day hospital patients. Int. J. Soc. Psychiatry **29**: 60-64 (1983)

Hudolin V: Die Rolle der Tagesklinik bei der Behandlung von Alkoholikern. In: Deutsche Hauptstelle gegen die Suchtgefahren (Hrsg): Alkohol und Alkoholismus. Hamburg: Neuland 231–234 (1964)

John U: Ansätze zur Diagnostik der Alkoholabhängigkeit. Zeitschrift für klinische Psychologie und Psychopathologie **41**: 1–17 (1993)

Johnson S, G Thornicroft: The sectorisation of psychiatric services in England and Wales. Soc Psychiatr Psychiat Epidemiol **28**: 45-47 (1993)

Johnson S, P Lelliott: Mental health services in London: evidence from research and routine data. In: S Johnson, R Ramsay, G Thornicroft et al. (Hrsg): London's Mental Health. The report to the King's Fund London Commission. London: King's Fund Publishing 167-192 (1997)

Johnson S, R Ramsay, G Thornicroft et al. (Hrsg): London's Mental Health. The report to the King's Fund London Commission. London: King's Fund Publishing (1997a)

Johnson S, L Brooks, R Ramsay, G Thornicroft: The structure and functioning of London's mental health services. In: S Johnson, R Ramsay, G Thornicroft et al (Hrsg): London's Mental Health. The report to the King's Fund Commission. London: King's Fund Publishing 220-249 (1997b)

Johnston S, G Salkfeld, K Sanderson, C Issakidis, M Teesson, N Buhrich: Intensive case management: a cost-effectiveness analysis. Aust N Z J Psychiatry **32**: 551-559 (1998)

Jones M: Social Psychiatry - a Study of Therapeutic Communities. London (1952)

Kandel ER, JH Schwartz, TM Jessell: Neurowissenschaften: Eine Einführung. Heidelberg Berlin Oxford: Spektrum Akademischer Verlag (1996)

Kandel ER: A new intellectual framework for psychiatry. Am J Psychiatry **155**: 457-469 (1998)

Kane JM: Tardive dyskinesia: Epidemiological and clinical presentation. In: F Bloom, D Kupfer (Hrsg): Psychopharmacology: The Fourth Generation of Progress. New York: Raven Press 1485-1496 (1995)

Kane JM: Long-term therapy of schizophrenia - where are we? Psychiatry global medical conference - focus on schizophrenia. Indianapolis, Indiana, April 9-11 (1997)

Kankowski B: Tagesklinische Behandlung als Regelversorgung bei psychischen Erkrankungen im höheren Lebensalter. In: KH Remlein, P Netz (Hrsg): Von der Siechenstation zum Gerontopsychiatrischen Zentrum. Bestandsaufnahmen und Perspektiven einer gemeindeorientierten Versorgung. Gütersloh: Jakob van Hoddis 31-40 (1996)

Kapfhammer HP, E Rüther: Depot-Neuroleptika. Berlin Heidelberg New York,Tokyo: Springer (1987)

Kashner T, L Rader, D Rodell, C Beck, L Rodell, K Muller: Family characteristics, substance abuse, and hospitalization patterns of patients with schizophrenia. Hosp Commun Psychiatry **42**: 195-197 (1991)

Kelly S, C Hertzman, M Daniels: Searching for the biological pathways between stress and health. Annu Rev Public Health **18**: 437-462 (1997)

Kendler KS: The genetic epidemiology of psychiatric disorders. Soc Psychiatry Psychiatr Epidemiol **32**: 5-11 (1997)

Kent S, M Fogarty, P Yellowlees: A Review of Studies of Heavy Users of Psychiatric Services. Psychiatric Services **46:** 1247-1253 (1995)

Kent S, M Fogarty, P Yellowlees: Heavy Utilization of Inpatient and Outpatient Services in a Public Mental Health Service. Psychiatric Services **46:** 1254-1257 (1995)

Kielstein V: Tagesklinische Behandlung von Suchtkranken – eine längst überfällige Notwendigkeit. Sucht **39**: 45–48 (1993)

Kielstein V: Alkoholentzug unter tagesklinischen Bedingungen. In: HB Wagner, M Krausz, DR Schwoon (Hrsg): Tagesklinik für Suchtkranke. Freiburg im Breisgau: Lambertus 41-48 (1996a)

Kielstein V: Besonderheiten der ambulanten/tagesklinischen Psychotherapie von Alkoholkranken. In: K Mann, G Buchkreme (Hrsg): Sucht. Grundlagen, Diagnostik, Therapie. Stuttgart: Gustav Fischer 275–280 (1996b)

Kielstein V: Tagesklinische Behandlung Alkoholabhängiger. Nervenheilkunde **16**: 390–395 (1997)

King D: Quetiapine: results of four phase II and II clinical trials. Eur Psychiatry **13** (Suppl 1): 15-21 (1998)

Kipp J, R Kortus: Integration oder Separation Demenzkranker in der Psychiatrie: Sind Demenzstationen sinnvoll? In: C Wächtler, RD Hisch, R Kortus, G Stoppe (Hrsg): Demenz - die Herausforderung. Singen: Verlag Egbert Ramin 179-194 (1996)

Kluiter H, R Giel, F J Nienhuis, M Rüphan, D Wiersma: Predicting feasibility of day treatment for unselected patients referred for inpatient psychiatric treatment: results of a randomized trial. Am J Psychiatry **149**: 1199-1205 (1992)

Knapp M: Costs of schizophrenia, Brit J Psychiatry 171: 509-518 (1998)

Korte W, H Radebold, F Karl: Gerontopsychiatrische Versorgung - Problembezogene Angebote für über 60jährige psychisch Kranke. In: D Platt (Hrsg): Handbuch der Gerontologie **5**: Neurologie, Psychiatrie. Stuttgart: G. Fischer 472-490 (1989)

Kortus R: Sind spezielle Demenzstationen in der Gerontopsychiatrie erforderlich? Krankenhauspsychiatrie **9**: 17-21 (1998)

Kramer BM: Day hospital. A study of partial hospitalization in psychiatry. New York: Grune & Stratton (1962)

Krausz M, M Stark: Koinzidenz von schwerer psychiatrischer Störung und Sucht – Behandlungsmöglichkeiten in tagesklinischen Settings. In: HB Wagner, M Krausz, DR Schwoon (Hrsg): Tagesklinik für Suchtkranke. Freiburg im Breisgau: Lambertus 99–110 (1996)

Kretschmar C: Die Integration Demenzkranker in der gerontopsychiatrischen Tagesklinik. In: C Wächtler (Hrsg): Die Gerontopsychiatrische Tagesklinik. Regensburg: Roderer 41-48 (1997)

Kreuzer S, A Veltin: Modellverbund Ambulante psychiatrische und psychotherapeutisch/psycho-somatische Versorgung - Sozialpsychiatrischer Dienst für alte Menschen Nürtingen. Schriftenreihe des Bundesministeriums für Gesundheit, Bd. 1. Baden-Baden: Nomos (1991)

Kruse G, K Sievers: Tagesklinische Behandlung von Abhängigkeitserkrankungen. Psychiatrische Praxis **14**: 174–178 (1987)

Kruse G: Die Tagesklinik für Abhängigkeitskranke als integrierter Bestandteil einer regionalisierten Suchtkrankenversorgung. In: Gemeindepsychiatrische Suchtkrankenversorgung – Regionale Vernetzung medizinischer und psychosozialer Versorgungsstrukturen. Hg. v. Jongonda/Kunze. Aktion Psychisch Kranke, Tagungsbericht Band **21**, 103–107 (1994)

Kruse G, W Massing: Tagesklinische Entwöhnungsbehandlung bei Alkoholabhängigen. In: HB Wagner, M Krausz, DR Schwoon (Hrsg): Tagesklinik für Suchtkranke. Freiburg im Breisgau: Lambertus 48–57 (1996)

Kunze HL, L Kaltenbach: Psychiatrie-Personalverordnung. Kohlhammer Stuttgart 2. Auflage (1994)

Kunze H, L Kaltenbach: Psychiatrie-Personalverordnung: Textausgabe mit Materialien und Erläuterungen für die Praxis, 3. Auflage. Stuttgart: Kohlhammer Verlag (1996)

Kupfer DJ, E Frank: Role of psychosocial factors in the onset of major depression. Ann NY Acad Sci **807**: 429-439 (1997)

Küppers H: Gerontopsychiatrische Tagesstätte und gerontopsychiatrische Tagesklinik im Verbund. In: C Wächtler(Hrsg): Die Gerontopsychiatrische Tagesklinik. Regensburg: Roderer 75-82 (1997)

Lauter H: Die gerontopsychiatrische Tagesklinik - Teil des Reformkonzepts der Psychiatrie-Enquête. In: C Wächtler (Hrsg): Die Gerontopsychiatrische Tagesklinik. Regensburg: Roderer 25-34 (1997)

Leff J (Hrsg): Care in the Community: Illusion or reality? Chichester: Wiley (1997)

Lehman AF, LS Dixon, E Kernan, BR DeForge, LT Postrado: A randomized trial of assertive community treatment for homeless persons with severe mental illness. Arch Gen Psychiatry **54:** 1038-1043 (1997)

Lehtinen K: Need-adapted treatment of schizophrenia: Family interventions. Br J Psychiatry **164**: Suppl 23: 89-96 (1994)

Leidinger F, B Werner: Gerontopsychiatrischer Versorgungsverbund - eine Utopie? In: RD Hirsch, R Kortus, H Loos, C Wächtler (Hrsg): Gerontopsychiatrie im Wandel. Melsungen: Bibliomed 93-107 (1995)

Leidinger F, W Pittrich, W Spöhring: Grauzonen der Psychiatrie. Die gerontopsychiatrische Versorgung auf dem Prüfstand. Bonn: Psychiatrie-Verlag (1995)

Lelliott P, J Wing, P Clifford: A national audit of new long-stay psychiatric patients I. Method and description of the cohort. Brit J Psychiatry **165:** 160-169 (1994)

Lelliott P, J Wing: A national audit of new long-stay psychiatric patients II. Impact on services. Brit J Psychiatry **165:** 170-178 (1994)

Lewis T, PR Joyce: The new Revolving-Door Patients: Results from a National Cohort of first Admissions. Acta Psychiatr Scand **82**: 130-135 (1990)

Liberman RP, CC Evans: Behavioral rehabilitation for chronic mental patients. J Clin Psychopharmacol **5**: 8-14 (1985)

Liberman RP: Psychosocial treatments for schizophrenia. Psychiatry **57**: 104-114 (1994)

Lieberman JA: Atypical antipsychotic drugs as a first-line treatment of schizophrenia: a rationale and hypothesis. J. Clin. Psychiatry **57**, Suppl. 11: 68-71 (1996)

Linden M: Negative vs positive Therapieerwartungen und Compliance vs Non-Compliance. Psychiat Prax **14**: 132-136 (1987)

Linn M, E Caffey, J Klett, G Hogarty, R Lamb: Day treatment and psychotropic drug in the aftercare of Schizophrenic Patients. Arch. Gen. Psychiatry **36**: 1055-1066 (1979)

Lipowski ZJ: To reduce or to integrate: Psychiatry's dilemma. Can J Psychiatr **31**: 347-351 (1986)

Loch W: Beratung - Behandlung: Methoden und Abgrenzungen. In: G Struck (Hrsg): Familienkonflikte und Familienberatung. Kevelaer: Butzon (1970)

Loebel A, J Lieberman, J Alvir, J Geisler, A Koreen, M Chakos: Time to treatment response in successive episodes of early onset schizophrenia. Schizophr Res **15**: 158 (1995)

Longabaugh R, B McCrady, E Fink, R Stout, T McAuley, C Doyle, D McNeill: Cost effectiveness of alcoholism treatment in partial versus inpatient settings: Six-month outcomes. Journal of Studies on Alcohol **44**: 1049–1071 (1983)

Loo H, MF Poirier-Littre, M Theron, W Rein, O Fleurot: Amisulpride in the medium-term treatment of the negative symptoms of schizophrenia. Br J Psychiatry **170**: 18-22 (1997)

Lorenzen D: Teilstationäre Behandlungseinrichtungen. In: F Reimer, W König, E Willis (Hrsg): Krankenhauspsychiatrie. Ein Leitfaden für die praktische Arbeit, Stuttgart: Gustav Fischer 189–196 (1952)

Luhmann N: Die Gesellschaft der Gesellschaft. Frankfurt/M.: Suhrkamp (1997)

Macpherson R, B Jerrom, A Hughes: A controlled study of education about drug treatment in schizophrenia. Br J Psychiatry **168**: 709-717 (1996)

Magariños AM, JM García Verdugo, BS McEwen: Chronic stress alters synaptic terminal structure in hippocampus. Proc Natl Acad Sci USA **94**: 14002-14008 (1997)

Main T: The hospital as a therapeutic institution: Reprinted from the Menninger Clinic Bulletin **10** (1946)

Malla AK, G Cooper: Day treatment for alcoholism in a general hospital psychiatric service. Canadian journal of psychiatry **30**: 409–413 (1985)

Malla AK: Day treatment of alcoholism: an outcome study. Canadian journal of psychiatry **32**: 204–210 (1987)

Marder S, A Mebane,CP Chien, W Winsdale, E Swann, T Van Putten: A comparison of patients who refuse and consent to neuroleptic treatment. Am J Psychiatry 140: 470-472 (1983)

Marder S, E Swann, W Winslade, T Van Putten, C Chien, J Wilkins: A study of medication refusal by involuntary psychiatric patients. Hosp Commun Psychiatry **35**: 735 (1984)

Marder S, R Meibach: Risperidone in the treatment of schizophrenia. Am J Psychiatry **151**: 825-835 (1994)

Marks IM, J Conolly, M Muijen, B Audini, G McNamee, RE Lawrence: Home-based versus hospital-based care for people with serious mental illness. Brit J Psychiatry **165:** 179-194 (1994)

Maturana H,F Varela: Der Baum der Erkenntnis. Wie wir die Welt durch die Wahrnehmung erschaffen - die biologischen Wurzeln des menschlichen Erkennens. 3. Aufl. Bern München Wien: Scherz (1993)

Maurer K, H Biehl: Klinikaufenthalte und produktive Rückfälle bei ersterkrankten Schizophrenen. Determinanten des Zeitverlaufs zwischen stationären Aufnahmen bzw. schizophrenen Rezidiven über fünf Jahre. Nervenheilkunde **7**: 279-290 (1988)

May PhRA: Mental Health Services in Europe. A review of Data collected in response to a WHO Questionnaire. Geneva: WHO (1976)

Maylath E, W Kirmse, R Nehr: Suchttagesklinische Behandlung von Alkohol- und Medikamentenabhängigen aus Sicht der Ersatzkassen in Hamburg unter Mitarbeit des MDK. In: HB Wagner, M Krausz, DR Schwoon (Hrsg): Tagesklinik für Suchtkranke. Freiburg im Breisgau: Lambertus 24–30 (1996)

McCrady B, R Longabaugh, E Fink, R Stout, M Beattie, A Ruggieri-Authelet: Cost effectiveness of alcoholism treatment in partial hospital versus inpatient setting after brief inpatient treatment: 12 – month outcomes. Journal Consult Clin Psychol **54**:708–713 (1986)

McEvoy J, G Hogarty, S Steingard: Optimal dose of neuroleptic in acute schizophrenia. Arch Gen Psychiatry **48**: 739-745 (1991)

McEwen BS, E Stellar: Stress and the individual: Mechanisms leading to disease. Arch Int Med **153:** 2093-2101 (1993)

McEwen BS, RM Sapolsky: Stress and cognitive function. Curr Opin Neurobiology **5:** 205-216 (1995)

McFarlane W, E Lukens, B Link, R Dushay, S Deakins, M Newmark, E Dunne, B Horen, J Toran: Multiple-family groups and psychoeducation in the treatment of schizophrenia. Arch Gen Psychiatry **52**: 679-687 (1995)

McGorry PD: Psychoeducation in first-episode psychosis: A therapeutic process. Psychiatry **58:** 313-328 (1995)

McGorry PD, J Edwards, C Mihalopoulos: EPPIC: an evolving system of early detection and optimal management. Schizophrenia Bulletin **22**: 305-322 (1996)

McGrath J, RM Murray: Risk factors for schizophrenia: form conception to birth. In: SR Hirsch, DR Weinberger (Hrsg): Schizophrenia. Oxford: Blackwell Science 167-205 (1995)

McGrew JH, GR Bond, L Dietzen, M McKasson, LD Miller: A multisite study of client outcomes in assertive community treatment. Psychiatric Services **46:** 696-701 (1995)

McLachlan, JFC, RL Stein: Evaluation of a day clinic for alcoholics. Journal of studies on alcohol **43:** 261–272 (1982)

Mechanic D: Sociological dimensions of illness behavior. Soc Sci Med **41**: 1207-1216 (1995)

Meltzer H, S Burnett, B Bastani, L Ramirez: Effects of six months of clozapine treatment on the quality of life of chronic schizophrenic patients. Hosp Comm Psychiatry **41**: 892-897 (1990)

Meltzoff J, R Blumenthal: The day treatment center: principles, application and evaluation. Springfield Ill.: Charles C. Thomas (1966)

Mentzos S: Psychodynamische Modelle in der Psychiatrie. Göttingen: Vandenhoek und Ruprecht (1992)

Merikangas KR, JD Swendsen: Genetic epidemiology of psychiatric Disorders. Epidemiol Rev **19**: 144-155 (1997)

Metzinger T: Subjekt und Selbstmodell. Die Perspektivität phänomenalen Bewusstseins vor dem Hintergrund einer naturalistischen Theorie mentaler Repräsentation. Paderborn etc.: Schöningh (1993)

Meyer-Lindenberg A, H Gruppe, U Bauer, S Lis, S Kriger, B Gallhofer: Improvement of Cognitive Function in Schizophrenic Patients Receiving Clozapine or Zotepine: Results from a Double-Blind Study. Pharmacopsychiat **30**: 35-42 (1997)

Mille D, P Perry, R Cadoret et al.: Clozapine's effect on negative Symptoms in treatment-refractory schizophrenics. Compr Psychiatry **35**: 8-15 (1994)

Milne D: A comparative evaluation of two psychiatric day hospitals. Brit. J. Psychiatry **145**: 533-537 (1984)

Milner B, LR Squire, ER Kandel: Cognitive neuroscience and the study of memory. Neuron **20**: 445-468 (1998)

Missel P, W Braukmann, H Buschmann, A Dehmlow, F Herder, R Jahrreis, ES Ott, C Quinten, B Schneider, U Zemlin: Effektivität und Kosten in der Rehabilitation Abhängigkeitskranker. In: Fachverband Sucht e.V. (Hrsg): Suchttherapie unter Kostendruck. Entwicklungen und Perspektiven. Schriftenreihe des Fachverbandes Sucht e.V. Band 21. Geesthacht: Neuland 41–66 (1998)

Moldin SO, II Gottesman: At Issue: Genes, experience, and chance in schizophrenia – Positioning for the 21st Century. Schiz Bull **23**: 547-561 (1997)

Möller HJ: The negative component in schizophrenia. Acta. Psychiatr. Scand **91** (suppl. 388): 11-14 (1995)

Mühlich W: Psychiatrie und Architektur: Entwicklung konzeptorientierter Raumstrukturen am Beispiel psychiatrischer Tagesbehandlung. Wunstorf: Psychiatrie Verlag (1978)

Müller Ch: Psychotherapie und Soziotherapie der endogenen Psychosen. In: KP Kister et al. (Hrsg): Psychiatrie der Gegenwart II **71:** 291-342 (1972)

Müller C: Psychiatrische Institutionen. Ihre Möglichkeiten und Grenzen. Berlin: Springer (1981)

Müller K: Allgemeine Systemtheorie: Geschichte, Methodologie und sozialwissenschaftliche Heuristik eines Wissenschaftsprogramms. Opladen: Westdeutscher Verlag (1996)

Münzenberg JC: Möglichkeiten der Alkoholikerbehandlung durch eine Tagesklinik. In: Alkohol-, Medikamenten- und Drogensucht. Wissenschaftliches Institut der Ortskrankenkassen Materialien Band 10, Bonn 31–41 (1980)

Naber D: A self-rating to measure subjective effects of neuroleptic drugs, relationships to objective psychopathology, compliance and other clinical variables. Int. Clin. Psychopharm **10**, Suppl. 3: 133-138 (1995)

Napolitani F: Die Führung einer psychiatrischen Krankenhausabteilung mit Hilfe von Patienten anstelle gelernter Pflegekräfte. Sammlung der Vorträge der 16. Gütersloher Fortbildungswoche (1963)

Nemeroff CB: Neurobiologie der Depression. Spektrum der Wissenschaft **8**: 74-82 (1998)

Newton PA: An evaluation of the cost effectiveness of day hospitalization for black male schizophrenics. J. Natl. Med. Assoc. **75**: 273-285 (1983)

Nienhuis FJ, R Giel, H Kluiter, M Rüphan, D Wiersma: Efficacy of psychiatric day treatment. Course and outcome of psychiatric disorders in a randomised trial. Eur Arch Psychiatry Clin Neurosci **244:** 73-80 (1994)

Ongara Basaglia F: Gesundheit, Krankheit. Das Elend der Medizin. Frankfurt/M.: Fischer (1985)

Owen R, E Fischer, B Booth, B Cuffel: Medication noncompliance and substance abuse among patients with schizophrenia. Psychiatric Serv **47**: 853-858 (1996)

Pallett A: Alcoholic day treatment unit. Herbert Day Hospital, Bournemouth. British journal of addiction 71: 99-100 (1976)

Paris J: Antisocial personality disorder: A biopsychosocial model. Can J Psychiatr **42**: 75-80 (1996)

Parker S, JL Knoll: Partial Hospitalization: An update. Am J Psychiatry **147**: 156-160 (1990)

Petit M, J Raniwalla, J Tweed, E Leutenegger, S Dollfus, F Kelly: A comparison of an atypical and typical antipsychotic, zotepine versus haloperidol in patients with acute exacerbation of schizophrenia: A parallel-group double-blind trial. Psychopharmacol Bull **32**: 81-87 (1996)

Peuskens J, Group f.t.R.s.: Risperidone in the treatment of patients with chronic schizophrenia: A multi-national, multi-centre, double-blind, parallel-group study versus haloperidol. Br J Psychiatry **166**: 712-726 (1995)

Pfäfflin E, J Pfäfflin: Tagesklinik. In: DH Friessem (Hrsg): Kritische Stichwörter zur Sozialpsychiatrie. Hg. in Zusammenarbeit mit der Deutschen Gesellschaft für Soziale Psychiatrie (DGSP) in der BRD e.V. München: Fink (1979)

Picton TW, DT Stuss: Neurobiology and conscious experience. Curr Opin Neurobiology **4:** 256-265 (1994)

Pientka L: Geriatrische Funktionsbewertung (geriatrisches Assessment). In: I Füsgen (Hrsg): Der ältere Patient. München: Urban & Schwarzenberg 57-73 (1995)

Pietzcker A, W Gaebel,W Köpcke, M Linden, P Müller, F Müller-Spahn, J Tegeler: Intermittent versus maintenance neuroleptic long-term treatment in schizophrenia - 2-year results of a german multicenter study. J Psychiatr Res **7**: 321-339 (1993)

Piper WE, JS Rosie, HFA Azim, AS Joyce: A randomized trial of psychiatric day treatment for patients with affective and personality disorders. Hosp Comm Psychiatry **44:** 757-763 (1993)

Piran N, A Kaplan, A Kerr, L Shekter-Wolfson, J Winocur, E Gold, PE Garfinkel: A day hospital program for anorexia nervosa and bulimia. Int. J. Eating Disord. **8**: 511-521 (1989)

Pittrich W: Der tagesklinische Weg der Psychiatrie-Reform. In: W Pittrich (Hrsg): Therapie im Alltag. Psychiatrische Tageskliniken in Westfalen-Lippe. Lengerich: Pabst (1996)

Pristach C, C Smith: Medicationcompliance and substance among schizophrenic patients. Hosp Commun Psychiatry **41**: 1345-1348 (1990)

Psychiatrie-Enquête: Bericht über die Lage der Psychiatrie in der Bundesrepublik Deutschland. - Zur psychiatrischen und psychotherapeutisch / psychosomatischen Versorgung der Bevölkerung - Bonn: Deutscher Bundestag. Drucksache 7/4200 (1975)

Razali M, H Yahya: Complance with treatment in schizophrenia: A drug intervention program in a developing program. Acta Psychiatr Scand **91**: 331-335 (1995)

Reker, Th., B. Eikelmann: Krankheits- und Rehabilitationsverläufe schizophrener Patienten in ambulanter Arbeitstherapie. Eine prospektive Studie über drei Jahre. Nervenarzt **69**: 210-218(1998)

Reker Th: Arbeitsrehabilitation in der Psychiatrie. Prospektive Untersuchungen zu Indikationen, Verläufen und zur Effizienz arbeitsrehabilitativer Massnahmen. Monographien aus dem Gesamtgebiete der Psychiatrie. Band **89**. Darmstadt: Steinkopff (1998)

Reker Th, B Eikelmann: Ergotherapie: Arbeits- und Beschäftigungstherapie. In: HJ Möller (Hrsg): Therapie psychiatrischer Erkrankungen. 2. Auflage, Stuttgart: Enke (im Druck)

Rockland LH: A review of supportive psychotherapy, 1986-1992. Hosp Community Psychiatry **44**: 1053-1060 (1993)

Rosie JS, HFA Azim, WE Piper, AS Joyce: Effective Psychiatric Day Treatment: Historical Lessons. Psychiatric Serv **46**: 1019-1026 (1995)

Rothenberger A, G Hüther: Die Bedeutung von psychosozialem Stress im Kindesalter für die strukturelle und funktionelle Hirnreifung: neurobiologische Grundlagen der Entwicklungspsychopathologie. Prax Kinderpsychol Kinderpsychiatr **46**: 623-644 (1997)

Runge M, G Rehfeld: Geriatrische Rehabilitation im therapeutischen Team. Stuttgart: Thieme (1995)

Russell V, F Mai, K Busby, D Attwood, M Davis, M Brown: Acute day hopitalization as an alternative to inpatient treatment. Can J Psychiatry **41**: 629-637 (1996)

Russert MG, JL Frey: The PACT vocational model. A step into the future. Psychosoc Rehabil J **14:** 7-17 (1991)

Sadler JZ, YF Hulgus: Knowing, valuing, acting: Clues to revising the biopsychosocial model Compr Psychiatr **31**: 185-195 (1990)

Sadler JZ, YF Hulgus: Clinical problem solving and the biopsychosocial model. Am J Psychiatr **149:** 1315-1323 (1992)

Sammut R, J Leff: The effect of reprovision on the acute services. In: J Leff (Hrsg) Care in the Community: Illusion or reality? Chichester: Wiley 121-136 (1997)

Sawitzki B, G Kruse: Tagesklinische Behandlung von Alkoholikern. Niedersächsisches Ärzteblatt **6**: 203–204 (1981)

Schallenberg H: Bringt der billigste Preis das beste Angebot? Vergütungssatz als Qualitätsgarant. In: Fachverband Sucht e.V. (Hrsg): Suchttherapie unter Kostendruck. Entwicklungen und Perspektiven. Schriftenreihe des Fachverbandes Sucht e.V. Band **21**. Geesthacht: Neuland 279–284 (1998)

Schedlowski M, U Tewes (Hrsg): Psychoneuroimmunologie. Heidelberg Berlin Oxford: Spektrum Akademischer Verlag (1996)

Schene AH, B van Wijngaarden, NW Poelijoe, BPR Gersons: The Utrecht comparative study on psychiatric day treatment and inpatient treatment. Acta Psychiatr Scand **87**: 427-436 (1993)

Schmeling-Kludas C: Ein bio-psycho-soziales Behandlungskonzept verbessert die Krankheitsbewältigung geriatrischer Patienten. Z Gertontol Geriat **30**: 242-247 (1997)

Schoofs-Pelz M: Die Arbeit in der Gerontopsychiatrischen Tagesklinik Darmstadt. In: Psychiatrische Tageskliniken in Hessen. Landeswohlfahrtsverband Hessen Kassel: 53-60 (1990)

Schooler N, J Levine, J Severe, B Brauzer, A DiMascio, G Klerman, V Tuason: Prevention of relapse in schizophrenia. An evaluation of fluphenazine decanoate. Arch Gen Psychiatry **37:** 16-24 (1980)

Schrott LM: Effect of training and environment on brain morphology. Acta Paediatr Suppl **422**: 45-47 (1997)

Schulz H, KH Schulz: Chronische Belastungen. In: M Schedlowski, U Tewes (Hrsg): Psychoneuroimmunologie. Heidelberg Berlin Oxford: Spektrum Akademischer Verlag 399-422 (1996)

Schwoon DR: Suchttageskliniken zwischen Kooperation und Konkurrenz zu den etablierten Einrichtungen der Suchtkrankenversorgung. In: HB Wagner, M Krausz, DR Schwoon (Hrsg): Tagesklinik für Suchtkranke. Freiburg im Breisgau: Lambertus 30–40 (1996)

Scott JE, LB Dixon: Psychological interventions for schizophrenia. Schizophrenia-Bulletin **21**: 621-630 (1995)

Seeman TE, BS McEwen: Impact of social environment characteristics on neuroendocrine regulation. Psychosom Med **58**: 459-471 (1996)

Sellwood W, N Tarrier: Demographic factors associated with extreme noncompliance in schizophrenia. Soc Psychiatry & Psychiatric Epidemiology **29**: 172-177 (1994)

Shepherd G: Day treatment and care. In: DH Bennett, HL Freeman (Hrsg): Community Psychiatry. Edinburgh: Churchill Livingstone 386-414 (1991a)

Shepherd G: Foreword: Psychiatric Rehabilitation for the 1990s. In: FN Watts, DH Bennett (Hrsg): Theory and practice of psychiatric rehabilitation. Chichester: Wiley xiii-xlviii (1991b)

Shepherd G, A Beardsmoore, C Moore, P Hardy, M Muijen: Relation between bed use, social deprivation, and overall bed availability in acute adult psychiatric units, and alternative residential options: a cross sectional survey, one day census data, and staff interviews. BMJ **314**: 262-266 (1997)

Sledge WH, J Tebes, J Rakfeldt, L Davidson, L Lyons, B Deuss: Day hospital/crisis respite care versus inpatient care, Part I: Clinical outcomes. Am J Psychiatry **153**: 1065-1073 (1996)

Sledge WH, J Tebes, N Wolff, TW Helminiak: Day hospital/crisis respite care versus inpatient care, Part II: Service utilization and costs. Am J Psychiatry **153:** 1074-1083 (1996)

Soyka M: Sozialpsychiatrische Aspekte der Alkoholkrankheit: Epidemiologie, Versorgungsstrukturen und neuere Ergebnisse der Therapieforschung. Gesundheitswesen 60: 87–94 (1998)

Stähler TP: Weiterentwicklung bisheriger Verfahren im Bereich Suchtbekämpfung, Prävention und Nachsorge. MedR **4**: 156–165 (1997)

Stark FM, L Lewandowski, G Buchkremer: Therapist-patient relationship as a predictor of the course of schizophrenic illness. Europ Psychiat **7**: 161-169 (1992)

Stefan MD, RM Murray: Schizophrenia: developmental disturbance of brain and mind? Acta Paediatr Suppl **422**: 112-116 (1997)

Stein LI, MA Test: Alternative to mental hospital treatment. I. Conceptual model, treatment program and clinical evaluation. Arch Gen Pychiatry **37**: 392-397 (1980)

Steinhagen-Thiesen E, W Gerok, M Borchelt: Innere Medizin und Geriatrie. In: PB Baltes, J Mittelstrass, UM Staudinger (Hrsg): Alter und Altern. Ein interdisziplinärer Studientext zur Gerontologie. Berlin: De Gruyter 124-150 (1994)

Steinhart I, G Bosch: Zum Stand tagesklinischer Behandlung älterer psychisch Kranker in der Bundesrepublik Deutschland und in Westberlin. Z. Gerontol. **17**: 367-372 (1984)

Steinwachs KC: Zur Evaluation gerontopsychiatrisch-tagesklinischer Behandlung. In: C Wächtler (Hrsg): Die Gerontopsychiatrische Tagesklinik. Regensburg: Roderer 57-62 (1997)

Stierlin H: Überlegungen zur Familientherapie bei schizophrenen Störungen. In: H Stierlin, LC Wynne, M Wirsching (Hrsg): Psychotherapie und Sozialtherapie der Schizophrenie. Ein internationaler Überblick. Berlin: Springer (1985)

Stosberg K, HJ Lösch: Qualitätssicherung in der Gerontopsychiatrischen Tagesklinik. Ergebnisse einer Begleitstudie. Frankfurt/M.: Peter Lang (1997)

Strauss A, L Schatzmann et al.: Psychiatric Ideologies and Institutions. London: McMillan (1964)

Stuhlmann W: Gerontopsychiatrische Tagesklinik: "gemischt" oder "spezialisiert"? In: C Wächtler (Hrsg): Die Gerontopsychiatrische Tagesklinik. Regensburg: Roderer 49-53 (1997)

Talo S, U Rytökosoki, A Hämäläinen, V Kallio: The biopsychosocial disease consequence model in rehabiliation: Model development in the Finnish ‚Work hardening' programme for chronic pain. Int J Rehab Res **19**: 93-109 (1996)

Tölle R: Psychiatrie. 9. Auflage Heidelberg, Berlin, Tokio: Springer (1991)

Tollefson GD, T Sanger, M Todd: Negative Symptoms: A Path Analytic Approach to a Double-blind, Placebo- and Haloperidol-Controlled Clinical Trail With Olanzapine. Am. J. Psychiatry **154**: 466-474 (1997)

Tyrer PM, J Remington: Controlled comparison of day-hospital and outpatient treatment for neurotic disorders. Lancet: 1014-1016 (1979)

Tyrer PM, J Remington, S Alexander: The outcome of neurotic disorders after outpatient and day hospital care. Br. J. Psychiatry **151**: 57-62 (1987)

Unrein G: Ergebnisse eines teilstationären, mittelfristigen Behandlungsprogrammes Für schizophrene Patienten - Prospektive 2-Jahres-Untersuchung. In: B Eikelmann, R Tölle (Hrsg): Praxis der tagesklinischen Behandlung. Neuss: Janssen (1990)

Van Putten T: Why do schizophrenic patients refuse to take their drugs? Arch Gen Psychiatry **31**, 67-72 (1974)

Van Putten T, T May: Akinetic depression: in schizophrenia. Arch Gen Psychiatry **35**: 1101-1107 (1978)

Vaughan PJ: Developments in psychiatric day care. Brit J Psychiatry **147**: 1-4 (1985)

Veltin A: Soziotherapie. In: DH Friessem (Hrsg): Kritische Stichwörter zur Sozialpsychiatrie. München: W. Fink (1979)

Verordnung über den Bau und Betrieb von Krankenhäusern - Krankenhausbauverordnung - (KhBauVO). Gesetz und Verordnungsblatt für das Land Nordrhein-Westfalen Nr. 19 vom 18. April 1978

Vidalis AA, GHB Baker: Factors influencing effectiveness of day hospital treatment. Int J Soc Psychiatry **32:** 3-8(1986)

Vollhardt R, RD Hirsch: Situation der Gerontopsychiatrischen Zentren. In: H Radebold, RD Hirsch, J Kipp, R Kortus, G Stoppe, B Struwe, C Wächtler (Hrsg): Depressionen im Alter. Darmstadt: Steinkopff 320-326 (1997)

von Uexküll Th, W Wesiack: Theorie der Humanmedizin: Grundlagen ärztlichen Denkens und Handelns. München: Urban & Schwarzenberg 2. Aufl. (1991)

Wächtler C, U Herber: Gerontopsychiatrische Tageskliniken im Spannungsfeld von reversiblen psychischen Störungen und irreversiblen Demenzerkrankungen. In: HJ Möller, A Rohde (Hrsg): Psychische Krankheit im Alter. Berlin: Springer 484-494 (1993)

Wächtler C, G Fuchs, U Herber: 15 Jahre gerontopsychiatrische Tageskliniken in der Bundesrepublik Deutschland. Psychiat. Prax. **21**: 139-142 (1994)

Wächtler C: Die gerontopsychiatrische Tagesklinik: Bindeglied zwischen ambulanter und stationärer Versorgung. In: RD Hirsch, R Kortus, H Loos, C Wächtler (Hrsg): Gerontopsychiatrie im Wandel. Melsungen: Bibliomed 131-141 (1995)

Wächtler C, G Fuchs, U Herber: Geronto-psychiatrische Tageskliniken in der Bundesrepublik Deutschland. Eine Informationsbroschüre. Hamburg (1996)

Wächtler C: Die gerontopsychiatrische Tagesklinik. 20 Jahre Erfahrungen. Regensburg: Roderer (1997)

Wächtler C, H Laade, F Leidinger, S Matentzoglu, K Nissle, W Seyffert, B Werner: Gerontopsychiatrische Versorgungsstruktur: Bestehendes Verbessern, Lücken schliessen, die Versorgungselemente "vernetzen". Spektrum Psychiat. Psychother. Nervenheilk. **27**: 94-98 (1998)

Wagner HB, M Krausz, DR Schwoon (Hrsg.): Tagesklinik für Suchtkranke. Freiburg im Breisgau: Lambertus (1996)

Wahlstab A: Ambulante Tagesklinik – ein Therapieangebot für alkoholkranke Frauen? Sucht **37**: 121–126 (1991)

Washburn S, M Vannicelli, B Scheff: Irrational determinants of the place of psychiatric treatment. Hosp. Comm. Psychiatry **27**: 179-182 (1976)

Washburn S, M Conrad: Organization of the therapeutic milieu in the partial hospital. In: RF Luber (Hrsg): Partial hospitalization. A current perspective. New York: Plenum Press 47-70 (1979)

Weiden P, R Aquila, J Standard: Atypical Antipsychotic Drugs and Long-Term Outcome in Schizophrenia. J. Clin. Psychiatry **57,** suppl 11: 53-60 (1996)

Weiner H: Perturbing the organism: The biology of stressful experience. Chicago London: University of Chicago Press (1992)

Weiner H: Ist das ‚biopsychosoziale Modell' ein hilfreiches Konstrukt? Psychother Psychsom med Psychol **44**: 73-83 (1994)

Werner B, G Steinkamp, P Netz: Das gerontopsychiatrische Zentrum: Eine Wende in der gerontopsychiatrischen Versorgung? In: RD Hirsch, R Kortus, H Loos, C Wächtler (Hrsg): Gerontopsychiatrie im Wandel. Melsungen: Bibliomed 109-130 (1995)

Westermann H: Tagesklinische Behandlung abhängigkeitskranker Patienten in der Psychiatrischen Klinik „Gilead/ Bielefeld". Bielefeld (1993)

Westermann H, T Wessel: Die Rolle der Tagesklinik für Suchtkranke im Rahmen eines regionalen Versorgungsauftrages.In: HB Wagner, M Krausz, DR Schwoon (Hrsg): Tagesklinik für Suchtkranke. Freiburg im Breisgau: Lambertus 58–68 (1996)

Wiedl KH: Bewältigungsorientierte Therapie bei Schizophrenen. Z Klin Psychol-Psychopathol-Psychother **42**: 89-117 (1994)

Wienberg G: Schizophrenie zum Thema machen. Psychoedukative Gruppenarbeit mit schizophren und schizoaffektiv erkrankten Menschen. Grundlagen und Praxis. Manual und Materialien. Bonn: Psychiatrie-Verlag (1995)

Wiersma D, H Kluiter, F J Nienhuis, M Rüphan, R Giel: Costs and benefits of day treatment with community care for schizophrenic patients. Schiz Bull **17:** 411-419 (1991)

Wiersma D, A Schene (Hrsg): Opnamevervangende dagbehandeling in de psychiatrie. Onderzoek naar haalbaarheid en effecten van de substitutieprojecten in Drenthe en Utrecht. Nederlandse Centrum Geestelijke Volksgezondheid Utrecht (1992)

Wiersma D, H Kluiter, FJ Nienhuis, M Rüphan, R Giel: De uitkomsten van het onderzoek naar haalbarheid en effecten in het substitutieproject Drenthe. In: D Wiersma, A Schene (Hrsg): Opnamevervangende dagbehandeling in de psychiatrie. Onderzoek naar haalbaarheid en effecten van de substitutieprojecten in Drenthe en Utrecht. Utrecht: Nederlandse Centrum Geestelijke Volksgezondheid 31-52 (1992)

Wiersma D, H Kluiter, FJ Nienhuis, M Rüphan, R Giel: Costs and benefits of hospital and day treatment with community care of affective and schizophrenic disorders. Br J Psychiatry **166** suppl. 27: 52-59 (1995)

Wilder JF, G Levin, I Zwerling: A two-year follow-up evaluation of acute psychotic patients treated in a day hospital. Am J Psychiatry **122**: 1095-1101 (1966)

Wilkinson RG: Unhealthy societies. The afflictions of inequality. London New York: Routledge (1996)

Willke H: Strategien der Intervention in autonome Systeme. In: D Baecker et al. (Hrsg): Theorie als Passion. Frankfurt/M. Suhrkamp (1987)

Wing JK, GW Brown: Institutionalism and Schizophrenia: a comparative study of three mental hospitals 1960-1968. Cambridge: University Press (1970)

Wolter-Henseler DK: Gerontopsychiatrie in der Gemeinde. Kuratorium Deutsche Altershilfe Köln (1996)

Wolter-Henseler DK: Sucht im Alter - Alter und Sucht. BtPrax **6**: 228-232 (1997)

Woodside H: The Day Center and its Role as a Social Network. Hosp. and Comm. Psychiatry **36**: 177-180 (1985)

Young J, H Zonana, L Shepler: Medication noncompliance in schizophrenia: codification and update. Bull Am Academy of Psychiatry and the Law **14**: 105-122 (1986)

Zimbroff D, J Kane, J Tamminga, D Daniel, R Mack, P Wozniak, T Sebree, B Wallin, K Kashkin, S The: Controlled dose-response study of sertindole and haloperidol in the treatment of schizophrenia. Am J Psychiatry **154**: 782-791 (1997)

Zimmermann C, M Tansella: Psychosocial factors and physical illness in primary care: Promoting th biopsychosocial model in medical practice. J Psychosom Res **40**: 351-358 (1996)

Zubin J, B Spring: Vulnerability - A new view of schizophrenia. J Abn Psychol **86**: 103-126 (1977)

Zwerling I, JF Wilder: An evaluation of the applicability of the day hospital in treatment of acutely disturbed patients. The Israeli Annals of Psychiatry and Related Disciplines **2:** 162-185 (1964)

Register

A

B

C

D

E

F

G

H

I

K

L

M

N

Ö

P

Ü

V

W

Y

Z